W0181247

William L. Wolcott, Trish Fahey

Essen, was mein Körper braucht

William L. Wolcott

in Zusammenarbeit mit

Trish Fahey

Essen, was mein Körper braucht

Metabolic Typing – die passende Ernährung für jeden Stoffwechseltyp

Übersetzt und bearbeitet von

Peter Königs

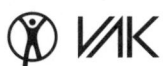

VAK Verlags GmbH
Kirchzarten bei Freiburg

Titel der amerikanischen Originalausgabe:
The metabolic typing diet
© William L. Wolcott und Trish Fahey, 2000
Deutsche Ausgabe mit freundlicher Genehmigung von: Doubleday,
a division of The Doubleday Broadway Publishing Group,
a division of Random House, Inc., New York

Die Deutsche Bibliothek – CIP-Einheitsaufnahme
Wolcott, William L.:
Essen, was mein Körper braucht :
Metabolic Typing – die passende Ernährung für jeden Stoffwechseltyp /
William L. Wolcott ; Trish Fahey. [Übers.: Peter Königs]. – 2. Aufl.
Kirchzarten bei Freiburg : VAK-Verl.-GmbH, 2002
Einheitssacht.: The metabolic typing diet <dt.>
ISBN 3-935767-08-0

2. Auflage : 2002
© VAK Verlags GmbH, Kirchzarten bei Freiburg 2002
Abbildungen: Einat Peled, Yina Zhang
Übersetzung: Peter Königs
Lektorat: Norbert Gehlen
Satz: Karl-Heinz Mundinger
Umschlag: Hugo Waschkowski
Gesamtherstellung: Druckhaus Beltz, Hemsbach
Printed in Germany
ISBN 3-935767-08-0

Inhalt

Hinweise des Verlags

Dieses Buch dient der Information über Gesundheitsvorsorge durch Ernährung. Die hier vorgestellten Ernährungsempfehlungen haben sich in der Praxis als hilfreich und wirksam erwiesen. Wer sie umsetzt, tut dies in eigener Verantwortung. Die Autoren und der Verlag beabsichtigen nicht, Diagnosen zu stellen und Therapieanweisungen zu geben. Die Empfehlungen sind nicht als Ersatz für professionelle medizinische oder naturheilkundliche Behandlung bei ernsten gesundheitlichen Beschwerden zu verstehen.

Die amerikanische Originalausgabe dieses Buches wurde mit Zustimmung der Autoren im Hinblick auf den deutschsprachigen Buchmarkt bearbeitet und gekürzt.

Vorwort

Es war Mitte der Achtzigerjahre, da hörte ich zum ersten Mal von *Metabolic Typing* und von den erstaunlichen Erfolgen, die damit für die Gesundheit erzielt wurden. Ich war gleich von dieser neuen Methode fasziniert, da sie uns Ärzten zum ersten Mal die Möglichkeit bot den sehr individuellen Ernährungsbedarf genau zu ermitteln. Gleichzeitig war ich aber auch skeptisch. Es klang fast zu schön, um wahr zu sein. Und die Methode gründete sich auf Konzepte, die sehr unorthodox schienen, selbst für die Alternativmedizin. Trotzdem wollte ich mir die Sache genauer anschauen, vielleicht ließ sich etwas Sinnvolles daraus gewinnen.

Damals war ich wie so viele andere Ärzte davon überzeugt, dass die Ernährung eine wichtige Rolle spiele. Aber wie alle anderen wurde auch ich immer wieder durch die Widersprüche und die Komplexität der Ernährungswissenschaft frustriert und verwirrt. Der therapeutische Einsatz der Ernährung versprach zwar viel, aber in der Praxis ließ sich dieses Versprechen nur selten einlösen. Therapeuten hatten einfach keine zuverlässigen Möglichkeiten den individuellen Bedarf zu ermitteln und entsprechende Ernährungsempfehlungen zu geben.

Ich stieß immer wieder auf dasselbe Problem: Eine Ernährungsempfehlung konnte bei dem *einen* Menschen sehr gute Wirkungen haben, jemand *anderem* jedoch nicht helfen oder ihm sogar schaden. Und für dieses Dilemma schien keine Lösung in Sicht zu sein.

Doch dann hörte ich von einer Gruppe von Forschern und Ärzten in den USA, die im Laufe vieler Jahre einen neuen Weg gefunden hatten, dieses Problem anzugehen, und die eine Methode entwickelt hatten, die sie *Metabolic Typing* nannten (zu Deutsch etwa: Stoffwechseltypisierung). Forscher wie William Kelley, George Watson und Roger Williams hatten die früheren Ansätze anderer Wissenschaftler weiterentwickelt (etwa von Weston Price, Frances Pottenger und Royal Lee). Sie alle interessierten sich für eine Idee, die Williams als „biochemische Individualität" bezeichnete und die davon ausging, dass jeder Mensch auf biochemischer und physiologischer Ebene einzigartig ist.

Schon in den Dreißigerjahren hatte Weston Price bei anthropologischen Expeditionen in die entlegensten Winkel der Erde festgestellt, dass es eine Verbindung zwischen den modernen Ernährungsgewohnheiten und dem Auftreten chronischer Erkrankungen gibt. Darüber hinaus entdeckte er vor allem auch, dass es *keine* Ernährungsform gibt, die für *jeden* Menschen gesund ist. Denn aufgrund der unterschiedlichen Klimabedingungen, des örtlichen Nahrungsmittelangebots, der Umweltbedingungen und durch Anpassungs- und Ausleseprozesse hatten sich in den verschiedenen Kulturen im Laufe vieler Generationen unterschiedliche Ernährungsbedürfnisse entwickelt.

In späteren Jahren erforschten dann Watson, Kelley und andere diese unterschiedlichen, ererbten Ernährungsbedürfnisse genauer und untersuchten, worauf sie im Stoffwechsel basierten. Sie wussten zwar, dass eine bestimmte Ernährungsform für bestimmte Menschen gut war, andere davon jedoch krank wurden. Aber warum war das so? Wie ließ sich das wissenschaftlich erklären? Sie entdeckten bald, dass das autonome Nervensystem bei der Entwicklung des individuellen Stoffwechseltyps eine zentrale Rolle spielt und Gesundheit und Krankheit stark beeinflusst.

Das autonome Nervensystem besteht aus zwei Zweigen, die sich gegenseitig kontrollieren. Aber bei den meisten Menschen ist eine Seite stärker als die andere und dadurch entsteht ein Ungleichgewicht im Stoffwechsel. Wenn dieses Ungleichgewicht zu stark wird, entwickeln sich Krankheiten. Interessant ist nun, dass sich durch bestimmte Nahrungsmittel und Nährstoffe das Gleichgewicht zwischen beiden Zweigen wieder herstellen lässt: indem sie die jeweils zu schwache Seite stärken. Durch Bestimmung des Stoffwechseltyps lässt sich feststellen, welche Seite zu schwach ist, und dann kann durch die passende Ernährung das autonome Nervensystem wieder ins Gleichgewicht gebracht werden. Dies ist von zentraler Bedeutung, denn dieses System reguliert den gesamten Stoffwechsel.

Das autonome Nervensystem ist jedoch nicht das einzige Körpersystem, das auf den gesamten Stoffwechsel wirkt. Ein weiteres spielt für den Ernährungsbedarf ebenfalls eine Rolle: das Verbrennungssystem. Es ist für die Erzeugung der Energie in den Zellen verantwortlich. Dabei kommt es darauf an, dass diese Energie gleichmäßig erzeugt wird. Bei vielen läuft diese Energieerzeugung jedoch zu schnell ab. Diese Menschen brauchen eine Ernährung, mit der sich die Verbrennung verlangsamen lässt: vor allem Eiweiß und Fett. Auf der anderen Seite gibt es

Menschen mit zu niedriger Verbrennungsgeschwindigkeit, die vor allem Kohlenhydrate brauchen, um die Verbrennung zu beschleunigen. Aber zwischen den Erkenntnissen, die sich auf das autonome Nervensystem bezogen, und denjenigen, die das Verbrennungssystem erklärten, gab es Widersprüche.

Anfang der Achtzigerjahre erhielt die Entwicklung der noch jungen Methode des *Metabolic Typing* (also der Typisierung nach Stoffwechseltypen) enormen Auftrieb, als William Wolcott seine Forschungen begann, die Zusammenhänge zwischen autonomem Nervensystem und Verbrennungssystem aufdecken konnte und herausfand, dass jeweils *eins* der beiden Systeme den Ernährungsbedarf bestimmen kann, weil es gerade den stärksten Einfluss ausübt. Damit wurde es möglich, den individuellen Ernährungsbedarf viel genauer vorherzusagen.

Seitdem hat Wolcott seine Methode um einige wesentliche Elemente erweitert, andere Körpersysteme in seine Betrachtungen einbezogen und *Metabolic Typing* zu einer in der alltäglichen Praxis äußerst erfolgreichen Methode weiterentwickelt. Zum ersten Mal ist es damit möglich, die starke positive Wirkung der Ernährung zielgerichtet einzusetzen, indem sie exakt für den individuellen Bedarf zusammengestellt wird. Wenn der Körper genau mit den Stoffen versorgt wird, die er braucht, ist er zu überraschenden Leistungen fähig, zu erstaunlicher Selbstheilung. Wolcotts Methode löst viele Probleme der modernen Ernährungswissenschaft, die ohne die Erkenntnisse von *Metabolic Typing* voller Widersprüche ist.

Wolcott setzt seine Methode allerdings nicht dazu ein, bestimmte Krankheiten oder einzelne Symptome zu „behandeln". Ihm geht es vielmehr um das Ungleichgewicht im Stoffwechsel, auf dessen Grundlage sich Krankheiten entwickeln. Er will die Gesundheit von Grund auf wiederherstellen statt einzelne Symptome zu behandeln. Damit regeneriert er den Körper umfassend und so gelingt es ihm, den Zustand aller Körpersysteme zu verbessern und viele Symptome gleichzeitig zu beseitigen.

In meiner Praxis setze ich *Metabolic Typing* nun seit vielen Jahren ein und halte es für die beste Methode, den individuellen Ernährungsbedarf zu bestimmen und entsprechende Empfehlungen zu geben. Es hat sich als sehr erfolgreich bei der Heilung oder Besserung vieler schwerer Gesundheitsprobleme erwiesen, darunter Allergien, Verdauungsprobleme, chronische Erschöpfung, Anämie, Übergewicht, Hormonstörungen,

Stimmungsschwankungen, Konzentrationsschwäche, Depression, Bluthochdruck, Diabetes, Arthritis, usw. Und darüber hinaus wird es jetzt durch die Verbesserung des Stoffwechselgleichgewichts möglich, optimale, strahlende Gesundheit zu erreichen und nicht nur ein paar Symptome loszuwerden.

Im Gegensatz zu anderen Ansätzen der Ernährungstypbestimmung – etwa nach Blutgruppe oder nach Körpertyp – werden bei *Metabolic Typing* *alle* homöostatischen Regulationssysteme des Körpers berücksichtigt. Damit werden also nicht nur einzelne *unveränderliche* Faktoren wie Blutgruppe oder Körpertyp erfasst, sondern auch alle möglichen Elemente des Stoffwechsels, die sich im Lauf des Lebens immer wieder verändern können.

Deshalb lässt sich mit *Metabolic Typing* der Ernährungsbedarf so genau bestimmen und es ist nicht mehr dem Zufall überlassen, ob er richtig getroffen wird. Und deshalb ist *Metabolic Typing* an sich eine sehr komplexe Methode, die in den Händen erfahrener Therapeuten unter Einbeziehung aller ihrer Aspekte mit sehr großer Wirkung eingesetzt werden kann. Auf der anderen Seite bietet dieses Buch jedoch interessierten Laien genau das, was viele schon so lange gesucht haben: eine einfache, leicht anzuwendende und doch zuverlässige Methode, den eigenen Stoffwechseltyp zu bestimmen und sich entsprechend zu ernähren.

Dr. Etienne Callebout, London
1999

Einleitung

In letzter Zeit wird es immer deutlicher: Die alte Hoffnung der Medizin eines Tages jede Krankheit besiegen zu können war eine Illusion. Die meisten chronischen Krankheiten können von der Medizin nicht geheilt werden. Gleichzeitig wird es immer deutlicher, dass gute Gesundheit und ein langes Leben auch von der Ernährung und einem gesunden Lebensstil abhängen. Vielen ist inzwischen klar geworden, dass man nur gesund und schmerzfrei bleiben kann, nur wirklich fit und voller Energie ist, wenn man sich richtig ernährt.

Auf den ersten Blick sieht es so aus, als müsste dies eigentlich möglich sein. Doch wer schon einmal versucht hat, die „richtige" Ernährung zu finden, stellt erstaunt fest, dass gute Vorsätze alleine nicht ausreichen. Zum einen liegt es sicher daran, dass es keine einheitliche Meinung darüber gibt, wie eine gesunde Ernährung aussehen müsste. Seit Jahrzehnten streiten die „Experten", jeder vertritt eine andere Auffassung. Wir werden erschlagen von unzähligen Ernährungsvorschlägen, die einander widersprechen.

Es wäre fast lächerlich, wenn es nicht so tragisch wäre, aber die Experten hatten nie wirklich eine Chance, gute Ernährungsempfehlungen zu geben. Denn sie sind immer von einer falschen Annahme ausgegangen. Sie dachten immer und glauben auch heute noch, dass es *eine einzige* Ernährungsform geben müsse, die für *jeden* Menschen gesund sei. *Doch diese Annahme ist falsch.* Deshalb mussten alle ihre guten Absichten scheitern.

Sie hatten nämlich übersehen, dass sich Menschen sehr stark voneinander unterscheiden – nicht nur äußerlich, sondern auch innerlich, in ihrem Stoffwechsel. Eigentlich nicht so verwunderlich, denn es gibt keine zwei Menschen, die äußerlich völlig gleich sind – warum sollte es dann zwei Menschen geben, die innerlich völlig gleich sind? Und daher reagiert jeder anders auf Nährstoffe und verwertet sie auf seine eigene Art. Deshalb braucht jeder eine Ernährung, die genau dem persönlichen Bedarf entspricht.

Dabei gibt es ein breites Spektrum. So brauchen manche Menschen zum Beispiel sehr viel Fett und Eiweiß (und damit eher die „schweren"

Nahrungsmittel wie Fleisch und Käse), während es anderen besser geht, wenn sie sich vor allem von Kohlenhydraten und fettarmen Nahrungsmitteln (wie Getreide, Gemüse und Obst) ernähren.

Ihr persönlicher Ernährungsbedarf hängt vor allem davon ab, welche Bedürfnisse Sie von Ihren Vorfahren geerbt haben. Diese Bedürfnisse haben sich im Laufe vieler Jahrtausende entwickelt, als Anpassung an das örtliche Nahrungsmittelangebot, das lokale Klima und die anderen örtlichen Umwelteinflüsse, denen unsere Vorfahren ausgesetzt waren. Sie können sich vorstellen, dass das Nahrungsmittelangebot zum Beispiel in Zentralafrika ganz anders war als in Skandinavien und dass deshalb in einem Prozess von Anpassung und Selektion ganz andere Ernährungsbedürfnisse entwickelt und weitervererbt wurden.

Deshalb kann es keine Ernährungsform geben, die für jeden ideal ist – und deshalb gibt es nicht „die gesunde Ernährung". Ob eine Ernährungsform oder ein Nahrungsmittel gesund oder ungesund ist, hängt nicht vom Nahrungsmittel selbst ab, sondern nur davon, ob es zum individuellen, ererbten Bedarf passt. Mit der hier vorgestellten Methode des *Metabolic Typing* ist es zum ersten Mal möglich geworden, den individuellen Ernährungsbedarf genau herauszufinden.

Nachdem diese Methode über viele Jahre nur Therapeuten zur Verfügung stand, halten Sie jetzt (mit diesem Buch) das Instrument zur Bestimmung Ihres eigenen Ernährungsbedarfs in der Hand. Mit dem Fragebogen in Kapitel 6 finden Sie Ihren Stoffwechseltyp und können dann in Kapitel 7 nachsehen, welche Ernährung für Sie ideal ist.

Metabolic Typing ermöglicht es Ihnen darüber hinaus aber auch, Ihre Ernährung zum einen über diesen einfachen Test hinaus noch genauer auf Ihren Bedarf abzustimmen. Und zum anderen können Sie Ihre Ernährung im Lauf der Zeit anpassen, wenn sich Ihre Bedürfnisse verändern, denn der Stoffwechseltyp ist nicht für alle Zeiten festgelegt, sondern kann sich durch äußere oder innere Einflüsse verändern, zum Beispiel durch Stress, Krankheiten, Einflüsse einer falschen Ernährung und anderes. Deshalb kann es sinnvoll sein, den eigenen Typ von Zeit zu Zeit zu überprüfen, also die Tests zu wiederholen.

Sobald Sie Ihren Typ bestimmt haben, sich entsprechend ernähren und gegebenenfalls zusätzlich die auf Ihren Typ abgestimmten Nahrungsergänzungen verwenden, werden Sie vermutlich bald eine Reihe von Veränderungen bemerken. Selbst wenn Sie bisher nur beste, vollwertige Nahrungsmittel gegessen haben und nur die besten Nahrungsergänzungen verwenden, könnten Sie trotzdem unterernährt sein – denn es könnte bei Ihnen gerade an jenen Nährstoffen mangeln, die Ihr individueller Stoffwechsel braucht, um optimal zu arbeiten.

Schon bald wird sich durch die für Ihren Typ richtige Ernährung einiges ändern: Ihr Hunger und besonders der Heißhunger auf bestimmte Nahrungsmittel – meist Süßigkeiten – lässt nach oder verschwindet ganz, Schwankungen des Blutzuckerspiegels werden geringer, viele Verdauungsprobleme, Kopfschmerzen, Depression, Reizbarkeit und andere Symptome verschwinden. Dafür steigt Ihre körperliche und geistige Energie, Ihre Nahrung wird vollständig in Energie umgewandelt und nicht mehr als Fett eingelagert.

Vor allem merken Sie jedoch *langfristig*, wie gut sich die typgerechte Ernährung auswirkt. Ihr Gewicht pendelt sich mit der Zeit problemlos bei Ihrem Idealgewicht ein, Ihr Immunsystem wird stärker, Energie und Leistungsfähigkeit steigen, Sie altern langsamer, chronische Krankheiten entstehen gar nicht erst oder werden gebessert.

Woher ich das alles weiß? Nun, *Metabolic Typing* ist keine ganz neue Theorie und keine Modediät. Im Lauf der letzten Jahrzehnte wurde es von einigen zehntausend Menschen mit großem Erfolg angewendet. Die praktischen Erfahrungen sind überwältigend positiv. Trotzdem können Sie es natürlich nur selbst für sich ausprobieren und feststellen, wie gut es bei *Ihnen* wirkt.

Kapitel 1
Was nicht zu Ihnen passt, schadet Ihnen

Traditionelle Ernährungsformen haben ihre Berechtigung

Auch wenn es schwer zu glauben ist: Es gibt in entlegenen Gegenden dieser Welt durchaus noch alte, eingeborene Kulturen, in denen unsere modernen Epidemien – wie Übergewicht, Herzkrankheiten, Krebs, Diabetes, Kolitis, Bluthochdruck, Arthritis und Ähnliches – praktisch unbekannt sind.

Wissenschaftler haben immer wieder isoliert lebende Gemeinschaften untersucht, die wesentlich gesünder und fitter sind als wir mit unserer modernen Zivilisation. Und das, obwohl sie unter primitiven Bedingungen leben, ohne all die Annehmlichkeiten unserer modernen Gesellschaft – ohne Gerätemedizin, Wissenschaftler, Forschungseinrichtungen, Gesundheitsämter, Fitnesscenter oder Schlankheitsfarmen. Nur seltsam, dass ihre angestammten Ernährungsformen oft so ganz anders sind als alles, was wir für gesund halten.

Da gibt es zum Beispiel die traditionell lebenden Eskimos – deren Immunsystem ist stark und ihr Herz-Kreislauf-System ist gesund, obwohl sie Tag für Tag sehr viel Fett und Fleisch essen. Ihre tägliche Ernährung besteht vor allem aus Karibu, Algen, Lachs, Elch, Robben und Walfett. Oder: Noch heute leben Aborigines im abgelegenen australischen *Outback*, die so stark und fit wie Spitzensportler sind. Sie ernähren sich wie ihre Vorfahren: von Insekten, Käfern, Würmern, Maden, Beeren und dem Fleisch von Känguru und Wallaby.

Selbst in der Schweiz gab es bis vor kurzem noch abgelegene Bergdörfer, deren Bewohner eine ausgezeichnete Konstitution hatten, sehr alt wurden und sich einer robusten Gesundheit erfreuten, trotz einfacher Lebensbedingungen und langer, eisiger Wintermonate. Auch ihre Ernährung war sehr einfach, bestand vor allem aus Roggenbrot, viel fettreichem Käse, Sahne und roher Ziegenmilch, die durch etwas Wein und Fleisch ergänzt wurden.

Oder schauen Sie sich die Massai in Afrika an. Auch sie sind für ihre außergewöhnliche körperliche und geistige Stärke bekannt und leben seit Jahrhunderten vor allem von Milch, Fleisch und von Blut, dass sie regelmäßig und vorsichtig von ihren lebenden Rindern abzapfen.

Es lassen sich noch viele Beispiele von Angehörigen isoliert lebender Kulturen aufzählen – hoch in den Anden, tief im Regenwald des Amazonas, auf Inseln im Südpazifik –, die sich weiterhin wie ihre Vorfahren ernähren, die ähnlich stark, ausdauernd und frei von Krankheiten sind und oft über 100 Jahre alt werden. Doch Forscher beobachten auch immer wieder: Sobald eine dieser Kulturen unsere modernen Ernährungsgewohnheiten übernimmt, geht es mit ihrer Gesundheit bergab und sie fallen bald den gleichen Krankheiten zum Opfer wie wir.

Einer der Ersten, dem diese Zusammenhänge auffielen, war Weston Price. Er arbeitete Anfang des 20. Jahrhunderts als Zahnarzt in Ohio. Ihn interessierte, warum so viele Amerikaner schlechte Zähne hatten, warum ihre Zähne oft unterentwickelt waren oder eng und schief in zu kleinen Kiefern wuchsen. Er hatte gehört, dass es solche Probleme in „unterentwickelten" Ländern nicht gab. Kariesbehandlungen, Kieferoperationen, Wurzelbehandlungen und Ähnliches waren dort einfach nicht nötig und er wollte die Gründe dafür wissen.

Also unternahm er ab 1934 mehrere Expeditionen, die ihn in die entlegensten Ecken der Welt führten. Er untersuchte die Zusammenhänge zwischen den Ernährungsgewohnheiten und der Gesundheit vieler traditionell lebender Kulturen in Afrika, Skandinavien, Kanada, Alaska, Australien und im Südpazifik. Dabei fand er immer wieder dasselbe: Krankheiten und Gebrechen, die in Amerika und anderen „zivilisierten" Gesellschaften normal waren, traten dort nicht auf. Er sah aber auch, dass die Gesundheit schnell schlechter wurde, wenn die traditionellen Ernährungsgewohnheiten von unseren modernen abgelöst wurden.

Das Märchen von einer Ernährung, die für alle richtig ist

Im Laufe ihrer langen Entwicklungsgeschichte und durch die Besiedlung immer neuer Lebensräume mussten sich die Menschen immer wieder anpassen. Ihnen standen ganz unterschiedliche Nahrungsmittel zur Verfügung, je nachdem, wie das Klima und die geographischen Voraussetzungen waren und welche Tiere und Pflanzen in ihrer natürlichen Umwelt lebten.

Diese Anpassung hat dazu geführt, dass wir heute ganz unterschiedliche Ernährungsbedürfnisse vorfinden, vor allem auch was die grundlegenden Bausteine unserer Nahrungsmittel – Kohlenhydrate, Eiweiße und Fett – angeht. So brauchen zum Beispiel Menschen, die seit vielen Generationen in sehr heißen Klimazonen leben, aufgrund ihrer Erbanlagen eine Ernährung, die reich an Kohlenhydraten wie Gemüse, Früchten, Getreide und Hülsenfrüchten ist. Sie liefert ihnen die Energie, die sie für ein aktives Leben in diesen warmen und oft schwülen Regionen brauchen. Ihr Stoffwechsel ist einfach nicht darauf eingestellt, große Mengen tierisches Eiweiß oder viel Fett zu verarbeiten.

Auf der anderen Seite sind Menschen aus kalten, rauen Klimazonen aufgrund ihrer Erbanlagen nicht darauf eingerichtet, mit einer leichten vegetarischen Kost zu überleben. Sie verbrennen schneller Energie und brauchen daher eine schwerere Ernährung, um ihren Stoffwechsel in Gang zu halten. Ein anschauliches Beispiel bieten die Eskimos, die ohne Probleme viel Fett und Eiweiß essen und verstoffwechseln können. Vor

Nahrungsmittelgruppen		
Eiweiße	**Kohlenhydrate**	**Fette**
Nahrungs-mittel Fleisch, Geflügel, Milchprodukte	Früchte, Gemüse, Getreide	Öl, Nüsse, Fleisch, Käse
Molekulare Struktur Werden in Peptide und Aminosäuren aufgespalten	Werden in Stärke und Zucker aufgespalten	Werden in Triglyzeride und Fettsäuren aufgespalten
Rolle im Stoffwechsel Sind die wichtigsten Bausteine der menschlichen Zellen und der Enzyme, die den Stoffwechsel in Gang halten.	Sind die wichtigste Energiequelle für die meisten Lebewesen und wichtige Bausteine der Zellwand und der Plasmamembran	Sind Bausteine der Zellwand, wirken isolierend und bilden eine Möglichkeit, Energie zu speichern

dieser Ernährung müsste zum Beispiel das Verdauungssystem von Menschen aus dem Mittelmeerraum kapitulieren (vgl. Tabelle S. 17).

Eine Ernährung, die für einen Teil der Menschheit gesund ist, würde sich verheerend auf Menschen auswirken, die unter ganz anderen Bedingungen leben.

So hat zum Beispiel schon der bekannte Ernährungsexperte Nathan Pritikin darauf hingewiesen, dass die afrikanischen Bantu sich sehr fettarm ernähren, wie wir es in den USA und anderen industrialisierten Ländern als gesund ansehen. Deshalb sei es kein Wunder, dass unter den Bantu fast jeder gesunde Koronargefäße habe.

Doch Pritikin, seine Nachfolger und viele andere führende Gesundheitsexperten haben seit langem eine fettarme Ernährung für *jeden* empfohlen. Aber dieser für alle gleiche Ratschlag hat, obwohl er von vielen befolgt wurde, nicht dazu geführt, dass Übergewicht oder Herz-Kreislauf-Probleme merklich zurückgegangen sind. Denn wie bei allen Empfehlungen, die angeblich für jeden gelten sollen, werden hierbei die großen Unterschiede der individuellen Stoffwechselabläufe und der körperlichen Anlagen übersehen.

Pritikins Empfehlungen gelten nicht für jeden

Schauen Sie sich zum Beispiel die Ernährungsbedürfnisse der Schotten, Waliser und Iren an, die das genaue Gegenteil von den Bedürfnissen der Bantu sind. In ihrer traditionellen Ernährung wurde schon immer viel fettreicher Fisch gegessen. Deshalb – und aus einigen anderen Gründen – brauchen sie mehr Fett als andere. Bemerkenswert ist dabei vor allem: Würden sie die fettarme Ernährung wählen, die bei den Bantu Herz-Kreislauf-Probleme verhindert, so würde sie bei ihnen diese Probleme gerade *verursachen*.

In der Natur findet man dieses Prinzip immer wieder: Der Ernährungsbedarf ist genetisch vorgegeben. Jede Tierart ist aufgrund ihrer genetischen Programmierung nur auf ganz bestimmte Nahrungsquellen ausgerichtet. Tiere wählen ihre Ernährung nicht danach aus, was ihnen gerade mal schmeckt, und sie werden auch nicht durch moderne Werbestrategien manipuliert und auf etwas geeicht, was angeblich richtig für sie ist.

Im Gegensatz zum Menschen, der seinem freiem Willen bei der Auswahl seiner Ernährung die Zügel lässt, essen Tiere das, was ihnen ihr

Instinkt und ihre Gene vorschreiben. Deshalb werden weder Insekten noch Reptilien, weder Fische noch Vögel oder Säugetiere (außer Haustiere des Menschen und er selbst) von degenerativen Krankheiten wie Krebs, Herz-Kreislauf-Krankheiten, Diabetes, Arthritis, Allergien oder Multipler Sklerose geplagt – um nur ein paar typische Probleme zu nennen.

Kennen Sie Ihre Vorfahren?

In seinem Buch *Happiness Is a Healthy Life* schreibt der Arzt Lendon Smith: „Der Trick bei der Auswahl des richtigen Essens liegt darin, dass Sie herausfinden, wer Ihre Vorfahren waren, und versuchen sich so wie diese zu ernähren." Das ist keine schlechte Idee, sie hat nur einen Nachteil: Nur die wenigsten Menschen in den USA (und in Mitteleuropa) haben heute noch Vorfahren, die über Jahrhunderte in der gleichen Klimazone gelebt haben.

Menschen mit den unterschiedlichsten Abstammungen sind in Mitteleuropa und den USA im Verlauf der vergangenen Jahrhunderte eingewandert und haben sich mit der dort ansässigen Bevölkerung immer wieder vermischt. Deshalb können wir heute bei den meisten nicht mehr davon ausgehen, dass ihre Vorfahren alle die gleiche Ernährung hatten.

Nicht nur die Zuwanderung von Menschen auf der Suche nach Arbeit (aus Südeuropa nach Mitteleuropa, in den vergangenen 50 Jahren) spielt hier eine Rolle, auch die viel weiter zurückliegenden Wanderungen – zum Beispiel die Völkerwanderungen – hinterließen Spuren in den genetischen Anlagen und erzeugten damit unterschiedlichste Ernährungsbedürfnisse.

Anders sieht es in Ländern aus, in denen diese starken Wanderungsbewegungen nicht stattfanden und in denen daher eine Anpassung an das Nahrungsangebot über Jahrtausende möglich war. Wenn alle Ihre Vorfahren zum Beispiel aus Griechenland stammen, haben Sie wahrscheinlich keine Probleme mit einer Ernährung, die reich an Fisch, Nudeln, Knoblauch, Olivenöl, Salat, Bohnen und Wein ist – also mit einer Ernährung, wie sie auch Ihre Vorfahren gesund und fit gehalten hat.

Nicht nur die Abstammung spielt eine Rolle

Doch Vorsicht! Selbst dann ist es nicht unbedingt ganz so einfach. Die Ernährung Ihrer Vorfahren kann Ihnen zwar Anhaltspunkte liefern, sie ist aber nicht unbedingt der einzige Faktor. Heutzutage werden wir auch sehr stark von unserer Umwelt und unserem Lebensstil beeinflusst. Und beide haben sich im Lauf der letzten 100 Jahre drastisch verändert.

Wir haben Jahrtausende gebraucht, um uns an unsere Umwelt anzupassen, denn diese Anpassung verläuft sehr langsam und über viele Generationen. Doch gerade in den letzten 100 Jahren wurden unsere Luft, unser Wasser, der Ackerboden und vieles andere stark verändert. Die sensible Symbiose, die unsere Vorfahren mit ihrer Umwelt im Lauf der Zeit entwickelt hatten, wurde nachhaltig gestört.

Das gilt auch für unseren Lebensstil. Über Jahrtausende mussten die Menschen körperlich aktiv sein – mussten laufen, jagen und die Felder bestellen, fischen und die Herden hüten. Das hat sich in kürzester Zeit geändert. Jetzt verbringen wir viel Zeit in geschlossenen Räumen bei künstlichem Licht, sind allen möglichen Chemikalien ausgesetzt, machen uns ein gemütliches Leben vor dem Fernseher und bewegen uns nur noch per Auto oder Flugzeug; zumindest bei vielen von uns ist das so. Es hat sich also vieles geändert und wir können nicht mehr einfach auf die Ernährung unserer Vorfahren zurückgreifen. Unser heutiger Ernährungsbedarf wird von viel zu vielen Einflüssen bestimmt, nicht mehr nur von unseren Erbanlagen.

Dazu kommt noch, dass sich unser Ernährungsbedarf im Lauf der Zeit verändern kann. Ihr Körper sucht ständig nach seinem inneren Gleichgewicht. Er ist ein dynamisches, homöostatisches System, das sich ständig verändert und dabei immer bemüht ist sich selbst zu regulieren, ein gesundes Gleichgewicht zu finden und sich an veränderte äußere Bedingungen anzupassen.

Damit kann sich auch Ihr Ernährungsbedarf im Lauf der Zeit verändern, manchmal im Laufe eines Jahres oder sogar von einer Jahreszeit zur nächsten oder gar von einem Tag zum anderen. Zum Glück gibt es eine sehr gute Methode, mit der Sie schnell die richtige Ernährung finden. Weiter unten werden wir genauer darauf eingehen. Erst wollen wir hier kurz die wichtigsten Punkte zusammenfassen:

1. Es gibt nach wie vor viele Menschen auf dieser Welt, die nicht unter chronischen Krankheiten leiden.
   Forscher fanden immer wieder isoliert lebende Völker, die nicht von unseren modernen Zivilisationskrankheiten betroffen sind.

2. Unsere modernen Ernährungsgewohnheiten führen bei bisher gesunden Völkern zu schweren Krankheiten.

Wenn vorher isoliert lebende Kulturen ihre bisherigen Ernährungsgewohnheiten gegen unsere modernen eintauschen, entwickeln sie die gleichen chronischen Krankheiten wie unsere moderne Gesellschaft.

3. Der Ernährungsbedarf ist von *einem* traditionell lebenden Volk zum *anderen* unterschiedlich.

Es gibt keine Ernährung, die für alle Menschen gesund ist. Eine Ernährung, die in einer Gruppe Gesundheit und Vitalität stärkt, kann in einer anderen zu schweren Krankheiten führen.

4. Die Vererbung spielt für den Ernährungsbedarf eine wichtige Rolle.

Was das Überleben Ihrer Vorfahren gesichert hat, würde aufgrund Ihrer Erbanlagen auch Ihnen helfen. Aber auch andere Faktoren spielen eine Rolle – Umweltbedingungen, Mangel an einzelnen Nährstoffen, Ihre körperliche Aktivität, Ihr Lebensstil und andere.

5. Ihr Ernährungsbedarf ist sehr individuell.

So, wie wir uns äußerlich alle voneinander unterscheiden, sind wir auch innerlich sehr verschieden (sowohl in unserem Stoffwechsel als auch in Aufbau, Form und Platzierung unserer Organe). Daher verarbeiten wir alle unsere Nahrung unterschiedlich und verwerten die Nährstoff individuell.

6. Sie können Ihren Ernährungsbedarf nicht ohne weiteres selbst herausfinden.

Nur selten können wir heute noch unsere Abstammung klar zurückverfolgen – zumindest gilt dies für Mitteleuropa oder die USA. Aus diesem und vielen anderen Gründen lässt sich der individuelle Typ nicht ohne weiteres ermitteln. Zum Glück kann Ihnen unsere Methode eine einfache Lösung zu diesem komplexen Problem bieten.

Jenseits pauschaler Empfehlungen

Das Denken der meisten Ernährungswissenschaftler ähnelt dem der pharmazeutischen Industrie. Diese sucht auch immer wieder nach einer „Wunderpille", nach einer Lösung, die *für jeden immer und überall* gilt, der ein bestimmtes Gesundheitsproblem hat oder bestimmte Symptome zeigt. Auch die moderne Ernährungswissenschaft sucht nach einer Lösung, die für alle immer und überall gilt.

Die Empfehlungen der amerikanischen Regierung zur richtigen Ernährung sind ein gutes Beispiel (wie wir es ähnlich aber auch bei der
Deutschen Gesellschaft für Ernährung finden können): Empfehlungen,
die davon ausgehen, dass wir alle gleich sind und alle das Gleiche brauchen. Und das, obwohl gerade in Amerika Menschen unterschiedlichster
Herkunft zusammengekommen sind. Dieses eindimensionale Denken
spiegelt sich gut in der allgegenwärtigen „Nahrungspyramide" wider, die
Grundlage der täglichen Essensplanung sein soll.

Aber auch bei nichtstaatlichen Empfehlungen sieht es nicht besser
aus. Die meisten Buchautoren gehen ebenso davon aus, dass es *einen*
Ansatz geben müsse, der für *alle* richtig ist. Alle führenden Ernährungsexperten propagieren Ernährungsrichtlinien, die *jedem* helfen sollen, die
Gesundheit zu optimieren.

Doch bei genauer Betrachtung all dieser Expertenempfehlungen fallen
die vielen Widersprüche auf. Besonders deutlich wird dies bei der Frage,
wie hoch die Anteile von Fett, Eiweiß und Kohlenhydraten sein sollten.
So empfehlen einige, wenig Fett und Eiweiß, aber viele Kohlenhydrate
zu essen. Sie gehen davon aus, dass viel Fleisch, Käse und pflanzliche
Öle dick machen, die Arterien verstopfen und uns alle zu Senilität und
frühem Tod verdammen. Sie raten uns eindringlich, Fett so weit wie
möglich zu meiden und sich an eine leichte vegetarische Kost zu halten,
mit viel Getreide, Obst und Gemüse.

Andere – genauso anerkannte – Experten raten zum genauen Gegenteil: viel Fett und Eiweiß und wenig Kohlenhydrate. Sie gehen davon
aus, dass sich schwere chronische Erkrankungen wie Übergewicht und
Herz-Kreislauf-Probleme nur vermeiden oder korrigieren lassen, wenn
Kohlenhydrate (wie Obst, Getreide, Brot und Nudeln) eingeschränkt
werden und stattdessen Eiweiß (Fleisch, Fisch und Geflügel) die Grundlage jeder Mahlzeit bilden.

Dann gibt es wieder andere Experten, die eine „40-30-30"-Ernährung
vertreten. Sie gehen davon aus, dass bei jeder Mahlzeit das Verhältnis
zwischen Kohlenhydraten, Eiweiß und Fett genau 40 zu 30 zu 30 sein
sollte, dass eine Mahlzeit also zu 40 Prozent aus Kohlenhydraten, zu
30 Prozent aus Eiweiß und zu 30 Prozent aus Fett bestehen müsse. Sie
haben nämlich festgestellt, dass sich bei manchen dann unerwünschte
Hormonveränderungen verhindern lassen, die sonst nach einiger Zeit

zum Entstehen schwerer Krankheiten beitragen (etwa Übergewicht, Arteriosklerose, Krebs, Diabetes und chronische Erschöpfung).

Daneben gibt es zahllose andere Ernährungsrichtlinien, die ähnliche Versprechungen machen – Energie, Vitalität, ein Leben ohne Krankheiten – und sich dabei doch alle gegenseitig widersprechen.

Schauen Sie mal nach, was in einem großen Buchladen zu diesem Thema alles angeboten wird: Makrobiotik, Rohkost, Vollwerternährung,

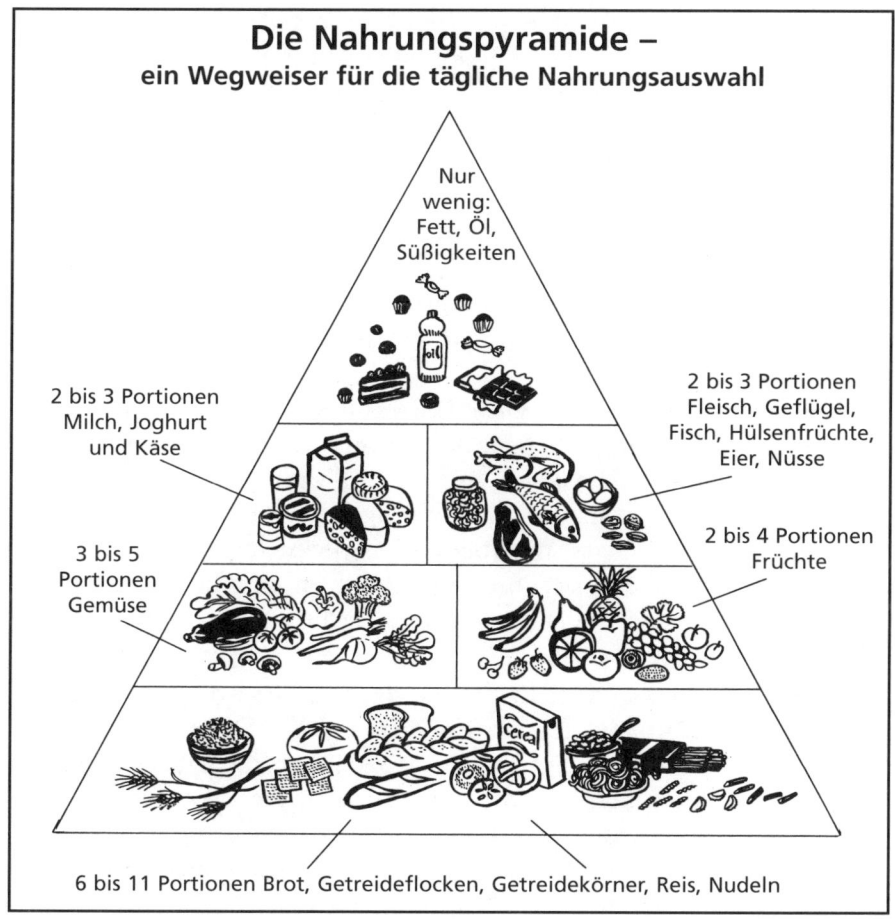

Die Nahrungspyramide –
ein Wegweiser für die tägliche Nahrungsauswahl

Nur wenig: Fett, Öl, Süßigkeiten

2 bis 3 Portionen Milch, Joghurt und Käse

2 bis 3 Portionen Fleisch, Geflügel, Fisch, Hülsenfrüchte, Eier, Nüsse

3 bis 5 Portionen Gemüse

2 bis 4 Portionen Früchte

6 bis 11 Portionen Brot, Getreideflocken, Getreidekörner, Reis, Nudeln

Quelle: U.S. Department of Agriculture, U.S. Department of Health and Human Services

Rotationsdiät, basenreiche Kost, milchfreie Diäten, zuckerfreie Kost, Herz-Kreislauf-Ernährung, Anti-Stress-Diäten, Sporternährung, Diäten für Frauen, Diäten für Männer, lebensverlängernde Diäten, immunstärkende Diäten, Diäten gegen Depressionen oder Erschöpfung, Anti-Krebs-Diäten, cholesterinfreie Ernährung, usw.

Wie soll man da herausfinden, was richtig ist? Der Markt wird mit so vielen Empfehlungen überschüttet und die Widersprüche von einer Empfehlung zur anderen sind so groß, dass nur grenzenlose Verwirrung zurückbleibt und keiner wirklich weiß, was richtig ist. Es scheint also keinen Weg zu geben sich rational zu entscheiden, welche Ernährung richtig ist. Jeder wird gezwungen endlos zu experimentieren, ein endloses „Ernährungsroulette" zu spielen.

Obwohl es immer mal jemanden gibt, der dabei auf die richtige Idee setzt und zufällig auf die *für ihn* richtige Lösung stößt, sind die meisten von uns Verlierer in diesem Spiel. Mit anderen Worten: Die Empfehlungen der Experten sind keineswegs ganz ohne Erfolge – aber leider nur für manche Menschen. Nämlich genau für die, bei denen die Empfehlungen *rein zufällig* stimmen, weil sie gerade zu den Bedürfnissen ihres Stoffwechsels passen.

Es ist kein Wunder, dass viele Ernährungsexperten bemerkenswert viele begeisterte Anhänger haben, die auf ihre Methode schwören. Und es ist kein Wunder, dass jeder Experte auf zahlreiche Erfolge seiner Methode verweisen kann. Bei allen Erfolgen vergessen diese Experten aber immer wieder, etwas Wichtiges zu berücksichtigen: Es gibt eine „schweigende Mehrheit", der ihre Empfehlungen *nicht* helfen. Sie scheitern damit und probieren dann einfach die nächste Empfehlung aus, und die nächste, und die nächste.

Wenn wir ehrlich sind, sieht die traurige Wahrheit doch so aus: Die Erfolge aller Ernährungsexperten sind *rein zufällig*. Die Ernährungswissenschaft ist nicht in der Lage, vorhersagbare, reproduzierbare Ergebnisse zu erzielen. Sie geben es nicht gerne zu, aber die Experten sind sich dessen natürlich bewusst. Selbst untereinander reden sie nicht gerne darüber, aber dies ist die größte Herausforderung für jeden, der Patienten in Ernährungsfragen berät.

Dabei wäre die Lösung so einfach, wenn nicht ständig eine sehr einleuchtende Tatsache übersehen würde:

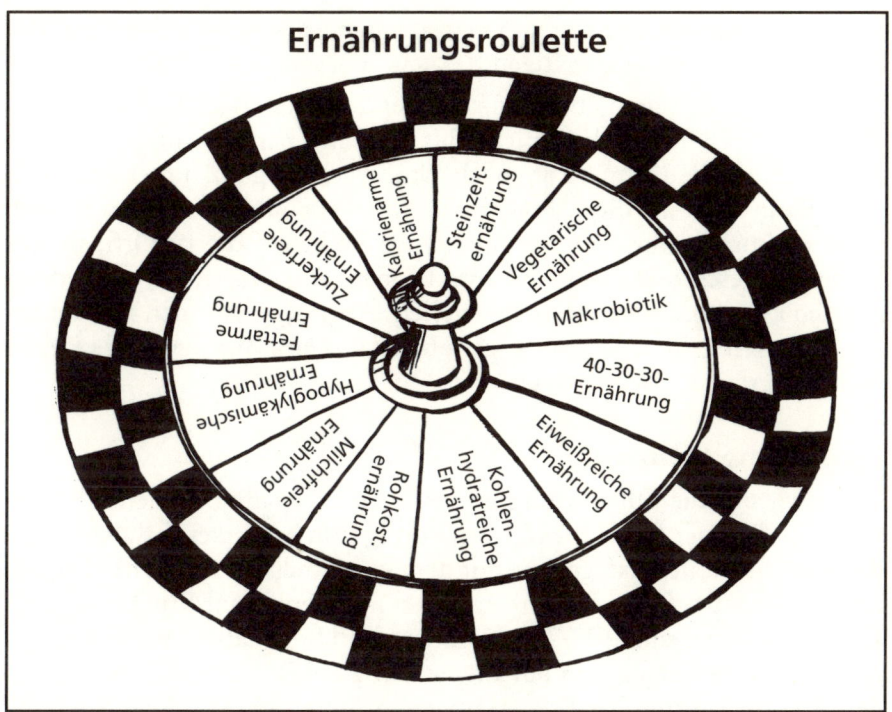

Ernährungsroulette

Ernährungsempfehlungen müssen auf die Bedürfnisse jedes Einzelnen ausgerichtet werden. Denn was für den einen gut ist, hilft einem anderen nichts und kann einen Dritten sogar krank machen.

Irgendwie ist das doch ganz logisch, oder? Und so ganz neu ist die Idee auch nicht. Alle klassischen medizinischen Schulen (ob in Griechenland, Rom, Indien, Ägypten oder China) wussten, wie wichtig die Individualität des Stoffwechsels ist. Lucretius, einer der oft zitierten römischen Heiler und Philosophen, stellte vor gut 2000 Jahren fest: „Was den einen nährt, bringt den anderen um."

Es mangelt dem Thema nicht an einer gewissen Ironie, denn natürlich ist die moderne Ernährungswissenschaft eine sehr ausgeklügelte Angelegenheit. Schließlich sind viele Ernährungswissenschaftler ausgesprochen intelligent und haben viele Jahre in modernen Laboratorien und in der klinischen Forschung zugebracht. Sie haben Nahrungsmittel und Nährstoffe bis ins kleinste Detail erforscht und genau herausgefunden, wo und wie sie wirken. Die Datenmenge, die dabei anfiel, ist in Umfang und Komplexität schier überwältigend.

Nur wurde bei all dem etwas Entscheidendes übersehen: Wenn man bei all dieser Forschungsarbeit nicht die Tatsache berücksichtigt, dass die individuellen Bedürfnisse je nach Stoffwechsel ganz unterschiedlich sind, dann sind all diese Ergebnisse ziemlich nutzlos. Sie lassen sich nicht praktisch umsetzen, weil aus ihnen nicht auf die Bedürfnisse des Einzelnen geschlossen werden kann. Es mag sein, dass sie für einen theoretischen Durchschnittsmenschen gelten. Aber ob sie für den individuellen Patienten gelten, der mir gegenübersitzt, kann mir der ganze riesige Forschungsapparat nicht sagen.

Vergebliche Mühen

Wenn wir uns die Entwicklung in den letzten 20 Jahren in den USA ansehen, stellen wir fest: Obwohl Ernährung immer stärker ins allgemeine Bewusstsein gerückt ist, geht es mit der Gesundheit immer weiter bergab. Bis in die späten Siebzigerjahre achteten nur wenige auf Ernährung. Das änderte sich erst um 1977. Ein Komitee des US-Senats gab Ernährungsempfehlungen heraus, um auf diesem Weg etwas gegen den verheerenden Anstieg chronischer Erkrankungen zu unternehmen. Dadurch stieg das öffentliche Interesse an diesem Thema und mehr und mehr Investoren begannen sich dafür zu engagieren. Schon bald entwickelte sich eine neue Ernährungsindustrie, die in den achtziger und Neunzigerjahren schnell wuchs.

Heute gibt es in jedem amerikanischen Einkaufszentrum mindestens einen Naturkostladen. Die Verkaufszahlen für Vitamine und Naturkostwaren haben sich in 15 Jahren verzehnfacht. Auch die großen Nahrungsmittelhersteller haben sich diesem Trend angeschlossen und heute finden sich in jedem Supermarkt entsprechende Produkte: fettarme und fettfreie, cholesterinfreie, ballaststoffreiche, kalorienarme, solche ohne Konservierungsstoffe, naturbelassene, zuckerfreie, probiotische, usw.

Es gibt immer mehr Bücher und Zeitschriften zu diesem Thema, alleine der Buchverkauf in diesem Bereich ist in den letzten 10 Jahren um mehr als 30 Prozent gestiegen. Aber trotz dieser Informationsflut und trotz des Verzehrs all der neuen Produkte sind weder Übergewicht noch die Zahl der chronischen Krankheiten zurückgegangen. Ein paar Fakten:

- In den letzten 15 Jahren hat die Zahl der Übergewichtigen in den USA um 32 Prozent zugenommen. In Deutschland sieht es nicht viel besser aus.

- Übergewicht trägt viel zur Entstehung von Herz-Kreislauf-Problemen bei, die heute schon jeden zweiten Amerikaner das Leben kosten.

- Wie Herz-Kreislauf-Erkrankungen war auch Krebs vor dem 20. Jahrhundert weitgehend unbekannt. Aber heute stirbt jeder vierte Amerikaner vorzeitig an Krebs.

- Die starke Zunahme von Krankheiten wie Krebs, Herzproblemen, Übergewicht, Diabetes und vielen anderen hat dazu geführt, dass Amerikaner heute eine um fünf Jahre kürzere Lebenserwartung als Menschen aus vergleichbaren Industrieländern haben.

- In den letzten 16 Jahren ist die Zahl der übergewichtigen Kinder um 40 Prozent gestiegen. Ein Viertel aller amerikanischen Kinder hat heute zu viel Gewicht.

- 40 Prozent aller, die sich für die Armee bewerben, werden wegen ihres schlechten Gesundheitszustands abgelehnt

Nun könnte man vielleicht annehmen, dass all diese Anstrengungen vergeblich waren, weil die Ernährung in Wahrheit doch nicht so wichtig für die Gesundheit ist. Aber da hätte man den falschen Schluss gezogen. Denn natürlich ist Ernährung für die Gesundheit von zentraler Bedeutung. Nein, die Ursache liegt woanders:

Die Empfehlungen haben nicht den Kern des Problems getroffen. Sie sind von den falschen Voraussetzungen ausgegangen, denn sie haben übersehen, dass Empfehlungen auf die unterschiedlichen Bedürfnisse abgestimmt sein müssen, um die Gesundheit nachhaltig zu bessern.

Jetzt gibt es eine Methode die individuellen Bedürfnisse zu ermitteln, die wir *Metabolic Typing* genannt haben (Methode zur Bestimmung des Stoffwechseltyps, oder: „Stoffwechseltypisierung", im Folgenden abgekürzt MT). Mit dieser Methode ist endlich der Durchbruch gelungen. Die Ernährungswissenschaft muss jetzt nicht mehr mit Widersprüchen und Vermutungen leben. Mit dieser Methode kann zum ersten Mal jeder schnell und leicht den eigenen Ernährungsbedarf herausfinden und muss sich nicht mehr wie früher zwischen vielen verwirrenden Fakten und Meinungen zurechtfinden.

Dieser ausgesprochen logische und systematische Ansatz bietet endlich das, was viele so lange gesucht haben – eine überprüfbare, belegba-
re und für jeden nachvollziehbare Methode, die die Frage beantwortet:
„Was ist für mich die richtige Ernährung?"

Die Lösung für viele Ungereimtheiten

Seit über 20 Jahren arbeite ich jetzt an der Erforschung und Entwicklung
dieser neuen Methode. Ich glaube, dass sie sich als der wichtigste Durchbruch des 20. Jahrhunderts in der Ernährungswissenschaft erweisen wird.
Ich nenne sie die Wissenschaft von der Gesundheit oder auch die Lehre
von den Stoffwechseltypen.

Seit den späten Siebzigerjahren habe ich unzählige Therapeuten beraten, die in der einen oder anderen Form die Ernährung in ihre Therapie
einbeziehen – Ärzte, Zahnärzte, Chiropraktiker, Ernährungs- und Diät-
berater, Psychotherapeuten und andere. Dabei habe ich Tausende von
Stoffwechselprofilen für ihre Patienten erstellt. Daneben habe ich sehr
viele Klienten selbst beraten, die sich direkt an mich gewandt hatten.

Das Wissen von den Stoffwechseltypen lässt sich auf zwei Arten einsetzen: auf praktische und auf theoretische. Denn auf der einen Seite
handelt es sich hier um einen einfachen Ansatz, der sich leicht von
jedem praktisch umsetzen lässt, sowohl von gesundheitsbewussten Kon-
sumenten also auch von Therapeuten und Ernährungsberatern. Auf dieser Ebene ist es eine sehr weit entwickelte und trotzdem anwender-
freundliche Methode, mit der sich die individuellen Bedürfnisse leicht
ermitteln lassen.

Auf der anderen Seite ist MT als Wissenschaft aber auch eine komplexe und mehrdimensionale Forschungsrichtung, die in sich die wichtigsten Elemente vieler Gebiete vereinigt, etwa Biochemie, Physiologie,
Endokrinologie und andere.

Hier soll es jedoch vor allem um die praktische Seite gehen, die jedem
nützt, der an Ernährung und Gesundheit interessiert ist. Dieses Buch soll
Ihnen zu wichtigen und dabei leicht umsetzbaren, neuen Erkenntnissen
verhelfen und Ihnen zeigen, wie Sie Ihre Gesundheit deutlich bessern,
indem Sie sich so ernähren, wie es Ihr Stoffwechsel aufgrund Ihrer genetischen Anlagen verlangt.

Wenn Sie sich so ernähren, wie es für Sie richtig ist, statt irgendwelchen Gewohnheiten oder Empfehlungen zu folgen, die nicht zu Ihnen passen, kann Ihre Gesundheit deutlich besser werden, Fitness und Vitalität können deutlich zunehmen. Sie können ...

- chronisch degenerative Krankheiten verhindern oder bessern
- Ihr Immunsystem stärken
- Ihr Idealgewicht erreichen oder halten
- Ihre körperliche Energie und geistige Klarheit optimal steigern
- Stimmungsschwankungen und Depressionen überwinden
- Ihre sportliche Leistungsfähigkeit und Ihre Ausdauer steigern.

Im Mittelpunkt steht die Energie

Wie Sie wahrscheinlich wissen, werden unter dem Begriff Stoffwechsel alle chemischen und biologischen Vorgänge zusammengefasst, die zur Erhaltung des Lebens nötig sind. Zwar sind daran vielfältige Prozesse beteiligt, doch lassen sie sich unter ein paar Oberbegriffen zusammenfassen: Aufnahme und Transport von Substanzen, Atmung, Synthese, Regulation, Wachstum und Reproduktion.

Doch für all diese Vorgänge und damit für die Aufrechterhaltung des Lebens wird Energie gebraucht. Zur Erzeugung dieser lebenswichtigen Energie benutzt unser Körper die Luft, das Wasser, das Sonnenlicht und die Nahrungsmittel bzw. die darin enthaltenen Nährstoffe. Dabei sind die Rohstoffe in unserem Essen (Vitamine, Mineralien, Enzyme usw.) besonders wichtig, weil sie zur Reparatur, Regeneration und Heilung des Körpergewebes gebraucht werden.

Daneben haben die Nahrungsmittel und Nährstoffe aber noch eine wichtige Aufgabe: Sie liefern uns den Brennstoff, aus dem unsere Zellen die gesamte Energie für alle Stoffwechselabläufe erzeugen. Denn alle Stoffwechselprozesse hängen letztlich sehr davon ab, dass genug Energie zur richtigen Zeit leicht verfügbar vorhanden ist.

Nur wenn dem Körper in allen Bereichen – für alle Zellen, Organe, Drüsen und Systeme – Energie optimal zur Verfügung steht, kann er optimal, ausgewogen und effizient arbeiten und für gute Gesundheit sorgen.

Die Stoffwechselprozesse laufen vor allem in den Zellen ab. Hier entscheidet sich, ob die Prozesse effizient oder ineffizient ablaufen.

Der Zell-Stoffwechsel

Rohstoffe ➝ **Verbrennung** ➝ **Energie** = **Stoffwechsel**

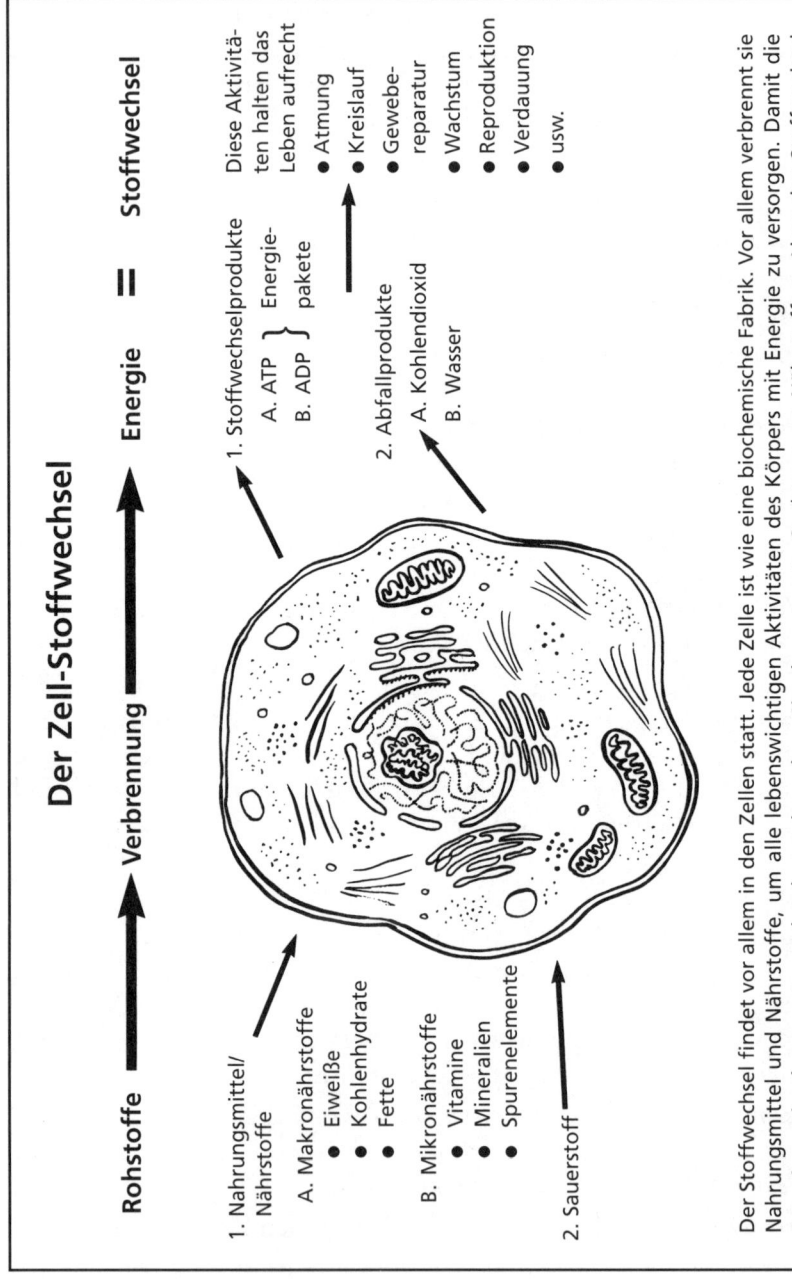

1. Nahrungsmittel/
   Nährstoffe

   A. Makronährstoffe
   - Eiweiße
   - Kohlenhydrate
   - Fette

   B. Mikronährstoffe
   - Vitamine
   - Mineralien
   - Spurenelemente

2. Sauerstoff

1. Stoffwechselprodukte

   A. ATP ⎫ Energie-
   B. ADP ⎬ pakete

2. Abfallprodukte

   A. Kohlendioxid
   B. Wasser

Diese Aktivitä-
ten halten das
Leben aufrecht
- Atmung
- Kreislauf
- Gewebe-
  reparatur
- Wachstum
- Reproduktion
- Verdauung
- usw.

Der Stoffwechsel findet vor allem in den Zellen statt. Jede Zelle ist wie eine biochemische Fabrik. Vor allem verbrennt sie Nahrungsmittel und Nährstoffe, um alle lebenswichtigen Aktivitäten des Körpers mit Energie zu versorgen. Damit die Energie optimal erzeugt werden kann, brauchen Sie das gesamte Spektrum an Nährstoffen. Aber der Stoffwechsel braucht von Mensch zu Mensch unterschiedliche Mengen der verschiedenen Nährstoffe.

Jeder von uns braucht dafür die gesamte Palette aller Nährstoffe. Doch je nach genetischen Vorgaben, je nach Stoffwechseltyp braucht jeder von uns andere Anteile der Nährstoffe. Genau dieser unterschiedliche Bedarf führt dazu, dass jeder Nährstoff sich letztendlich auf den Einzelnen gut, neutral oder schlecht auswirken kann.

An sich „weiß" jede Zelle, wie sie perfekt arbeiten kann – denn eigentlich ist sie dazu geschaffen, gesund zu sein und effizient ihre Aufgaben zu erfüllen. Wenn ihr aber die nötigen Nährstoffe nicht ausreichend, rechtzeitig und in einer verwertbaren Form zur Verfügung stehen, sinkt die Effizienz der Zelle.

Letztlich bedeutet das: Wenn Sie nicht alle Nährstoffe aufnehmen, die Sie aufgrund Ihrer Anlagen brauchen, können Ihre Zellen nicht richtig arbeiten. Wenn dadurch Ihre Zellen nicht mehr genug Energie herstellen, können sie auch das Gewebe nicht mehr richtig reparieren und regenerieren. Mit der Zeit werden so aus starken, gesunden Zellen schwache, defekte Zellen. Das wiederum hat Folgen für den ganzen Körper.

Wenn zum Beispiel die Zellen eines Organs geschwächt werden und ihre Aufgabe nicht mehr erfüllen können, kann auch dieses Organ als ganzes seine Aufgabe nicht mehr erfüllen. Das belastet dann den gesamten Körper – zwangsläufig entstehen Krankheiten. Bekommen die Zellen jedoch genau die Nährstoffe, die sie aufgrund ihrer Anlagen brauchen, können sie optimal Energie erzeugen und ihre Aufgaben erfüllen. Mit den richtigen Nährstoffen können sich die Zellen erfolgreich und effizient reparieren, neu aufbauen und vermehren. Und wenn die Zellen stark und gesund sind, dann sind auch die Organe, Drüsen und Körpersysteme stark und gesund.

Was ist für Sie richtig?

Das einzige Problem: Damit Sie Ihrem Körper genau das geben können, was er braucht, müssen Sie erst mal *herausfinden,* was er braucht. Deshalb habe ich die Profile der Stoffwechseltypen entwickelt – sie sagen Ihnen, was für Sie richtig ist.

An dieser Stelle sollte ich erwähnen, dass es verschiedene Möglichkeiten gibt, den Stoffwechseltyp zu bestimmen, von einer sehr einfachen, grundlegenden Stufe bis zu einer sehr umfassenden und genauen.

Hier in diesem Buch werden wir Ihnen eine sehr einfache Möglichkeit vorstellen, die zu einer ersten Bestimmung Ihres Typs ausreicht, wenn Sie keine großen gesundheitlichen Probleme haben. Im Gegensatz zu den umfassenden Möglichkeiten können Sie diese Typenbestimmung selbst durchführen, ohne fremde Hilfe. Damit finden Sie heraus, wie Sie Ihre Ernährung gestalten müssen, um Ihren Stoffwechsel am besten zu unterstützen. Sie können Ihren Typ schnell selbst herausfinden, indem Sie den Fragebogen in Kapitel 6 ausfüllen.

Unter anderem wird Ihr Stoffwechseltyp davon bestimmt, wie schnell die Energieerzeugung in der Zelle abläuft. Der Test stellt zum Beispiel fest, zu welchen von drei Grundtypen Sie gehören:

– Langsamverbrenner

– Schnellverbrenner

– Gleichmäßiger Verbrenner

Wenn Sie erst mal Ihren Stoffwechseltyp gefunden haben, können Sie auf Grundlage dieser wichtigen Information genau die Nahrungsmittel und Mischungsverhältnisse wählen, die für Sie am besten sind. So sind vor allem die Anteile an Fett, Eiweiß und Kohlenhydraten, die für diese drei Typen am besten sind, sehr verschieden. Denn:

– Langsamverbrenner brauchen fett- und eiweißarme, kohlenhydrat-reiche Mahlzeiten.

– Schnellverbrenner brauchen im Gegensatz dazu kohlenhydratarmes, fett- und eiweißreiches Essen.

– Gleichmäßige Verbrenner brauchen ungefähr gleiche Anteile von Fett, Eiweiß und Kohlenhydraten.

In diesem Buch wird es vor allem darum gehen, warum das so ist und wie die Zusammenhänge sind. Fürs Erste sei nur so viel gesagt: Der Körper stellt uns reichlich und ständig Informationen zur Verfügung, er zeigt uns in seiner Körpersprache, wie der Stoffwechsel aufgebaut ist und wie der Ernährungsbedarf aussieht.

Diese Informationen drücken sich in unterschiedlichster Form aus; dazu gehören all Ihre körperlichen, emotionalen und psychischen Eigen-schaften, Ihre Ernährungsgewohnheiten, Ihre Reaktionen auf Nahrungs-mittel usw. Jede einzelne Information trägt etwas dazu bei, dass Sie Ihren

Stoffwechseltyp erkennen und das biochemische Puzzle zusammensetzen, das in seiner Gesamtheit dann *Sie* ergibt.

Insgesamt sagen uns all diese einzelnen Informationen sehr viel darüber, wie Ihr Körper arbeitet, wie er Nahrungsmittel verarbeitet und Nährstoffe verwertet.

Die Entwicklung von *Metabolic Typing* (MT)

MT ist nicht über Nacht entstanden, sondern das Ergebnis von mehr als 70 Jahren Forschungsarbeit, zum Beispiel von Ärzten, Biochemikern, Physiologen, Diätberatern, Ernährungswissenschaftlern, Zahnärzten, Psychologen und anderen. Wenngleich ihre Namen nicht in aller Munde sind – Dr. George Watson, Dr. William Donald Kelley, Dr. Royal Lee, Dr. Weston Price, Dr. Frances Pottenger, Dr. Melvin Page, Dr. Roger Williams, Dr. Emanuel Revici, Dr. Henry Bieler –, gehören viele zu den ganz Großen auf ihrem Gebiet und sind unter Fachleuten durchaus anerkannt. Zusammen mit vielen anderen trugen sie entscheidend zur Entwicklung von MT bei.

Natürlich würde es zu weit führen, hier genauer auf all ihre Leistungen einzugehen. Aber einige wie Williams, Kelley, Lee, Pottenger und Watson trugen so entscheidend zur Entwicklung bei, dass wir in den folgenden Kapiteln auf sie näher eingehen werden.

Fürs Erste kann ich eines mit absoluter Sicherheit sagen: Wenn MT – in seiner umfassenden Form – richtig angewendet wird, kann es entscheidend dazu beitragen, die Gesundheit wiederherzustellen oder sie zumindest deutlich zu steigern. Natürlich ist es ebenso gut geeignet chronische Gesundheitsprobleme zu verhindern oder zu verringern. Auf jeden Fall ist diese Methode insgesamt gesehen erfolgreicher als jeder andere Ernährungsansatz. Um dies zu verstehen, sollten Sie erst einmal das ganze Buch lesen. Doch wir können hier schon ein paar Punkte erwähnen, die den Unterschied zu anderen Empfehlungen hervorheben sollen:

1. MT kann bei chronischen Gesundheitsproblemen entscheidend helfen.

Bei der Behandlung akuter medizinischer Notfälle ist die Schulmedizin nicht zu übertreffen, zum Beispiel bei schweren Verletzungen, bei Herzanfällen, Epilepsien oder bei anderen Problemen, die ein schnelles Eingreifen mit Medikamenten oder durch eine Operation erfordern. MT in seiner umfassenden Form hilft dagegen bei der Behandlung und Verhinderung *chronischer* Gesundheitsprobleme. Diese machen ungefähr 80 Prozent aller Gesundheitsprobleme aus – und hier versagt die Schulmedizin meist.

2. MT geht weit über eine symptomorientierte Therapie hinaus.

Bei der Behandlung chronischer Krankheiten haben sowohl die Schulmedizin als auch die Ernährungswissenschaft – ebenso wie viele „Alternativmethoden" – ein grundlegendes Problem: Sie konzentrieren sich vor allem auf die Behandlung der Symptome. MT geht stattdessen an die Wurzeln des Übels, an die Ursachen im Stoffwechsel. Wir wollen die Gesundheit von Grund auf neu aufbauen, indem wir die zugrunde liegenden biochemischen Muster wieder ins rechte Lot bringen, die letztendlich die chronische Krankheit ausgelöst haben.

3. Mit MT lassen sich zuverlässig immer wieder positive Ergebnisse erzielen.

Die moderne Ernährungswissenschaft denkt wie die Schulmedizin: Sie konzentriert sich vor allem auf die Diagnose und Behandlung spezifischer Krankheiten und Symptome. Mal hat sie damit Erfolg, ein anderes Mal nicht. Sicher vorhersagen lässt sich das nicht. Der Grund ist einfach – wenn man erst einmal erkannt hat, dass nicht jeder Stoffwechsel gleich ist: Zwei Menschen können die gleichen Symptome haben, aber die Ursachen in ihrem Stoffwechsel können völlig verschieden sein.

Weil MT die unterschiedlichen Bedürfnisse der Person herausfindet, die eine Krankheit hat, statt sich auf die Krankheit selbst zu konzentrieren, kann es Probleme, die das ganze System betreffen, viel besser erfassen und korrigieren.

4. MT wirkt sehr umfassend, um die Gesundheit wieder aufzubauen.

MT will die Gesundheit optimieren, indem gleichzeitig alle Systeme, Organe und Drüsen gestärkt werden – vergleichbar dem Anstieg des Meeresspiegels bei Flut, der alle Boote im Hafen gleichzeitig anhebt.

Wenn bei einer Behandlung immer nur *ein* Körperteil therapiert wird, immer nur Symptome unterdrückt werden, erreicht man nicht mehr, als wenn man Schmutz unter einen Teppich kehrt. Anfänglich mag es ganz gut aussehen, aber nach einiger Zeit meldet sich die nach wie vor nicht beseitigte Ursache in Form anderer Symptome – und meist deutlicher und damit schlimmer als vorher. Darauf werden wir weiter unten noch eingehen.

5. MT baut darauf, dass der Körper eigentlich weiß, was richtig ist.

Wie jeder Wissenschaftler weiß, gibt es keine Medikamente, die eine chronische Krankheit wirklich „heilen" können. Nur der Körper hat die Fähigkeit sich selbst zu heilen, nur *seine* innere „Weisheit" steuert jede echte Heilung. MT wirkt vor allem, weil es auf einfache, subtile, natürliche Methoden zurückgreift, die den Körper in seiner ihm eigenen Fähigkeit unterstützen sich zu regulieren und zu heilen.

6. MT sieht die Zusammenhänge aus einem neuen Blickwinkel – und läutet damit einen Paradigmenwechsel ein.

Wenngleich es auf dem bisherigen Wissen aufbaut, stellt MT einen entscheidenden Paradigmenwechsel in der modernen Medizin dar. Mit anderen Worten: MT baut auf den gleichen Informationen auf, die auch den Theorien von Medizin und Ernährungswissenschaft zu Grunde liegen. Aber durch den anderen Blickwinkel interpretiert es diese Informationen ganz anders, was zu ganz anderen Empfehlungen für das tägliche Leben führt.

Kapitel 2
Wie *Metabolic Typing* entstand

Die ersten Anfänge

Die Entwicklung des *Metabolic Typing* war kein geradliniger, zielgerichteter Prozess. Vielerlei Erfahrungen und Forschungsergebnisse trugen zu seiner Entstehung bei, von denen viele eher zufällig zustande kamen. Und wie so oft wurden die wichtigsten Entdeckungen nicht von anerkannten und gut ausgestatteten Forschungszentren gemacht, sondern eher von unabhängigen, genialen Forschern oder von Ärzten, die außerhalb der üblichen Strukturen und Konventionen arbeiteten.

Erste Grundlagen wurden mit der Entdeckung der Vitamine um 1900 gelegt. In den folgenden Jahrzehnten nahm das Interesse an Ernährung jedoch nur langsam zu, denn die meisten Forscher begeisterten sich mehr für die lukrativere und schnell wachsende Pharmazie. Nicht so Dr. Roger Williams; er hatte andere Interessen. In den dreißiger Jahren hatte er bei einer Operation ein Erlebnis, das seinen weiteren Werdegang stark beeinflussen sollte. Sein Arzt wollte ihn wie damals üblich mit Morphium narkotisieren. Aber statt ihn zu beruhigen, regte es ihn an, seine Gedanken begannen zu rasen. Je mehr Morphium er bekam, umso schneller rasten seine Gedanken.

Die Ärzte meinten zwar, dass dies gelegentlich vorkomme und nichts zu bedeuten habe, aber Williams vermutete mehr dahinter und überlegte, ob es nicht eine logische Erklärung geben könne, warum er anders als die meisten reagierte.

Er konnte zwar vorerst keine Lösung finden, aber der Gedanke ließ ihn nicht los und führte Ende der Vierzigerjahre dazu, dass er eine neue Forschungsrichtung begründete. Ihm fiel nämlich eines Tages das Buch The *Atlas of Human Anatomy* in die Hände und zu seinem großen Erstaunen stieß er darin auf Zeichnungen von „ganz normalen" menschlichen Mägen – gezeichnet bei anatomischen Studien –, die Mägen in den verschiedensten Größen und Formen zeigten. Da wurde ihm plötzlich klar, dass jeder Mensch innerlich (anatomisch) so einzigartig ist wie äußerlich.

Noch mehr wunderte er sich über die großen Unterschiede in der chemischen Zusammensetzung der Magensäfte. So fand er zum Beispiel

heraus, dass der Papaingehalt der Magensäfte bei normalen Erwachsenen um das Tausendfache differieren konnte. 1956 schrieb Williams
das Buch *Biochemical Individuality*, einen Klassiker, in dem er die folgenden Thesen vertrat:

● Alle Bereiche des menschlichen Körpers sind individuell ausgeprägt.

● Jeder Mensch ist einzigartig, sowohl in seinen *großen* anatomischen
  Strukturen als auch in den mikroskopischen, sowohl in der Arbeitsweise seiner Organe als auch in der Zusammensetzung seiner Körperflüssigkeiten.

● Diese inneren Unterschiede reichen bis in den Aufbau und den Stoffwechsel jeder einzelnen Zelle und beeinflussen die Geschwindigkeit
  und Effizienz, mit denen die Zellen ihre lebenswichtigen Aufgaben
  erfüllen.

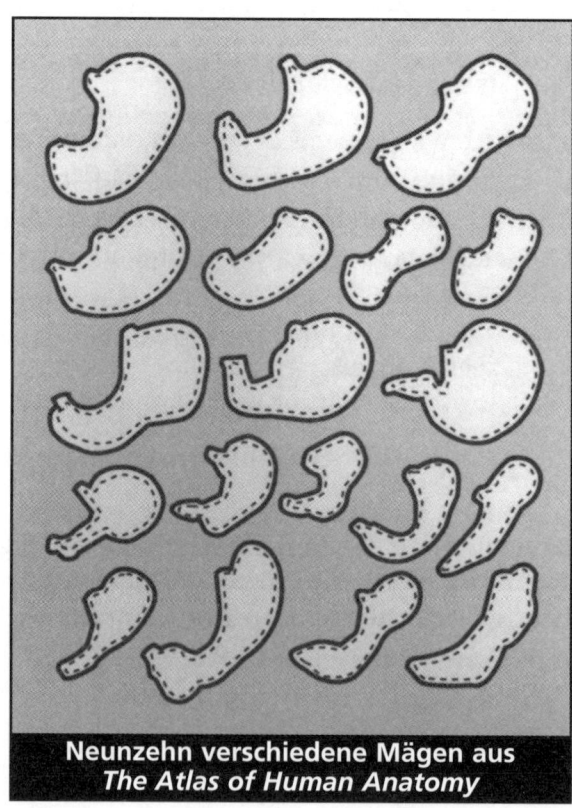

Neunzehn verschiedene Mägen aus
The Atlas of Human Anatomy

- Aufgrund seiner Erbanlagen hat jeder Mensch sehr individuelle Ernährungsbedürfnisse.

- Wenn die Zellen nicht genau mit den Nährstoffen versorgt werden, die sie aufgrund dieser individuellen Anlagen brauchen, trägt dies entscheidend zur Entstehung von Krankheiten bei.

Williams war sich sicher, dass die Schulmedizin chronische Krankheiten weder richtig diagnostizieren noch wirksam behandeln kann. Er forderte zur Entwicklung von „Stoffwechselprofilen" auf, die es ermöglichen sollten den individuellen Bedarf zu ermitteln und Patienten gezielt mit einer genau auf sie abgestimmten Ernährung zu behandeln.

Obwohl Williams ein anerkannter Forscher war, der sich durch die Entdeckung der Pantothensäure (Vitamin B_5) und durch andere wichtige Leistungen einen Namen gemacht hatte, blieben seine Theorien über die biochemische Individualität von der Schulmedizin weitgehend unbeachtet. Aber bei einigen unabhängigen Forschern mit einem Interesse an Ernährung verfehlten sie ihre Wirkung nicht.

William D. Kelley

Besonders *ein* genialer Forscher und Therapeut – ein Kieferchirurg und Zahnarzt aus dem kleinen Städtchen Grapevine in Texas – wurde stark von Roger Williams' Buch über die biochemische Individualität beeinflusst: William Donald Kelley hatte 1957 sein Studium an der zahnärztlichen Fakultät der *Baylor University* in Houston mit Abschlüssen in Biologie, Chemie und Biochemie beendet. Als er seine Praxis eröffnete und sich auf Kieferchirurgie spezialisierte, florierte seine Praxis und sein Ansehen wuchs stetig.

Ähnlich wie eine Generation zuvor sein Kollege Weston Price fragte sich Dr. Kelley bald, warum es bei den Amerikanern so viele schiefe Zähne und schlecht entwickelte Kiefer und Gaumen gab. Kelley kannte die Arbeiten von Price über „primitive" Kulturen und wusste auch ein wenig über die Zusammenhänge zwischen Ernährung und degenerativen Krankheiten. Dieses Wissen und seine außergewöhnlichen Fähigkeiten als Forscher, Praktiker und kreativer Denker sollten ihm noch sehr zu Hilfe kommen, als eine gesundheitliche Krise sein Leben auf den Kopf stellte.

Mitte der Sechzigerjahre eröffnete Kelley seiner Familie, dass er unheilbar an Bauchspeicheldrüsenkrebs erkrankt sei. Der Krebs konnte nicht operiert werden, es war keine Chemotherapie bekannt, die je das Leben eines Patienten mit Bauchspeicheldrüsenkrebs verlängert hätte. Sein Arzt hatte ihm gesagt, dass er nur noch ein paar Monate zu leben habe, und ihm geraten, seine Angelegenheiten in Ordnung zu bringen.

Anfangs ergab sich Kelley seinem Schicksal. Er war zwar noch nicht einmal 40 und würde eine Frau und mehrere Kinder hinterlassen, aber er sah keinen Ausweg. Doch seine Mutter war nicht bereit so schnell aufzugeben. Sie war eine resolute, unabhängige Frau, die auf einer Farm in Kansas aufgewachsen war und sich Zeit ihres Lebens in schweren, ärmlichen Verhältnissen durchgeschlagen hatte. Sie hatte für Ärzte nicht viel übrig und hatte nie eine Schule besucht, war aber sehr überzeugt vom Wert bodenständigen Wissens und einer Ernährung nach dem gesunden Menschenverstand.

Velmar Kelley verlangte sofort von ihrem Sohn, dass er seine modernen Ernährungsgewohnheiten aufgeben und sich auf Obst, Gemüse und Vollkornprodukte beschränken solle. Denn obwohl Dr. Kelley sich sehr für Ernährung interessierte, waren seine eigenen Gewohnheiten seit langem ziemlich kläglich und er vertilgte täglich eine Menge Süßigkeiten und ähnlich Ungesundes.

Kelley befolgte den Rat seiner Mutter und fühlte sich zu seiner großen Verwunderung schon nach ein paar Wochen deutlich besser. Seine Energie nahm deutlich zu und die Schwellungen in seinem Bauch, die sich gut ertasten ließen, wurden etwas kleiner. Dadurch ermutigt beschloss er, in der Bibliothek nach Informationen über natürliche Behandlungsmethoden bei Bauchspeicheldrüsenkrebs zu forschen.

Er fand viel mehr, als er erwartet hatte. Es stellte sich heraus, dass zahlreiche qualifizierte Forscher seit Jahren mit vielen natürlichen, ungiftigen Methoden der Krebstherapie experimentiert hatten. Kaum eine dieser Methoden war wissenschaftlich anerkannt. Trotzdem schienen viele mindestens ebenso Erfolg versprechend wie die schulmedizinische Krebsbehandlung, die sich auf Chemotherapie, Bestrahlung und Operationen beschränkte.

Kelley entschloss sich, neben seiner vollwertigen Ernährung einige dieser anderen Therapien auszuprobieren. Er baute sich ein nicht sehr ausgefeiltes und trotzdem recht umfangreiches Diätkonzept zusammen, zu dem Vitamine, Mineralien, Enzyme und Entgiftungsmaßnahmen gehörten. Kelley wählte sich aus, was ihm sinnvoll erschien, ungeachtet dessen, woher die Methode kam. Er übernahm zum Beispiel ganz verschiedenartige Entgiftungsmaßnahmen, von einfachen Teerezepturen aus der volkstümlichen Kräuterkunde bis hin zu ausgefeilten Ansätzen aus der Schulmedizin.

Monate vergingen und Kelley ging es mal besser, mal schlechter. Zeitweise belasteten die Enzyme und andere Elemente seiner Diät sein System übermäßig und ihm war übel, er war dann schwach und unfähig viel zu tun. Aber Kelley hielt durch. Er tüftelte ständig an seiner Ernährungsweise herum und veränderte Dosierungen, versuchte neue Nahrungsmittel und Nahrungsergänzungen, während er gleichzeitig alles las, was irgendwie für seine improvisierte Therapie wichtig sein konnte.

Nach einiger Zeit hatte er mehr gute als schlechte Tage und die Geschwüre in seinem Bauch waren kaum noch zu ertasten. Ein Jahr verging, dann zwei, und Kelleys Gesundheit wurde allmählich besser. Vor allem lebte er schon wesentlich länger, als seine Ärzte für möglich gehalten hatten. Seine ungewöhnliche Genesung sprach sich schnell in seinem kleinen Heimatdorf und in der Umgebung herum. Bald suchten ihn immer mehr Krebspatienten und andere Menschen mit chronischen Krankheiten auf, die alle seinen Rat für eine Ernährungstherapie wollten. Plötzlich schien niemand mehr an seinen zahnärztlichen Fähigkeiten interessiert.

In den nächsten Jahren konnte er bei vielen sehr kranken Patienten eindrucksvolle Besserungen erreichen. Anfang der Siebzigerjahre hatte sich sein Ruf weit über die Grenzen von Texas verbreitet und er war zu einer anerkannten Autorität in der ganzheitlich-alternativen Gesundheitsszene geworden. Seine Fähigkeit die schweren und oft lebensbedrohlichen Probleme vieler Menschen zu behandeln ermutigte ihn. Gleichzeitig machte er sich allerdings große Sorgen darüber, dass er vielen Menschen mit seiner Methode einfach nicht helfen konnte.

Dann wurde er 1973 nochmals mit einer persönlichen Krise konfrontiert, die sich erneut als Wendepunkt in seiner medizinischen Ausrichtung erweisen sollte. Seine Frau war ohne ersichtlichen Grund schwer erkrankt, nachdem sie beim Anstreichen Lösungsmittel eingeatmet hatte.

Sie wurde sehr schwach und konnte nicht mal mehr aus ihrem Bett aufstehen. Kelley versuchte sie mit der gleichen vegetarischen Ernährung
und den gleichen Nahrungsergänzungen zu behandeln, die ihm so gut
geholfen hatten. Aber statt ihr zu helfen führte diese Behandlung noch
zur Verschlechterung ihres Zustandes.

Er versuchte alles, um eine Lösung zu finden, und änderte verschiedene Elemente ihrer Ernährungsweise. Aber was er auch versuchte, nichts
half. Es ging ihr immer schlechter, sie wurde schwächer und fiel fast in
ein Koma. Er versuchte verzweifelt etwas zu finden, was ihr helfen konnte. Da fiel ihm ein, dass es etwas gab, das er noch nicht versucht hatte –
Fleisch. Es schien eine ziemlich absurde Idee zu sein, aber ihm waren alle
anderen Ideen ausgegangen. So fing er an, seine Frau mit Rindfleisch-
brühe zu füttern. Sie vertrug die Brühe gut und wurde etwas kräftiger,
sodass er ihr bald sogar kleine Fleischstücke gab. Er konnte es kaum fas-
sen, wie schnell und deutlich sie sich erholte. Innerhalb von 24 Stunden
war sie plötzlich stark genug sich im Bett aufzusetzen und schon bald
konnte sie wieder normal arbeiten.

Da kam Kelley die entscheidende Erleuchtung. Plötzlich wurde ihm
klar, dass eine Ernährung, die gesund für den *einen* ist – und wenig oder
kein Fleisch enthält – bei *anderen* zur Katastrophe führen kann. Und jetzt
legte der dynamische Dr. Kelley erst richtig los. Bald hatte er genau das
geschaffen, was Roger Williams sich immer gewünscht hatte: ein Instrument zum Bestimmen des individuellen Stoffwechseltyps.

Er fand auch neue Wege, seinen radikal neuen Ansatz der Heilung
durch individuelle Ernährung vielen tausend Menschen auf der ganzen
Welt bekannt zu machen. Aus diesen und anderen Gründen wurde Kelley zu einem der angesehensten Pioniere der alternativen Medizin des
20. Jahrhunderts, zum Begründer des *Metabolic Typing*.

Die Wissenschaft von der individuellen Ernährung

1977 hörte ich zum ersten Mal von William Donald Kelley. Er war
öffentlich nur selten in Erscheinung getreten, hatte nie für sich Werbung
gemacht. Aber trotzdem hatte die Welt von ihm gehört und den Weg zu
ihm gefunden.

Ab Mitte der Siebzigerjahre konnte Kelley die Patienten nicht mehr selbst behandeln. Es waren einfach zu viele und außerdem brauchte er mehr Zeit für seine Forschungen. Vor allem wollte er sein Verfahren zum Bestimmen des Stoffwechseltyps weiterentwickeln und verfeinern und ihm war klar, dass es da unendlich viele Möglichkeiten gab. Er beschloss ein Lehrinstitut zu gründen, in dem Therapeuten aus der ganzen Welt seine Methode kennen lernen konnten, um sie dann in ihrer eigenen Praxis anzuwenden. Dadurch wurde er entlastet und viel mehr Patienten konnten von seinen Erfahrungen profitieren.

1975 zog er deshalb aus dem kleinen, abgelegenen Ort Grapevine in Texas in das noch viel abgelegenere Winthrop, ein sehr kleines Dorf in den Kaskadenbergen nordöstlich von Seattle. Er liebte die klare Bergluft und die unbelastete Umwelt. Er wollte sich auch deswegen dorthin zurückziehen, um dem Druck der Schulmedizin zu entgehen, um nicht ihrer Überwachung, ihren Anfeindungen und ihrem politischen Druck ausgesetzt zu sein.

Damals verließ er sein Haus in den Bergen nur selten, meist nur für Wochenendseminare, die sein Institut veranstaltete. Ich traf ihn im Frühling 1978 zum ersten Mal bei einem dieser Seminare, nachdem ich ein Jahr lang die Ernährungsempfehlungen befolgt hatte, die seine Organisation für mich zusammengestellt hatte.

Mein ganzes Leben hatte ich mich mit schweren Allergien herumgeschlagen und jede Therapie ausprobiert, die ich finden konnte. Nichts hatte geholfen. Mit 29 hatte ich die Hoffnung fast aufgegeben, jemals von den Antihistaminen loszukommen, die ich tagtäglich nehmen musste. Sie machten mich zwar müde und wirkten nie lange, aber ohne sie war ich verloren.

Da riet mir ein Freund 1977, das Kelley-Programm auszuprobieren. Von Anfang an war ich von Kelleys „unspezifischem" Ansatz zum Behandeln chronischer Krankheiten fasziniert. Es hieß, Kelley behandle die Krankheiten an sich nicht direkt, sondern konzentriere sich stattdessen darauf, den Stoffwechsel der Patienten wieder ins Gleichgewicht zu bringen. Seine Ideen klangen gut und ich ließ mich auf den Versuch ein.

So ganz nebenbei wollte ich mir auch beweisen, dass ich schon alles über Ernährung wusste, was es darüber zu wissen gab. Schließlich hatte ich mich jahrelang damit beschäftigt und hielt mich für einen Experten auf diesem Gebiet – auch wenn ich meine eigenen Allergieprobleme nicht lösen konnte.

Ich sollte eines Besseren belehrt werden, denn ich musste feststellen, dass ich so gut wie keine Ahnung hatte. Und bald wurde mir klar, dass Kelley nicht nur weit mehr über Ernährung wusste als ich, sondern viel mehr als jeder andere, den ich kannte. Also folgte ich Kelleys Empfehlungen. Es ging mir nicht von heute auf morgen besser, aber im Laufe eines Jahres ließen meine Allergiesymptome langsam nach und endlich brauchte ich die Medikamente nicht mehr, von denen ich mein ganzes Leben lang abhängig gewesen war.

Und wenn auch meine Symptome nicht gleich am Anfang verschwunden waren, hatte ich mich doch ziemlich schnell besser gefühlt; ich hatte bald mehr Energie, war besser gelaunt und widerstandsfähiger gegen Erkältungen und Grippe. Nach ein paar Monaten stiegen meine Leistungsfähigkeit, meine Energie und mein Wohlbefinden auf ein Niveau an, das ich vorher nie erlebt hatte. Ehrlich gesagt hätte ich nie gedacht, dass ich mich je so gut fühlen könnte. Ich war der lebende Beweis für Kelleys Behauptung, dass die meisten Menschen in unserer Industriegesellschaft keine Ahnung haben, was gute Gesundheit bedeutet, weil sie sie nie wirklich erlebt haben.

Ich war überzeugt, dass er etwas Bahnbrechendem auf der Spur war, und wollte so viel wie möglich über die Theorie erfahren, auf der sein Programm aufbaut. Also flog ich nach Chicago, um an einem seiner Wochenendseminare teilzunehmen. Es war beeindruckend, was er dort alles präsentierte. Vor allem ging es darum, wie sich mithilfe des autonomen Nervensystems der individuelle Ernährungsbedarf ermitteln lässt. Durch seine Erfahrung mit seiner Frau und mit anderen Patienten war Kelley zufällig klar geworden, dass unterschiedliche Menschen unterschiedliche Ernährung brauchen. Dann lernte er von Roger Williams und anderen Forschern Näheres über die biochemische Individualität.

Aber diese Erkenntnisse ließen sich zuerst nicht praktisch umsetzen. Er musste selbst noch eine systematische Methode entwickeln, um diesen individuellen Bedarf zu bestimmen. Er brauchte zum Beispiel eine zuverlässige Methode, um vorherzusagen, ob es einem Patienten eher bei einer vegetarischen oder bei einer fleischreichen Ernährung besser gehen würde. Oder ob er eher Kalzium, eher Kalium oder andere Nährstoffe benötigte.

An diesem Punkt wandte sich Kelley den Arbeiten zweier der führender Pioniere unter den Ernährungswissenschaftlern des 20. Jahrhunderts zu: Francis Pottenger und Roger Lee. Pottenger war ein Arzt, der seine Patienten mit Ernährung „behandelte", und Lee war Zahnarzt und Gründer der Firma *Standard Process,* eines der bekanntesten Vitaminproduzenten der Welt.

In den Dreißiger- und Vierzigerjahren machten beide entscheidende Entdeckungen über das autonome Nervensystem. Sie erkannten, dass der Ernährungsbedarf von Mensch zu Mensch anders ist und dass sich aus dem Zustand des autonomen Nervensystems wichtige Schlüsse ziehen lassen, welche Nahrungsmittel und welche Nährstoffe für den Einzelnen ideal sind.

Das autonome Nervensystem

Ein paar Worte über das autonome Nervensystem: Es wird auch als die zentrale Steuerung des Stoffwechsels bezeichnet, weil es die unbewussten Vorgänge im Körper kontrolliert, die wir nicht bewusst beeinflussen können. Dazu zählen zum Beispiel der Herzschlag, die Arbeit des Verdauungssystems, die Regeneration von Gewebe, die Regulation der Körpertemperatur und des Immunsystems sowie zahllose andere Funktionen.

Es ist in zwei Zweige aufgeteilt, den sympathischen und den parasympathischen Zweig. Jeder Zweig steuert bestimmte Bereiche und ist dafür zuständig, dort die Aktivität zu steigern oder sie zu verringern. Mit ihren gegensätzlichen Wirkungen regulieren sie gemeinsam Zweige die Stoffwechselprozesse.

So regt der Sympathikus zum Beispiel den Herzschlag an, während er durch den Parasympathikus reduziert wird. Beim Verdauungssystem ist es umgekehrt, hier regt der Parasympathikus die Aktivitäten an, der Sympathikus drosselt sie.

Wenn Sie zum Beispiel während des Essens plötzlich großem Stress ausgesetzt werden, arbeitet Ihr Verdauungssystem nicht weiter, weil der

Sympathikus aktiviert wird. Das Blut wird zu den Muskeln umgeleitet, der Puls steigt an und diverse Systeme werden aktiviert, um auf den Stress zu reagieren.

Und jetzt kommen wir zu einem wichtigen Punkt: Bei den meisten Menschen ist einer der beiden Zweige von Natur aus stärker, sie werden entweder mehr vom Sympathikus oder mehr vom Parasympathikus beeinflusst. Dieser Einfluss wirkt sich auf alle möglichen körperlichen und psychischen Eigenschaften des Menschen aus und prägt ihn entsprechend.

Nährstoffe und das Gleichgewicht im autonomen Nervensystem

Schon Pottenger und Lee war klar, dass nur bei einem Gleichgewicht zwischen beiden Zweigen die Gesundheit gut sein könne. Ihnen war aber auch aufgefallen, dass Nährstoffe das autonome Nervensystem stark beeinflussen und Gleichgewicht nur bei richtiger Wahl der Nährstoffe

---

Diese Merkmale deuten auf

Sympathikus-Dominanz	gegenüber	Parasampathikus-Dominanz

Typische körperliche Merkmale	*Typische körperliche Merkmale*
• Verdauungsprobleme	• Durchfall
• Sodbrennen	• Allergien
• Schlaflosigkeit	• Niedriger Blutzuckerspiegel
• Bluthochdruck	• Unregelmäßiger Herzschlag
• Neigung zu Infektionen	• Chronische Erschöpfung
• Geringer Appetit	• Fieberbläschen
• „Viereckiges Gesicht"	• Starker Appetit
• Eher groß und dünn	• Gesicht und Schädel rundlich
	• Eher klein und breit
Typische psychische und verhaltensbezogene Merkmale	*Typische psychische und verhaltensbezogene Merkmale*
• Sehr gutes Konzentrationsvermögen	• Lethargisch
• Sehr motiviert	• Verschleppt gerne zu Erledigendes
• Emotional kalt	• Schwer reizbar
• Reizbar	• Vorsichtig, überlegend
• Hyperaktiv	• Emotional warm
• Nicht sehr kontaktfreudig	• Kontaktfreudig

erreicht wird. Denn Nährstoffe wirken sich auf die Zweige des autonomen Nervensystems unterschiedlich aus. Einige regen den Sympathikus an und stärken ihn, während sie den Parasympathikus schwächen. Andere Nährstoffe regen dagegen den Parasympathikus an und schwächen den Sympathikus.

Pottenger war der Erste, der bestimmte Gesundheitsprobleme damit behandelte, dass er versuchte das autonome Nervensystem ins Gleichgewicht zu bringen. Er verwendete Kalzium und Kalium, um damit das Gleichgewicht zu erreichen. Lee ging noch eine Schritt weiter, führte noch andere Krankheiten auf Ungleichgewicht im autonomen Nervensystem zurück und erweiterte Pottengers Konzept, indem er noch andere Nährstoffe einsetzte.

Ernährung zum Aufbau der Gesundheit

Aber letztendlich war es Kelley, der den entscheidenden Schritt vollzog und die individuelle Situation des Stoffwechsels über den Zustand des autonomen Nervensystems bestimmte. Dabei schuf er nebenbei eine völlig neue Sicht der Zusammenhänge, einen Paradigmenwechsel: weg vom konventionellen, symptomorientierten Ansatz der Medizin und hin zu einer neuen Art umfassender oder „ganzheitlicher" Heilung. So hatten zum Beispiel selbst die Pioniere Pottenger und Lee ihre Nährstoffe genauso eingesetzt, wie Ärzte Medikamente einsetzen und wie die meisten heutigen Ernährungstherapeuten immer noch Nährstoffe verwenden: um die Symptome bestimmter Krankheiten zu behandeln.

Kelley hatte ganz andere Vorstellungen. Er ging davon aus, dass die Konzentration auf einzelne Gesundheitsprobleme bestenfalls eine kurzfristige Besserung bringen würde. Da alle Körpersysteme voneinander abhängen, war Kelley davon überzeugt, dass *mit der Ernährung die Gesundheit aufgebaut* und nicht Krankheiten behandelt werden sollten.

Er glaubte mit anderen Worten nicht daran, dass es sinnvoll sei, einzelne Nährstoffe zur Behandlung dieses oder jenes Problems einzusetzen. Er fand es viel sinnvoller, dem Körper genau die „Rohstoffe" anzubieten, die er zur Schaffung von Gleichgewicht und Effizienz auf allen Ebenen brauchen würde. Kelley war davon überzeugt, dass der Körper – wenn er alles bekäme, was er braucht, also das richtige Essen und die richtige

Nährstoffmischung – sich selbst viel besser heilen könne als jeder zusammengestückelte Therapieplan eines Therapeuten. Er nannte seinen Ansatz „unspezifische Stoffwechseltherapie".

Gegen Ende der Siebzigerjahre war Kelley der erste Forscher, der das autonome Nervensystem als Grundlage für die Einteilung von Stoffwechseltypen nutzte und jedem Typ genaue Ernährungsempfehlungen zuordnete. Diese Empfehlungen reichten von vegetarischer bis zu fleischreicher Ernährung, mit allen möglichen Nuancen. Sie enthielten auch unterschiedliche Kombinationen von Vitaminen und Mineralien, die für die unterschiedlichen Abweichungen vom Stoffwechselgleichgewicht zusammengestellt wurden.

Selbst diese frühen Ansätze waren viel zu komplex, als dass sie hier umfassend dargestellt werden könnten, und selbst für ein zweitägiges Seminar waren sie schon damals zu umfangreich.

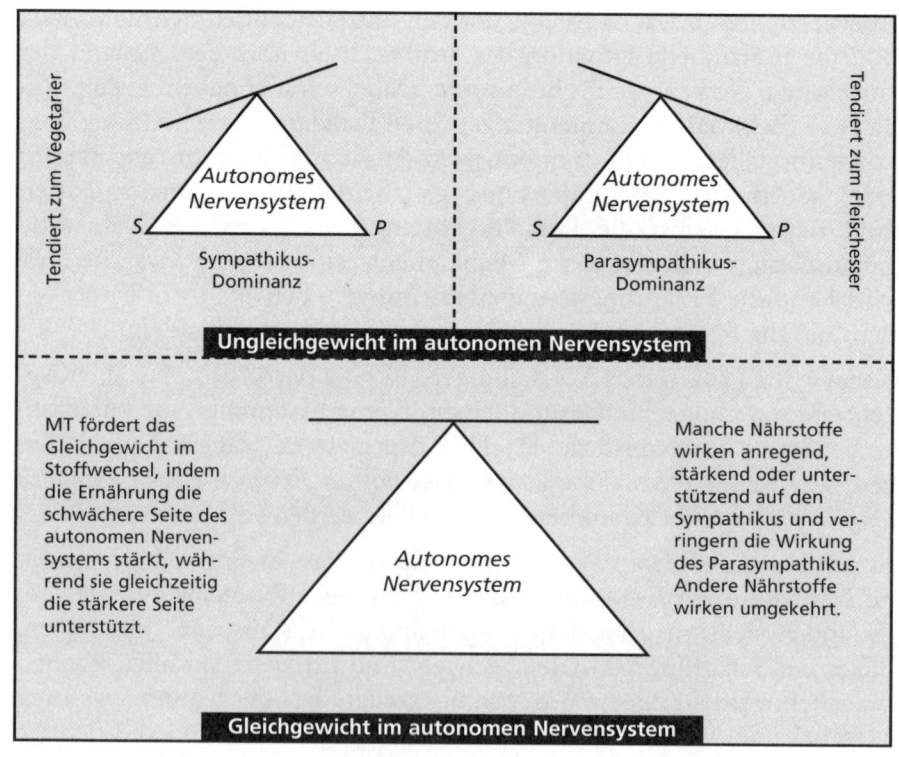

Aber wenigstens begriff ich an diesem Wochenende in Chicago (Ende der Siebzigerjahre) genug um zu erkennen, dass William Donald Kelley einer der kreativsten Denker des Jahrhunderts auf dem Feld der Medizin war. Wir folgten gebannt seinen Ausführungen. Und so mancher von uns wusste aus eigener Erfahrung, dass es viel mehr war als viel versprechende Theorie.

Meine ersten Erfahrungen mit Metabolic Typing

Im Laufe des Wochenendes geschahen zwei Dinge, die mein Leben verändern sollten. Als Erstes wurde mir plötzlich klar, dass ich mich für den Rest meines Lebens mit MT beschäftigen wollte. Ich konnte mir nichts Interessanteres vorstellen und auch nichts, was das Leben der Menschen so wirksam verbessern könnte.

Dann geschah etwas völlig Unerwartetes. Nachdem das Seminar vorbei war, kam Kelley auf mich zu und fragte mich zu meinem großen Erstaunen, ob ich als sein Assistent arbeiten wolle. Als ich erst einmal begriffen hatte, was er mir da anbot, brauchte ich ganze 60 Sekunden dafür, mich zu entschließen. Ich flog in meine Heimatstadt Seattle zurück, löste meine Wohnung auf, packte meine Sachen, fuhr nach Winthrop und habe es nie bereut.

In meinen ersten beiden Jahren bei Dr. Kelley war ich vor allem damit beschäftigt, Bücher zu schreiben, die er bei der Ausbildung von Therapeuten einsetzte. Dazu musste ich die Prinzipien seiner unspezifischen Stoffwechseltypen-Bestimmung aus seinen Aufzeichnungen von mehr als 30 Jahren zusammenstellen, eine monumentale Aufgabe. Aber durch diese Erfahrung wuchs mein Verständnis der Zusammenhänge und der wissenschaftlichen Grundlagen dieser therapeutischen Methode.

1980 bat mich Kelley, die Leitung seines internationalen Gesundheitsinstituts zu übernehmen. Meine Aufgabe bestand vor allem darin, mehrere hundert Therapeuten, die Kelleys Methode in der Praxis verwendeten, in ihrer Arbeit zu unterstützen. Diese Tätigkeit – die sechs Jahre dauern sollte – gab mir einen gründlichen Einblick in die Wirksamkeit von Kelleys Methode in der täglichen Praxis. Ich konnte ihre Stärken und Schwächen aus erster Hand beobachten.

Insgesamt war Kelleys Programm – mit Patienten, die sich gut an seine Empfehlungen hielten – recht erfolgreich in der Beseitigung aller möglichen chronischen Beschwerden. Mir wurde bald klar, dass meine eigenen guten Erfahrungen bei weitem kein Einzelfall waren.

Noch erstaunlicher war, dass Kelley auch bei Krebs immer wieder die gleichen Erfolge vorweisen konnte, wie er sie bei sich selbst gehabt hatte. Zwar gab es eine ganze Reihe alternativer Therapeuten in den USA und in Europa, die das Leben vieler Krebspatienten verlängern konnten, aber Kelleys Ansehen in diesem Bereich war größer als das der meisten anderen.

Es kamen auch Menschen mit vielen anderen Krankheiten zu ihm, darunter Herz-Kreislauf-Probleme, Diabetes, Arthritis, Kolitis und viele andere Beschwerden. Die meisten waren überrascht, dass uns ihre Diagnose und ihr spezielles Problem nicht besonders interessierten. Wir konzentrierten uns vor allem auf das Ungleichgewicht ihres Stoffwechsels.

Oft wandten sich Patienten erst dann an Kelley, nachdem die üblichen Behandlungsmethoden bereits versagt hatten. Und oft war es die einzige Behandlung, die sie anwendeten. Kelleys Methode wurde dadurch mit vielen schwierigen und oft weit fortgeschrittenen Krankheiten konfrontiert – umso erstaunlicher waren die Ergebnisse, die wir erzielten. Meine Position eignete sich bestens dazu, die Wirksamkeit unseres Programms genau einzuschätzen.

Obwohl mir der Ansatz einer typorientierten Stoffwechseltherapie sehr logisch erschien, war ich doch immer wieder über die vielen Menschen mit schweren Krankheiten erstaunt, die wieder gesund wurden. Die guten Ergebnisse schienen vieles von dem zu widerlegen, was ich mein Leben lang über Gesundheit, Heilung und die Grenzen der modernen Medizin gelernt hatte.

Aber Kelley konnte keine Wunder bewirken. Wenn er auch vielen ganz entscheidend half, so gab es immer noch zu viele erfolglose Patienten, selbst unter denen, die unsere Empfehlungen genau befolgten. Meine Aufgabe bestand vor allem darin, mit Therapeuten zusammenzuarbeiten, die bei einigen Patienten keinen Erfolg hatten. Ich war für die Lösung solcher Probleme zuständig. Tag für Tag half ich Therapeuten die Gründe dafür aufzuspüren, wenn es einem Patienten nicht besser ging, und neue Wege zu finden.

Oft arbeitete ich dabei mit Kelley zusammen, wenn es um die schwierigsten Fälle ging. Manchmal veränderte er die Programme so, dass sie wirklich halfen. Und manchmal konnten wir alles Erdenkliche versuchen und nichts half. Alle Beteiligten steckten in einem frustrierenden Dilemma. Wir wollten unbedingt allen Klienten und Therapeuten helfen, die sich auf unsere Hilfe verließen. Und wir konnten einfach nicht verstehen, warum Kelleys Modell, das ausschließlich auf dem autonomen Nervensystem basierte, bei vielen so gut wirkte und bei anderen nicht half. Das schien einfach keinen Sinn zu machen.

Oft war es in diesen Fällen sogar so, dass Patienten Reaktionen zeigten, die genau das Gegenteil von dem darstellten, was wir nach unserer Theorie erwartet hätten. Wir machten sie „kranker", nicht gesünder. Als mir das klar wurde, fing ich an überall nach einer Erklärung zu suchen. Da stieß ich eines schönen Tages (1981) auf das Buch *Nutrition and Your Mind,* 1972 von dem brillanten Psychiater Dr. George Watson geschrieben.

Watsons Erkenntnisse brachten den Durchbruch

Im Laufe seiner langjährigen klinischen Erfahrungen war Watson zu dem Schluss gekommen, dass psychische Probleme ihre Ursache oft im Ungleichgewicht des Stoffwechsels haben. Diese Erkenntnis verhalf ihm zu bahnbrechenden Entdeckungen in der Ernährungswissenschaft. Er hielt es für sinnlos, emotionale Probleme zu behandeln, ohne grundlegende Störungen im Stoffwechsel zu berücksichtigen.

Watson entdeckte bei seiner unermüdlichen Forschungsarbeit, dass bestimmte Nährstoffe bei einigen Patienten den Zustand verschlechterten, während sie bei anderen emotionale Probleme besserten. Er erkannte, dass der Ernährungsbedarf von Mensch zu Mensch anders ist, und entwickelte ein System, mit dem er Menschen nach ihren unterschiedlichen Stoffwechseltypen einteilen konnte.

Aber Watsons Ansatz basierte nicht auf dem autonomen Nervensystem, sondern auf dem Verbrennungsprozess in der Zelle. Er fand einen direkten Zusammenhang zwischen den psychischen und emotionalen Eigenschaften eines Menschen und der Geschwindigkeit, mit der ihre Zellen Nährstoffe in Energie umwandeln.

Er stellte fest, dass manche die Nährstoffe zu langsam verbrennen, andere zu schnell. Und er wusste, dass die Verbrennungsgeschwindigkeit zwar zum Teil erblich vorgegeben ist und teilweise äußeren Einflüssen unterliegt, dass sie aber auch stark durch die Ernährung verändert werden kann.

Indem er bestimmte Ernährungsformen und Nährstoffe verschrieb, um die Verbrennung zu regulieren, konnte Watson viele psychische Probleme schnell lösen, darunter Depressionen, Stimmungsschwankungen, Erregungszustände, Verhaltenstörungen und Konzentrationsprobleme. Watson hatte also seine eigene Methode zum Bestimmen von Stoffwechseltypen gefunden und konnte sie erfolgreich in der Praxis einsetzen.

Wer hat Recht?

Auf der einen Seite war diese Entdeckung sehr aufregend, weil sie Kelleys Ansicht bestätigte, dass die Bestimmung des Ernährungstyps Voraussetzung für eine wirksame Ernährungstherapie sei. Auf der anderen Seite bekam ich dadurch enorme Probleme, denn Watsons Modell der Verbrennungstypen sagte das genaue Gegenteil zu Kelleys Modell auf der Basis des autonomen Nervensystems.

Es war zu dumm: Je nach Modell sollte ein Nährstoff sich geradezu gegensätzlich auswirken; zum Beispiel sollte nach Watsons Modell das Mineral Kalium den Säuregrad des Stoffwechsels zum *Sauren* hin verschieben, während das gleiche Mineral in Kelleys Modell den Stoffwechsel *basischer* machen sollte.

Die Widersprüche zwischen beiden Systemen hätten nicht größer sein können. Kelley und Watson waren beide geniale Forscher, die sich bestens in Biochemie auskannten. Kelleys Modell auf der Basis des autonomen Nervensystems hatte in der Praxis immer wieder bewiesen, dass es richtig war. Aber Watsons Modell lieferte ebenso viele Beweise für seine Gültigkeit.

Ich las Watsons gesamte umfangreiche Veröffentlichungen und suchte nach Hinweisen, mit denen sich die verwirrenden Fakten erklären ließen. Anfangs versuchte ich alles, um Fehler in einem der Modelle zu finden, weil ich herausfinden wollte, welches richtig und welches falsch war. Bis mir eines Tages eine andere Erklärung einfiel: Vielleicht war keines der

Die Dominanz

Innerhalb des autonomen Nervensystems dominiert meist einer seiner beiden Zweige, entweder der Sympathikus oder der Parasympathikus. Und innerhalb des Verbrennungssystems dominiert entweder der Langsamverbrenner oder der Schnellverbrenner. Auf der übergeordneten Ebene des Stoffwechsels gibt es darüber hinaus auch eine Dominanz zwischen dem autonomen Nervensystem und dem Verbrennungssystem.

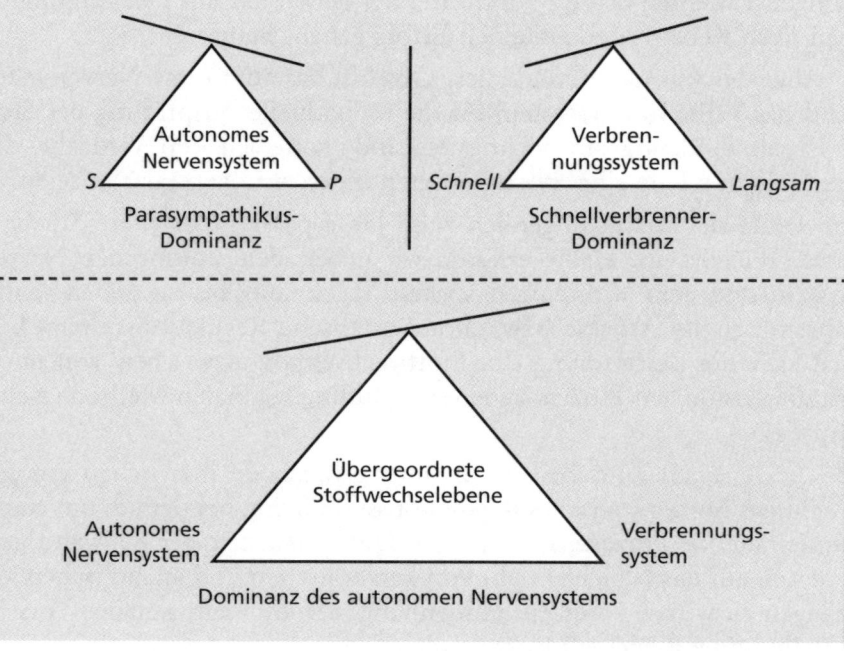

Die Dominanz entscheidet darüber, wie ein Nahrungsmittel oder ein Nährstoff auf den Körper wirkt, ob zum Beispiel säuernd oder basisch. Deshalb kann man die richtige Ernährung nur finden und den Stoffwechsel nur ins Gleichgewicht bringen, wenn man das dominante System bestimmt.

beiden Modelle falsch? Vielleicht hatten sowohl Kelley als auch Watson Recht?

Könnte es sein, dass bei manchen Menschen das Ungleichgewicht im autonomen Nervensystem den stärksten Einfluss auf ihren Ernährungsbedarf hat, während bei anderen das Verbrennungssystem darüber entscheidet, welche Ernährung und welche Nahrungsergänzungen sie brauchen?

Dieser Gedanke brachte bald den entscheidenden Durchbruch. Ich entwickelte ein System, mit dem sich herausfinden ließ, welches der beiden Systeme jeweils den größten Einfluss hatte – und dann empfahl ich jeweils die passende Ernährung und Nahrungsergänzung. Ich nannte dieses Phänomen „Dominanz".

Wir hatten sofort dramatische Erfolge. Plötzlich gab es auch bei denjenigen Patienten echte Fortschritte, bei denen ich mit den Empfehlungen nach Kelleys Modell keinen Erfolg gehabt hatte.

Aber das war noch nicht alles. Obwohl das autonome Nervensystem und das Verbrennungssystem für die individuelle Ausprägung des Stoffwechsels eindeutig am wichtigsten sind, hatte ich den Verdacht, dass auch sie nur Teile eines noch größeren biochemischen Puzzles seien.

Im Laufe der darauf folgenden zehn Jahre passte ich weitere Stücke in dieses Puzzle ein. Heute erfassen wir neben dem autonomen Nervensystem und dem Verbrennungssystem regelmäßig bis zu sieben weitere physiologische Aspekte bzw. „homöostatische Regulationssysteme". So hat sich die Bestimmung des Stoffwechseltyps inzwischen von einem eindimensionalen Prozess zu einer multidimensionalen Methode weiterentwickelt.

So beziehe ich zum Beispiel in meine Methode inzwischen ein sehr wichtiges homöostatisches Regulationssystem ein, bei dem es um aerobe und anaerobe Prozesse und um die Durchlässigkeit der Zellwand geht, die sich auf das Gleichgewicht von katabolischen und anabolischen Vorgängen auswirken – ein Zusammenhang, der von dem genialen Forscher Dr. Emanuel Revici entdeckt wurde.

Das Puzzle des Stoffwechsels

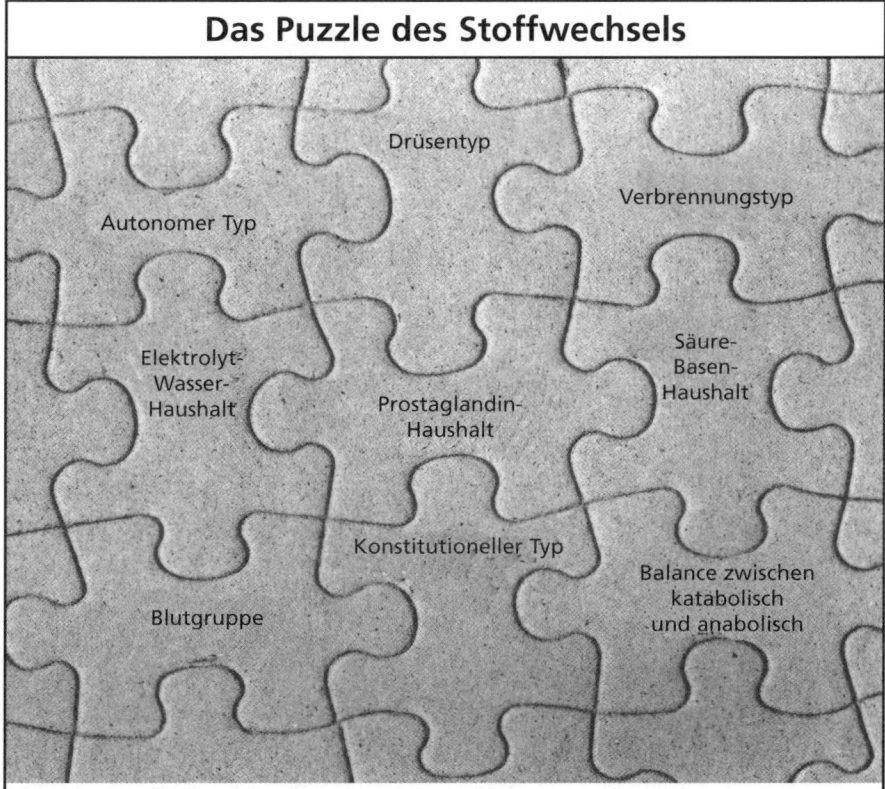

Bei der Bestimmung des Stoffwechseltyps geht es um das Erfassen der Beziehungen zwischen dem autonomen Nervensystem, dem Verbrennungssystem und sieben weiteren Aspekten des Stoffwechsels.

Kapitel 3
Es ist an der Zeit umzudenken

Sie brauchen sich nur bei Ihren Freunden und Verwandten umzuschauen: Wem kann die Schulmedizin bei chronischen Krankheiten wirklich wieder zur Gesundheit verhelfen? Wäre es nicht an der Zeit, Entstehung und Heilung von Krankheiten einmal ganz anders zu betrachten? Nach neuen Wegen zu suchen, da die symptomorientierte Therapie meist mehr schadet als nützt?

Ein Fallbeispiel

Als Sarah uns anrief, klang sie völlig erschöpft. Seit mehr als 15 Jahren war sie gegen alles Mögliche allergisch. Sie konnte kaum etwas essen, ohne starke Symptome zu entwickeln: Erschöpfung, Schmerzen, Entzündungen, Cystitis, Schwindel u. a. Sie hatte alles versucht, zuerst bei Ärzten und Immunologen, später mit Hilfe der Alternativmedizin, der Ernährungsberatung und anderer Ansätze, die vielleicht helfen konnten. Bestenfalls wurden gelegentlich ein paar Symptome beseitigt, aber die Ursache fand niemand.

Im Laufe der Jahre traf sie immer mehr Leute, die unter den gleichen Problemen litten oder andere chronische Gesundheitsprobleme hatten. Eines Tages wurde ihr schlagartig klar, dass die Medizin nicht in der Lage war, diese chronischen Probleme wirklich zu lösen. Sicher, einige der oberflächlichen Symptome ließen sich kontrollieren, aber die wirklichen Ursachen wurden nie angegangen, der eigentliche Krankheitsprozess nicht erkannt, immer nur die Symptome behandelt.

Leider musste Sarah feststellen, dass sich die Alternativmedizin dem gleichen Denken verschrieben hat. Beide können chronische Krankheiten nicht kurieren, weil sie sich an Symptomen und Krankheiten orientieren und nicht an den Prozessen, durch die Symptome und Krankheiten hervorgerufen worden sind. Deshalb haben beide so gut wie keine Chance, wirklich zu heilen.

Alternative Ansätze haben zwar einen anderen Anspruch. Aber in der Praxis denken die meisten Alternativtherapeuten wie Schulmediziner: „Welches Mittel kann bei diesem Symptom, kann bei dieser Krankheit helfen?" Sicher, ihre Medikamente und Therapien haben meist weniger Nebenwirkungen. Aber sowohl die Schulmedizin wie auch die Alternativmedizin haben ein Problem, das sie von einer wirklichen Lösung abhält: Sie kennen keine Methode, um die Ursache – nämlich das Ungleichgewicht der grundlegenden Stoffwechselprozesse – zu erfassen und zu korrigieren.

Unsere Patienten wundern sich immer, warum wir nicht daran interessiert sind, welche Symptome bzw. welche Krankheiten sie haben. Doch das hat einen einfachen Grund: Wir wollen nicht die *Krankheiten* behandeln oder einzelne Symptome bekämpfen. Wir haben ein umfassenderes Ziel: Wir wollen die *Gesundheit von Grund* auf wiederherstellen. Denn nur so ist wirkliche Heilung möglich.

„Von Grund auf" bedeutet: Wir müssen dem Körper genau das zur Verfügung stellen, was die Regulationssysteme seines Stoffwechsels wieder ins Gleichgewicht bringt. Denn eigentlich „weiß" unser Körper, weiß jede Zelle, wie sie zur Gesundheit findet. Aber nur dann, wenn der Stoffwechsel im Gleichgewicht ist und ihm die richtigen Rohstoffe zur Regeneration zur Verfügung stehen. Deshalb spielt die Ernährung eine so entscheidende Rolle. Sie wirkt sich direkt auf das Stoffwechselgleichgewicht aus. Nur wenn sie zur individuellen Situation – zur individuellen Stoffwechsellage – passt, verhilft sie zum Gleichgewicht. Sonst erzeugt sie Ungleichgewicht – und damit Krankheit.

Und genau hier lag Sarahs Problem. Nach allem, was sie gelernt hatte, ernährte sie sich sehr gesund, mit viel biologischem Gemüse und Getreide, wenig magerem Fleisch, wenig Fett. Leider passte diese Ernährung aber nicht zu ihr, brachte ihren Stoffwechsel völlig aus dem Gleichgewicht und war letztendlich für ihre Probleme verantwortlich.

Mit unseren Tests hatten wir festgestellt, dass Sarah vor allem ein Schnellverbrenner war. Weiter unten gehen wir näher darauf ein, wie unsere Tests arbeiten. Hier ist nur wichtig: Schnellverbrenner brauchen für ihr inneres Gleichgewicht ziemlich viel Eiweiß und Fett und sie vertragen Kohlenhydrate nicht in großen Mengen. Und Sarah aß ziemlich genau das Gegenteil von dem, was eigentlich für sie richtig war. Für sie war es also keineswegs so gesund, wie sie immer gedacht hatte.

Schon ein paar Tage, nachdem sie unsere Vorschläge umgesetzt hatte, fühlte sie sich deutlich besser. Ihre Energie nahm in den folgenden Wochen und Monaten deutlich zu, ihre chronische Depression verschwand, sie konnte wieder ein normales Leben führen. Es ging nicht von heute auf morgen – der Wiederaufbau der Gesundheit dauert meist eine Weile. Aber sie wusste von Anfang an, dass sie auf dem richtigen Weg war, weil sie sich von Tag zu Tag besser fühlte.

Sarah ist kein Einzelfall. Wie ihr geht es vielen unserer Patienten mit allen möglichen chronischen Krankheiten. Wir sind selbst immer wieder erstaunt, wie gut sich der Körper regenerieren kann, wie er wieder gesund werden kann, wenn er genau die Nährstoffe bekommt, die er braucht.

Aber eigentlich ist das so erstaunlich auch wieder nicht. Wenn Sie bedenken, wie viel Sie Tag für Tag essen und dass es vor allem diese Nahrung ist, die Ihrem Körper die Rohstoffe zur Energieerzeugung, zur Regeneration und Reparatur liefert, dann wird klar, dass eine Ernährung, die nicht zu Ihnen passt und nicht liefert, was Sie brauchen, zu Mangel und damit zu Krankheiten führt.

Der alte Satz „Nahrung sei deine Medizin!" beweist sich immer wieder – wenn es die *passende* Nahrung ist. Wenn sie nicht zum jeweiligen Typ passt, wird Nahrung zum „Gift". Nahrung kann also nur dann als Medizin wirken, wenn von Anfang an klar ist, welche Nahrung für diesen Menschen geeignet ist. Sicher, es sind schon mit vielerlei Ernährungsformen erstaunliche Erfolge erzielt worden. Aber es ist wie beim Roulette: Jeder kann einmal Glück haben. Doch die Chance, genau die richtige Ernährung *zufällig* zu finden, ist kleiner als beim Roulette, viel kleiner. Nur wenn vorab der Stoffwechseltyp bestimmt wird, können wir vorhersagen, welche Ernährung hilft und welche schadet.

Kapitel 4
Die Revolution: Ernährung entsprechend dem Stoffwechseltyp

Die wirkliche Quelle von Krankheiten

Wer krank wird, merkt es zuerst an seinen Symptomen, an unangenehmen Symptomen. Die Symptome beanspruchen die ganze Aufmerksamkeit. An die Ursache denkt dabei zunächst kaum jemand.

Auch der Medizin geht es zuerst und vor allem darum, die unangenehmen Symptome zu beseitigen und so gut wie möglich zu verhindern, dass sie wieder auftauchen. Dass die Ursachen für die Entstehung von Symptomen – vor allem bei chronischen Krankheiten – in einem Ungleichgewicht der grundlegenden Regulationssysteme zu suchen sind, bleibt außer Acht. Und vor allem denkt niemand daran, dass diese Ursachen von Mensch zu Mensch verschieden sind – selbst wenn sie sich in identischen Symptomen äußern.

Betrachten wir ein Beispiel aus unserer täglichen Praxis: Bluthochdruck. Über die Ursachen gibt es viele Theorien und Spekulationen. Doch behandelt wird meist nach einem festen Schema mit dem Ziel, das Symptom – den Bluthochdruck – zu beseitigen. Manchmal verschwindet das Symptom, manchmal nicht. Wir haben in unserer Praxis immer wieder festgestellt, dass Bluthochdruck leicht beseitigt werden kann, wenn das individuelle Ungleichgewicht im Stoffwechsel bereinigt wird.

Lassen Sie uns zur Verdeutlichung zwei Beispiele vergleichen: Mark ist 55 Jahre alt, hatte hohen Blutdruck, einen hohen Cholesterinspiegel und starkes Übergewicht. Die Betablocker, die ihm der Arzt verschrieben hatte, senkten zwar seinen Blutdruck, dafür hatte er dann aber ständig Kopfschmerzen, war müde, hatte Depressionen, Schmerzen in den Gelenken und ständig einen trockenen Mund. Nicht so ganz die Lösung, die er sich erhofft hatte.

Natürlich sollte er sich entsprechend ernähren: fett- und cholesterinarm, wenig Eiweiß, Salz und Kalorien. Obwohl er sich daran hielt, nahm er weiter zu. Also kam er zu uns und wir stellten folgende Ungleichgewichte bei ihm fest:

– Parasympathikus-Typ

– Schnellverbrenner

– Anabolisches Ungleichgewicht

Bei dieser Konstellation empfehlen wir eine Ernährung, die reich an Fett und Eiweiß ist, also genau das Gegenteil zum Üblichen. Schon nach kurzer Zeit ging es Mark besser. Im Lauf weniger Monate konnte sein Arzt die Dosierung der Betablocker immer weiter verringern, bis er bald keine mehr brauchte. Nur durch die richtige Ernährung und die richtigen Nahrungsergänzungen fiel sein Blutdruck von 149/98 auf normale 124/83, sein Cholesterinspiegel von 346 auf 195 und innerhalb von 12 Monaten nahm er 40 kg ab.

Und ganz nebenbei ging es ihm auch sonst immer besser. Seine Energie nahm enorm zu, morgens wachte er frisch und munter auf und war den ganzen Tag voller Energie. Depressionen, Kopf- und Gelenkschmerzen verschwanden – und er konnte nach mehr als 20 Jahren wieder richtig Sport treiben.

Und das Beste: Er musste sich dabei nicht an eine Diät halten, die ihn übermäßig einschränkte. Er musste nur essen, was zu seinem Typ passte – und womit er sich deshalb auch sehr gut fühlte. Und hatte dabei eine große Auswahl.

Ähnlich und doch ganz anders erging es Alexander. Seine Symptome waren praktisch die gleichen wie die von Mark. Der große Unterschied: Seine Stoffwechselsituation war ganz anders.

– Sympathikus-Dominanz

– Katabolisches Ungleichgewicht

– Elektrolyt-Überschuss

Seine Symptome hatten also ganz andere Ursachen. Entsprechend empfahlen wir ihm eine fett- und eiweißarme, kohlenhydratreiche Ernährung sowie einige speziell für seine Situation zusammengestellte Nahrungsergänzungen – genau das Gegenteil von den Empfehlungen für Klaus. Doch auch Alexander ging es schnell besser, er konnte seine Medikamente absetzen und nahm ab.

Fürs Erste sollen diese Beispiele genügen. Wir könnten noch Tausende anführen, die jedoch alle demselben Muster folgen: Wenn durch die passende Ernährung und durch die richtigen Nahrungsergänzungen die homöostatischen Regulationssysteme wieder ins Gleichgewicht gebracht werden, bessert sich die Gesundheit. Also darf sich eine Ernährungsempfehlung nicht nach den oberflächlichen Symptomen richten, sondern muss auf die zugrunde liegenden Ungleichgewichte achten.

Konzentrierte Nährstoffe müssen besonders gut zum Typ passen

Besonders deutlich zeigt sich dies beim Einsatz konzentrierter Nährstoffe in der Orthomolekulartherapie. Cholin – ein B-Vitamin – wird oft gegen Probleme wie Asthma, Bluthochdruck und Gedächtnisschwäche empfohlen. Oft hilft es wirklich und zum Beispiel das Gedächtnis wird deutlich besser. Aber: Cholin verlangsamt die Verbrennung. Wenn also ein Langsamverbrenner Cholin nimmt, wird nicht nur sein Gedächtnis noch schlechter, er wird auch energielos und depressiv.

Denn die Wirkung jedes Nährstoffs hängt vom Stoffwechseltyp ab. Deshalb ist es auch nicht sehr sinnvoll, Standardmischungen von Vitaminen, Mineralien und anderen Nährstoffen gegen Krankheiten einzusetzen in der vagen Hoffnung, dass der Körper sich das Richtige heraussuchen wird. Sicher, manchmal lassen sich damit Erfolge erzielen – wenn die Mischung zufällig einigermaßen zum Typ passt. Doch mindestens genauso oft nützt es nichts oder ist sogar schädlich. Leider ist das aber nach wie vor der Ansatz der Orthomolekulartherapeuten und der Ernährungsberater, die noch nicht wissen, wie wichtig die Stoffwechseltypen sind.

Damit Sie die Zusammenhänge noch besser verstehen und erkennen, wie komplex sie in Wirklichkeit sind, werfen wir noch einen Blick auf eine typische Nährstoffempfehlung gegen Osteoporose, ein heute sehr verbreitetes Problem. Weil es etwas mit Ungleichgewicht im Hormonhaushalt zu tun hat, tritt es vor allem bei Frauen nach den Wechseljahren auf.

Osteoporose wird mit Kalziummangel in Verbindung gebracht und deshalb wird Kalzium von Ernährungsberatern und Ärzten meist als Erstes empfohlen. Aber ist Kalzium wirklich das Richtige gegen Osteoporose? Die Antwort ist einfach: Ja – und nein. Ja, wenn es zu Ihrem Stoffwechseltyp passt. Nein, wenn nicht.

Doch viel wichtiger ist Folgendes: Entgegen landläufiger Meinung wird Osteoporose nicht eigentlich durch einen Kalziummangel verursacht. An sich ist sie das Ergebnis eines Kalziumstoffwechsels, der nicht richtig arbeitet, von Problemen im Stoffwechsel der Knochen und einem Ungleichgewicht zwischen Östrogen und Progesteron.

Bei einigen Stoffwechseltypen – wie dem Schnellverbrenner und dem Parasympathikus-Typ – ist ein Mangel an Kalzium allerdings an der Entstehung des Problems *beteiligt*. Es gibt also tatsächlich Menschen, die Kalzium gegen Osteoporose brauchen.

Bei anderen werden die Probleme jedoch stattdessen durch einen *Überschuss* an Kalzium verursacht – einen Überschuss im Verhältnis zu anderen Stoffen, die für die Verwertung von Kalzium nötig sind. Deshalb verschlechtert sich bei manchen Stoffwechseltypen die Osteoporose sogar noch, wenn sie Kalzium nehmen.

Letztendlich dreht sich alles darum, ob der Nährstoff zum Typ passt und das Gleichgewicht im Stoffwechsel fördert oder stört. Gefördert wird das Gleichgewicht, wenn ein Nährstoff die schwächere Seite stärkt, gestört wird es, wenn dadurch die ohnehin schon zu starke Seite noch mehr angeregt wird. Kalzium wirkt sich zum Beispiel stark auf eines der wichtigsten homöostatischen Regulationssysteme aus, auf das autonome Nervensystem. Es regt den Sympathikus an und schwächt den Parasympathikus und ist deshalb nur dann geeignet, wenn der Parasympathikus ohnehin schon zu stark ist.

In der Übersicht auf Seite 65 finden Sie zehn Nährstoffe und ihre Wirkungen auf vier wichtige Regulationssysteme. Wie Sie sehen, wirkt nicht jeder Nährstoff auf alle Aspekte. Lysin wirkt sich zum Beispiel nur auf den katabolisch-anabolischen Aspekt aus, während Kalzium alle beeinflusst.

Schon diese kleine Auswahl zeigt, wie komplex die richtige Wahl der Ernährung und der konzentrierten Nährstoffe ist. Sie können sich sicher leicht vorstellen, dass es reiner Zufall ist, ob eine willkürlich und ohne Berücksichtigung des Typs zusammengestellte Nährstoffmischung hilft, nutzlos ist oder schadet.

Die stärkende/schwächende Wirkung von Nährstoffen

Nährstoff	Autonomes Nervensystem		Verbrennungssystem		katabolisch-anabolisch		Elektrolyt-haushalt	
	Sympathikus	Parasympathikus	Schnell-verbrenner	Langsam-verbrenner	katabolisch	anabolisch	Überschuss	Mangel
	sauer	basisch	sauer	basisch	sauer	basisch		
Arginin	stärkt				stärkt			
Bor	stärkt	schwächt	schwächt	stärkt	schwächt	stärkt		
Kalzium	stärkt	schwächt	schwächt	stärkt	stärkt	schwächt	stärkt	
Lysin					stärkt	schwächt		
Magnesium	schwächt	stärkt	stärkt	schwächt	stärkt	schwächt	schwächt	stärkt
Phosphor	stärkt	schwächt	stärkt	schwächt	schwächt	stärkt	stärkt	schwächt
Schwefel					stärkt	schwächt		
Vitamin A			stärkt	schwächt	stärkt	schwächt		
Vitamin D			schwächt	stärkt	stärkt	schwächt	stärkt	schwächt
Zink	schwächt	stärkt	schwächt	stärkt	schwächt	stärkt	schwächt	

Diese Tabelle soll vier Sachverhalte erläutern:

1. Die homöostatischen Regulationssysteme wie das autonome Nervensystem, das Verbrennungssystem und das katabolisch-anabolische Gleichgewicht haben jeweils zwei Seiten, die gegeneinander wirken, sich in ihrer Wirkung aber auch ergänzen.

2. Die meisten Nährstoffe stärken die eine Seite eines homöostatischen Regulationssystems und schwächen gleichzeitig die andere Seite.

3. Der individuelle Stoffwechseltyp ergibt sich aus den persönlichen Stärken und Schwächen (bzw. Ungleichgewichten) in den Regulationssystemen.

4. In allen Regulationssystemen können Ungleichgewichtszustände auftreten, die zur Entwicklung chronischer Krankheiten beitragen.

Sie können (fast) alles vergessen, was Sie über Ernährung und Nahrungsergänzungen gelernt haben

Den Ärzten kann man eigentlich nicht einmal einen Vorwurf machen. An der Universität lernen sie darüber nur sehr wenig. Und wenn sie versuchen sich selbst ein Bild zu machen, geht es ihnen kaum besser als ihren Patienten. Sie stehen vor einer unüberschaubaren Menge von Forschungsergebnissen, zu fast jedem einzelnen Nährstoff gibt es Hunderte von Studien mit meist widersprüchlichen Ergebnissen. Hier ein Beispiel:

1993 erschien im *Journal of the Neuromuscoskeletal System* ein Artikel, der fünf Studien über die Wirkung von Kalzium auf Bluthochdruck zitierte. Von diesen fünf Studien fanden zwei heraus, dass Kalzium den Blutdruck verringere, während es nach Aussage der anderen drei Studien keinen Einfluss auf den Blutdruck hat. Im selben Artikel wurden sieben Studien über die Wirkung von Kalium auf den Bluthochdruck zitiert. Auch hier gab es kein eindeutiges Ergebnis. Bei drei Studien zeigte Kalium eine blutdrucksenkende Wirkung, während es bei vier Studien keine Wirkung bewies.

Solche Widersprüche ziehen sich durch die gesamte Literatur der Ernährungswissenschaft. Für uns ist das nicht verwunderlich, da in den Studien die Stoffwechseltypen nicht beachtet werden. Sie werden also mit Gruppen von Versuchspersonen durchgeführt, unter denen die verschiedenen Typen in zufälliger Auswahl vertreten sind – und von denen niemand weiß, welcher Typ jeweils vorherrscht.

Hinzu kommt, dass in manchen Ländern bestimmte Typen vorherrschen; zum Beispiel gibt es in Finnland einen sehr hohen Anteil an Schnellverbrennern und Parasympathikus-Typen gibt, während sie in anderen Ländern gleichmäßiger verteilt sind – zum Beispiel in Deutschland. Die Ergebnisse dieser Studien *müssen* also zwangsläufig ganz unterschiedlich sein, je nach zufälliger Zusammenstellung der Versuchspersonen.

Eine Wissenschaft, die auf zufällig entstandenen Ergebnissen basiert, kann selbstverständlich keine Grundlage für Ernährungsempfehlungen bieten. Inzwischen setzt sich allmählich die Einsicht durch, dass die Ernährungswissenschaft bisher nur wenige wirklich verlässliche Erkenntnisse geliefert hat, und immer mehr Therapeuten, Institutionen und Patienten suchen nach Lösungen, die auf die Bedürfnisse des Individuums abgestimmt sind. MT hat bewiesen, dass es richtige Lösungen anbietet und dass es auf diesem Weg möglich ist, individuelle Ernährungsempfehlungen zu geben und gezielt Nährstoffe in Form von Nahrungsergänzungen einzusetzen, die auf individuelle Bedürfnisse abgestimmt sind.

Kapitel 5
Sie sind einzigartig!

Die Grenzen bisheriger Diagnoseverfahren

Kennen Sie den Witz über den Hypochonder, der nach einem langen Leben gestorben ist? Auf seinem Grabstein steht: „Glaubt ihr mir jetzt?"

Menschen mit eingebildeten Krankheiten sind oft das Opfer von Witzen, aber für Ärzte sind sie ein ernstes Problem. Ärzte sind immer wieder frustriert, wenn sie keine körperlichen Ursachen für die Leiden ihrer Patienten finden können. Und nach allem, was man hört, kommt das oft vor. In einem Artikel in der *Psychiatric Times* von 1998 wird berichtet, dass zwischen 4 und 20 Prozent aller Amerikaner sich einbilden krank zu sein. Sie geben ungefähr 20 Milliarden Euro pro Jahr aus für nutzlose Arztbesuche und Untersuchungen. Und sie rauben den Ärzten täglich viel Zeit und Energie.

Die Medizin geht davon aus, dass diese „eingebildeten Krankheiten" durch Angst, Depressionen oder andere psychische Störungen verursacht werden. Deshalb geben sie gerne Beruhigungsmittel oder Antidepressiva, wenn sie auf Gesundheitsprobleme stoßen, die sie nicht erklären können. Aber die zentrale Frage ist eigentlich: Wie oft steckt hinter diesen angeblich „eingebildeten" Krankheiten vielleicht doch etwas Ernsthaftes? Dass die üblichen Diagnoseverfahren nichts finden, muss schließlich nicht unbedingt heißen, dass nicht doch ein Problem besteht.

Wer als Therapeut mit unserer Einteilung nach Stoffwechseltypen arbeitet, sieht die Zusammenhänge anders. Uns geht es nicht darum, Krankheiten zu diagnostizieren, wir wollen die Ernährungssituation erkennen und den Typ bestimmen. Doch Sie werden gleich sehen, dass wir dadurch in mancher Hinsicht mehr herausfinden als die üblichen medizinischen Tests. Sicher, viele Diagnoseverfahren liefern nützliche Informationen. Aber es werden auch viele Tests gemacht, die nichts zur Aufklärung der Ursachen beitragen. Dafür gibt es zwei gute Gründe:

Zum einen können diese Tests nur klare Ergebnisse liefern, wenn der Krankheitsprozess schon weit fortgeschritten ist, wenn es bereits zu ersten Fehlfunktionen kommt. Meist können sie frühe, „vorklinische"

Situationen nicht erfassen und das gilt besonders, wenn letztere nicht in die üblichen Interpretationsmuster passen, die auf eine Krankheit deuten.

Zum anderen sind diese Tests nicht darauf ausgerichtet, Daten zu liefern, mit denen die wirklichen Ursachen eines Krankheitsprozesses gefunden werden könnten. Und deshalb lässt sich aus ihnen auch nicht darauf schließen, wie die Gesundheit wiederhergestellt werden könnte.

Bei chronischen Krankheiten lässt sich mit Bluttests und den anderen üblichen Laboruntersuchungen erstaunlich wenig erreichen. Nur selten können sie die Ursache eines Problems aufdecken. Und im Gegensatz zu unseren Tests lässt sich aus ihnen nicht darauf schließen, welche Ernährung helfen würde.

Obwohl die Labortests kaum relevante Informationen liefern, werden sie immer wieder von der Schulmedizin – aber auch von ganzheitlich orientierten Therapeuten – dazu eingesetzt, Ernährungsprobleme festzustellen und den Patienten Ernährungsempfehlungen zu geben. Am Beispiel eines Bluttests möchte ich Ihnen kurz aufzeigen, wie nutzlos dieses Vorgehen letztlich ist.

Normalerweise sollen mit Bluttests Organschwächen oder -störungen festgestellt werden oder es wird nach einem Mangel oder Überschuss an diversen Enzymen, Hormonen und Nährstoffen gesucht. Die meisten Therapeuten gehen davon aus, dass es reicht, bei einem Mangel zum Beispiel den fehlenden Nährstoff zu verschreiben. Nach allen Erfahrungen, die man tagtäglich macht, lässt sich damit jedoch nur selten eine Besserung erreichen. Aus wissenschaftlicher Sicht ist es ohnehin sehr zweifelhaft. Es wäre natürlich schön, wenn es so einfach wäre, denn dann gäbe es weniger Kranke und die Erfolgsquoten der Therapeuten wären deutlich höher. Leider sind diese Tests aber nur ein gutes Beispiel dafür, dass viele medizinische Verfahren eher aus blinder Technikgläubigkeit durchgeführt werden.

Denn in Wahrheit konnte bisher weder die wissenschaftliche Forschung noch die tägliche Praxis zeigen, dass sich aus einem Nährstoffmangel, wie er in den üblichen Blutuntersuchungen gefunden wird, Ernährungs- und Nährstoffempfehlungen ableiten lassen, die sich dann regelmäßig positiv auswirken.

Bluttests sind aus mehreren Gründen nicht besonders gut geeignet. Blut dient vor allem dazu, Stoffe zu transportieren, und es muss diese

Stoffe in ausreichender Menge enthalten, um die verschiedenen Bereiche des Körpers ausreichend versorgen zu können.

Nehmen wir zum Beispiel an, Ihr Körper hätte zu wenig Kalzium, und nehmen wir weiter an, bei einem Bluttest stellte sich heraus, dass der Kalziumspiegel im Blut nicht zu niedrig ist. Das gibt es oft, besonders bei Kalzium. Ihr Körper würde nämlich so lange wie möglich dafür sorgen, dass der Blutspiegel an Kalzium hoch genug ist, und notfalls aus Knochen und Zähnen Kalzium holen. Denn es wäre lebensgefährlich, wenn der Spiegel im Blut zu niedrig würde. Deshalb wird so die Homöostase von Kalzium aufrechterhalten. Aber mit einem Bluttest lässt sich dies nicht feststellen. Selbst bei deutlichem Kalziummangel, der sich bereits in Symptomen äußerte, würde das Blut noch normale Werte liefern.

Die normalen Bluttests sind also denkbar ungeeignet, wenn man einen Blick auf die Situation des Stoffwechsels werfen will. Es kann schon einmal vorkommen, dass sich drastische Krankheitsprozesse dort widerspiegeln. Aber subtile biochemische Vorgänge wie das Aufrechterhalten der richtigen Mengenverhältnisse von Nährstoffen lassen sich hieraus kaum ablesen. Meist weiß man bei diesen Werten vor allem nicht, ob sie wirklich den Anteil dieses Nährstoffs widerspiegeln oder eher den Versuch des Körpers zeigen, mit einem Überschuss oder einem Mangel an diesem Nährstoff fertig zu werden.

Mit anderen Worten: Man kann an den Werten nicht erkennen, ob sie die wirkliche Situation zeigen oder eher den Versuch des Körpers, ein Ungleichgewicht in einem anderen Bereich auszugleichen.

Und noch etwas trägt dazu bei, dass diese Bluttests wenig aussagen: Sie sagen nichts darüber, wie es um die Nährstoffe im Inneren der Zellen bestimmt ist. Denn diese Werte spiegeln sich nicht unbedingt im Blut wider. Dabei laufen im Zellinneren die meisten wichtigen Prozesse ab. Schließlich werden dort zum Beispiel Nährstoffe in lebenserhaltende Energie umgewandelt.

Man sollte immer daran denken, dass die Situation im Blut und die in der Zelle nicht unbedingt die gleiche ist. Schließlich haben beide ganz unterschiedliche Aufgaben. Viele Therapeuten achten zu wenig darauf, wie die Situation in der Zelle aussieht. Dabei kann jede einzelne Zelle und damit der ganze Körper nur dann richtig arbeiten, wenn ihr genau die Nährstoffe in der richtigen Mischung zur Verfügung stehen, die sie aufgrund des Stoffwechseltyps braucht.

So hat etwa ein Schnellverbrenner (zum Beispiel ein Eskimo, der ja viel Fleisch und Fett braucht) ständig zu viel Kalium (im Verhältnis zum Kalzium) in der Zelle. Er braucht deshalb eine Ernährung, die in den Zellen den Kalziumspiegel erhöht, damit es im richtigen Verhältnis zu Kalium steht.

Beim Langsamverbrenner finden wir das Gegenteil: Im Verhältnis zum Kalium hat er zu viel Kalzium in den Zellen. Deshalb braucht der Langsamverbrenner eine Ernährung, die reich an Kalium ist, also viel Obst, Gemüse und Ähnliches.

Natürlich gibt es auch spezielle Bluttests, mit denen sich die Situation in den Zellen feststellen lässt. Aber es gibt noch ein großes Problem, denn das alleine reicht nicht aus: Sinnvolle Aussagen lassen sich nur machen, wenn der Stoffwechseltyp bekannt ist. Auf den folgenden Seiten werden Sie feststellen, dass eine Betrachtung der Nährstoffspiegel ohne Berücksichtigung des Stoffwechseltyps sinnlos ist.

Der Versuch, die Nährstoffspiegel unabhängig vom Stoffwechseltyp zu interpretieren, lässt sich mit dem Versuch vergleichen, ein komplexes Ökosystem anhand einzelner chemischer Elemente in einem Teich zu erfassen. Nur wenn man die Zusammenhänge in dem Ökosystem versteht und weiß, wie es sich gesund und im Gleichgewicht hält, wenn man versteht, wie alle Elemente zusammenspielen, nur dann hat man ein Bezugssystem, um auch die einzelnen Elemente und ihre Rolle in diesem System zu verstehen – die Pflanzen, den Boden, die Wasserqualität und sogar die einzelnen chemischen Elemente in einem Teich.

So ähnlich ist es beim Körper. Man bekommt keinen *Gesamteindruck* davon, wie gut der Körper gerade arbeitet und welche Nährstoffe er gerade braucht, wenn die Konzentration von Nährstoffen auf den einzelnen Ebenen – zum Beispiel in Zellen, Interstitium oder Blut – gemessen wird. Vor allem aus zwei Gründen würde dies irreführende Ergebnisse liefern:

1. Nährstoffe wirken auf die verschiedenen Ebenen ganz unterschiedlich. Die Wirkung eines Nährstoffs in den Zellen ist anders als die im Gewebe oder im Blut.

2. Therapeuten benutzen zur Interpretation der Werte Bezugssysteme, die auf Verallgemeinerungen beruhen und nicht auf individuelle Gegebenheiten eingehen können. Was damit gemeint ist, wird auf den nächsten Seiten erläutert.

Stoffwechseltypen – eine neue Sicht der Zusammenhänge

Seit die Menschen denken können, haben sie erkannt, dass sie in einer relativen Welt leben und dass es sinnlos und unmöglich ist, etwas losgelöst von einem Bezugssystem beschreiben oder quantifizieren zu wollen. Schon immer war klar, dass man zur Einordnung Bezugspunkte braucht, dass Maße und Wertangaben nur relativ zu einem Bezugssystem Sinn machen.

Ein Beispiel: Ein gut verdienender Mitteleuropäer ist im Vergleich zu einem Multimillionär ein armer Schlucker, aber im Vergleich zu einem Bauern in einem Entwicklungsland ein reicher Mann.

Die Ernährungswissenschaft hat ein grundlegendes Problem: Ihr fehlt ein sinnvolles Bezugssystem – ein System, das flexibel genug ist, die biologischen Unterschiede zwischen den Menschen zu berücksichtigen. Sie muss sich auf Werte beziehen, die als „normal" gelten, also auf Grenzwerte, die vermeintlich Idealwerte für Nährstoffe darstellen. Das Problem ist nur: Diese „Normalwerte" sind lediglich Durchschnittswerte der gesamten Bevölkerung und nützen deshalb und aus verschiedenen anderen Gründen nur wenig.

Nehmen wir zum Beispiel an, Ihr Arzt hätte den Mineralgehalt Ihrer roten Blutkörperchen – die den Mineralgehalt Ihrer Körperzellen widerspiegeln – messen lassen und das Ergebnis wäre höher als „normal". Dabei nehmen wir an, dass „normal" für den Kalziumspiegel in den Zellen ein Wert zwischen 8,5 und 10,3 wäre und dass Ihr Wert bei 10,5 läge. Normalerweise würde dieser Wert unter Ernährungsberatern als hoch angesehen und man würde Ihnen deshalb nicht noch zusätzlich Kalzium empfehlen.

Wenn wir dies jedoch unter dem Gesichtspunkt des Stoffwechseltyps betrachteten, wäre es für uns sinnlos, diesen Wert losgelöst von einem sinnvollen Bezugssystem zu beurteilen. Denn wenn ein Wert einfach als „zu hoch" oder „zu niedrig" eingeordnet wird, bleiben zwei zentrale Fragen unbeantwortet:

1. Zu hoch bzw. zu niedrig im Vergleich zu wem? Zur Gesamtbevölkerung?
2. Zu hoch bzw. zu niedrig im Vergleich zu was? Was ist der ideale Mittelwert für einen Nährstoff?

Ein Vergleich mit der Gesamtbevölkerung ist sinnlos, weil dann alle vorkommenden Stoffwechseltypen in den Vergleich einbezogen werden, also auch Typen, für die ganz andere Werte ideal sind. So hatte schon Roger Williams herausgefunden, dass der Bedarf an einzelnen Nährstoffen von einem Menschen zum anderen um das Hundertfache variieren kann.

Absolute und relative Nährstoffspiegel

Rebekka | Jennifer

K

Ca | Ca

} „Normalbereich" für intrazelluläres Kalzium

Ca = Kalzium
K = Kalium

K

Langsamverbrenner | Schnellverbrenner

Hier sehen Sie ein gutes Beispiel dafür, dass „absolute" Laborwerte zu falschen Schlüssen führen können und warum sich mithilfe dieser Werte keine Nährstoffe auswählen lassen – wenn nicht zusätzlich *Metabolic Typing* als Bezugssystem herangezogen wird.
Wenn man nur die absoluten Werte betrachtet, so haben beide zu viel Kalzium in den Zellen.
Rebekka hat als Langsamverbrenner auch zu viel Kalzium im Verhältnis zu Kalium und zu anderen Nährstoffen. Sie braucht daher kein zusätzliches Kalzium.
Als Schnellverbrenner hat Jennifer jedoch im Verhältnis zu Kalium und anderen Nährstoffen zu wenig Kalzium. Daher braucht sie trotz ihres „zu hohen" absoluten Wertes zusätzlich Kalzium.

Außerdem ist die Festlegung „normaler" Werte recht willkürlich. Sie beruhen angeblich auf den Laborwerten „gesunder" und „durchschnittlicher" Menschen. Und dabei können sich die Forscher noch nicht einmal darauf einigen, was darunter genau zu verstehen ist. Sie müssen diese „Normalwerte" sogar immer wieder verschieben, weil das Gesundheitsniveau des modernen „Durchschnittsmenschen" allmählich absinkt. Es wird nie gelingen, einheitliche Idealwerte für Nährstoffe festzulegen, da sie von Typ zu Typ unterschiedlich sein müssen.

Die gute Nachricht lautet aber: Im Grunde macht es nichts, dass solche Werte nicht festgelegt werden können, denn mithilfe von MT wissen wir ohnehin, welche Ernährung und welche Nährstoffe nötig sind, um die Gesundheit des Einzelnen zu optimieren.

Lassen Sie uns zur Verdeutlichung noch einmal das Beispiel mit den zu hohen Kalziumwerten betrachten. Wenn Sie hohe Kalziumwerte haben und ein Langsamverbrenner sind, dann wissen wir von vornherein, dass Sie kein zusätzliches Kalzium brauchen. Warum? Weil wir wissen, dass Langsamverbrenner ohnehin zu viel Kalzium im Vergleich zu Kalium und anderen Nährstoffen haben, ganz egal wie ihre absoluten Werte im Blut oder in den Zellen sind.

Und wenn Sie stattdessen ein Schnellverbrenner wären, würden wir Ihnen auf alle Fälle Kalzium empfehlen, ganz egal wie hoch Ihre absoluten Werte wären. Warum? Weil ein Schnellverbrenner immer zu wenig Kalzium im Vergleich zu Kalium und anderen Nährstoffen hat.

Entdecken Sie Ihre biochemische Einzigartigkeit

Von den meisten, die unsere Ernährungsberatung in Anspruch nehmen, höre ich diese Beschwerde: „Mein Arzt hat mich jetzt von Kopf bis Fuß gründlich untersucht. Alle Testergebnisse sind angeblich normal und er meint, dass ich völlig gesund sei. Weniger Stress und ein paar Wochen Urlaub und alles wäre wieder gut. Aber ich fühle mich nicht mehr wohl und weiß, dass etwas nicht in Ordnung ist."

Kommt Ihnen das bekannt vor? Heutzutage werden alle möglichen Beschwerden auf „Stress" zurückgeführt, wenn der Arzt keine körperliche Ursache finden kann. Natürlich spielt Stress in all seinen Varianten – körperlich, psychisch, umweltbedingt, usw. – beim Entstehen chronischer

Krankheiten eine Rolle. Das bedeutet aber nicht, dass an einem Problem nicht auch biochemische Gründe beteiligt sein können.

Immer wieder stelle ich fest, dass diese angeblich „gesunden" Patienten in Wirklichkeit echte körperliche Probleme haben – Störungen im Stoffwechsel oder in ihrer Nährstoffversorgung, die mit den üblichen Diagnoseverfahren nicht erfasst werden können. Deshalb wehre ich mich immer wieder gegen die Behauptung von Therapeuten, dass viele Patienten heutzutage eine zu lebhafte Fantasie hätten, hypochondrisch seien oder rein psychosomatische Probleme hätten.

Sie können sich vorstellen, dass die Therapeuten, für die ich Stoffwechselprofile erstelle, es nicht dabei bewenden lassen, ihre Patienten mit Beruhigungsmitteln nach Hause zu schicken und mit dem Rat, mal wieder Urlaub zu machen. Denn auch dann, wenn jemand von heute auf morgen allen Stress aus seinem Leben verbannen könnte, hätte sich im Körper inzwischen einiges verschlechtert, das durch richtige Ernährung wieder zurechtgerückt werden müsste.

Zum Glück lassen sich die aufgeklärten Patienten von heute nicht mehr so leicht davon überzeugen, dass sie sich ihre Krankheiten nur einbilden. Wenn sie von der Schulmedizin keine zufrieden stellende Antwort erhalten, wenden sie sich immer öfter an naturheilkundlich orientierte Therapeuten.

Ohne Zweifel bietet die Alternativmedizin – oder besser die Komplementärmedizin – viele gute und nützliche Heilmethoden an. Aber sie leidet unter den gleichen Problemen wie die Schulmedizin, wenn es darum geht, den Ernährungsbedarf eines Patienten festzustellen.

Wenn Sie schon einmal bei einem Heilpraktiker oder bei einem Arzt für Naturheilverfahren waren, kennen Sie wahrscheinlich die eine oder andere Diagnosemethode wie Kinesiologie, Irisdiagnostik, Dunkelfeldmikroskopie, Haarmineralanalyse, Messung des Säure-Basen-Haushalts, usw.

Mit diesen Tests lässt sich zwar feststellen, welche Organe und Systeme schwach sind und Funktionsstörungen aufweisen. Aber diese Tests sind nicht in der Lage zu einem umfassenden Verständnis der wirklichen Ursachen des Gesundheitsproblems beizutragen. Mit anderen Worten: Diese Tests sagen nichts darüber aus, warum der Stoffwechsel aus dem Gleichgewicht ist und warum seine homöostatischen Regulationssysteme nicht mehr richtig arbeiten.

Deshalb lassen sich aus diesen Testergebnissen keine Schlüsse darauf ziehen, welche Ernährung optimal wäre, um die Gesundheit zu verbessern. Letztlich liegt es daran, dass diese Methoden immer nur Ausschnitte erfassen, nur bestimmte Bereiche und Ebenen diagnostizieren und kein komplettes Bild der Zusammenhänge liefern.

Im Gegensatz dazu wird bei der Bestimmung des Stoffwechseltyps nie nur ein einzelner Bereich in die Betrachtung einbezogen. Stattdessen geht es immer darum, die grundlegenden und übergreifenden Prozesse und ihren gegenwärtigen Zustand zu erfassen.

Der Stoffwechseltyp drückt sich in sehr vielen Merkmalen aus, zum Beispiel in körperlichen, aber auch in Eigenheiten der Persönlichkeit, in Reaktionen auf die Ernährung und vielen anderem. Wie Sie im nächsten Kapitel sehen werden, lassen sich diese Merkmale abfragen und so lässt sich der Stoffwechseltyp bestimmen. Es gibt zwar noch umfassendere Methoden, den Typ mithilfe eines Stimulustests und anderer Möglichkeiten noch wesentlich genauer zu erfassen, doch für eine erste grundlegende Bestimmung ist dieser einfache Ansatz gut geeignet.

Auch wenn es vielleicht so aussieht, als wäre diese Art der Typenbestimmung nicht genau genug und nicht „wissenschaftlich", werden Sie gleich sehen, dass eher das Gegenteil richtig ist.

Wir setzen nur solche Methoden ein, die auf streng wissenschaftlichen Erkenntnissen beruhen – etwa aus Biochemie, Physiologie, Endokrinologie und Neuroendokrinologie. Bevor ich jedoch näher auf unsere Testverfahren eingehe, möchte ich noch ein weiteres Beispiel für die begrenzten Möglichkeiten üblicher Testverfahren geben – in diesem Fall eine Methode, die oft von Naturheiltherapeuten verwendet wird. Oft werden nämlich Ernährungsempfehlungen gegeben, die auf der Messung des Säuregrades (pH-Wert) von Speichel und Urin beruhen.

Wie Sie vielleicht wissen, dürfen die verschiedenen Bereiche des Körpers weder zu stark basisch noch zu stark sauer sein, sonst können zum Beispiel die enzymatischen Reaktionen in den Zellen nicht effizient ablaufen. Deshalb sind sich naturheilkundlich orientierte Therapeuten meist dessen bewusst, wie wichtig das Säure-Basen-Gleichgewicht für die Gesundheit ist. Und weil dieses Gleichgewicht stark von der Ernährung beeinflusst wird, achten sie auf die pH-Werte und empfehlen zur Regulierung die entsprechende Ernährung. Normalerweise gehen sie davon aus, dass „basenreiche" Nahrungsmittel gegessen werden müssen, wenn die pH-Werte zu viel Säure anzeigen, und „säurereiche", wenn das Basische überwiegt.

Doch Vorsicht: Hier haben wir wieder ein typisches Beispiel für Verfahren, die auf viel zu einfachen Ansätzen basieren und bestenfalls *zufällig* zum Erfolg führen, aber auch Schaden anrichten können. Denn nach den Erkenntnissen von MT wissen wir inzwischen genau – und können es auch beweisen –, dass es nicht alleine vom Nahrungsmittel selbst abhängt, ob es sauer oder basisch wirkt, sondern von seiner Wechselwirkung mit dem Stoffwechseltyp.

Damit stehen wir natürlich im Gegensatz zu der weit verbreiteten Meinung, dass es nur vom jeweiligen Nahrungsmittel abhänge, ob es sauer oder basisch wirke – unabhängig davon, *wer* es zu sich nehme. Doch wir wissen: In Wirklichkeit hängt diese Wirkung davon ab, wie sich dieses Nahrungsmittel auf *das* homöostatische Regulationssystem auswirkt, das bei der jeweiligen Person *vorherrscht.* Sie müssen also zuerst wissen, welches System bei Ihnen am stärksten ist (mit anderen Worten: zuerst müssen Sie Ihren Stoffwechseltyp kennen), bevor Sie vorhersagen können, wie sich bei Ihnen ein Nahrungsmittel auswirkt – ob basisch oder sauer.

Die Wirkung von Nahrungsmitteln auf den Säuregrad des Bluts, je nach dominantem Typ		
	Dominanz des autonomen Nervensystems	**Dominanz des Verbrennungssystems**
Gemüse	macht basischer	macht sauer
Fleisch	macht saurer	macht basischer
Nahrungsmittel wirken auf den Säure-Basen-Haushalt, der für viele Stoffwechselvorgänge sehr wichtig ist. Nur bei gutem Säure-Basen-Gleichgewicht kann die Gesundheit aufrechterhalten werden. Doch entgegen der gängigen Meinung sind Nahrungsmittel und Nährstoffe nicht an sich sauer oder basisch, sondern diese Wirkung hängt von der Wechselwirkung mit dem dominanten Regulationssystem ab. Ein Nahrungsmittel, das bei *einem* Stoffwechseltyp zu einer Verschiebung in Richtung Übersäuerung führt, kann bei einem *anderen* Typ den Stoffwechsel zu basisch werden lassen.		

Ein anderes beliebtes Verfahren zur Bestimmung des Ernährungsbedarfs ist die Haarmineralanalyse. Aber Haare bestehen aus Gewebe und repräsentieren ähnlich wie Blut nur *eine* von mehreren körperlichen Ebenen. Weil aber der Körper ein komplexes physiologisches System ist, das aus vielen unterschiedlichen Ebenen besteht, können die Werte der Nährstoffe im Haar irreführende Ergebnisse liefern, wenn sie ohne Bezug zu den Stoffwechseltypen interpretiert werden. Die Beispiele auf Seite 80 zeigen diese Zusammenhänge sehr gut. Sie stammen aus unseren Patientenunterlagen, von einem Ehepaar. Wie Sie sehen, sind die Muster bei beiden fast gleich.

Normalerweise würde ein Therapeut nach Betrachtung dieser Ergebnisse denken, dass beide zu wenig Kalium und zu viel Kalzium haben. Und weil Kalium im Allgemeinen den Kalziumspiegel senkt, würde er beiden zu Kalium raten.

Aber hier ist das Problem: Es handelt sich bei diesen beiden um entgegengesetzte Stoffwechseltypen. Beide haben ein Ungleichgewicht im Verbrennungssystem: Klara ist ein Langsamverbrenner und Georg ein Schnellverbrenner. Als Langsamverbrenner braucht Klara eine Ernährung, die viele kaliumreiche und nur wenig kalziumreiche Nahrungsmittel enthält. In diesem Fall würde man zum gleichen Schluss kommen, wenn man *nur* ihre Haarmineralanalyse betrachtet hätte.

Ganz anders jedoch bei Georg, für ihn gilt genau das Gegenteil. Obwohl seine Ergebnisse scheinbar zu den gleichen Empfehlungen führen müssten, gingen wir ganz anders vor, weil wir seinen Stoffwechseltyp kannten. Weil er ein Schnellverbrenner war, empfahlen wir ihm eine Ernährung, die reich an Kalzium und arm an Kalium war. Wir empfahlen also genau das Gegenteil, obwohl beide Haarmineralanalysen fast identische Ergebnisse geliefert hatten: hohe Kalzium- und niedrige Kaliumwerte. Und so erstaunlich es klingen mag: Bei beiden sanken die Kalziumwerte, die Kaliumwerte stiegen an und die Gesundheit besserte sich bei beiden.

Aus unserer täglichen Erfahrung könnte ich Ihnen eine Menge ähnlicher Beispiele von Menschen liefern, bei denen die Laborwerte gleich sind und die auf den ersten Blick die gleiche Ernährung brauchen. Als wir ihnen jedoch unter Berücksichtigung ihres Stoffwechseltyps ganz unterschiedliche Empfehlungen gaben, wurden sie damit gesünder, ihre Werte besserten sich.

MT – ein wichtiges Bezugssystem

Klara

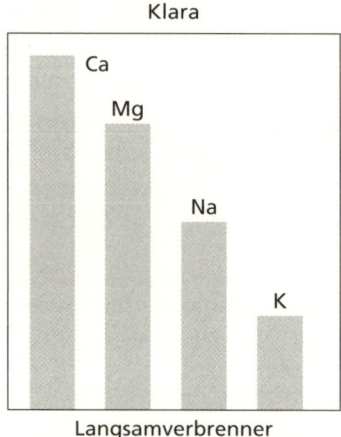

Langsamverbrenner

Georg

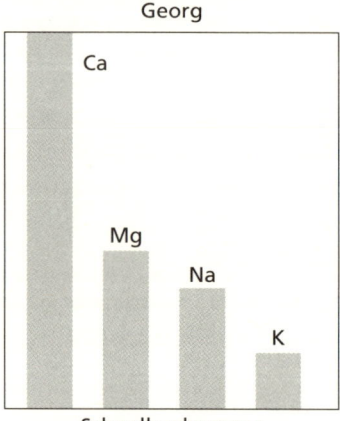

Schnellverbrenner

Ca = Kalzium; Mg = Magnesium; Na = Natrium; K = Kalium

Diese beiden Haarmineralanalysen geben die Ergebnisse von zwei Menschen mit fast gleichen Mineralüberschüssen und -mängeln wieder. Auf den ersten Blick sieht es so aus, als brauchten sie die gleichen Ernährungsempfehlungen. In Wahrheit brauchen sie jedoch genau gegensätzliche Ernährungsweisen. So besserte sich Klaras bisher chronisch schlechte Gesundheit, seitdem sie sich kaliumreich und kalziumarm ernährte – sie war Langsamverbrenner. Doch Georg (als Schnellverbrenner) ging es erst besser, als er sich kaliumarm und kalziumreich ernährte.

Hier haben wir ein gutes Beispiel dafür, dass Werte im Gewebe (die sich im Haar zeigen) keine verlässlichen Schlüsse auf den Nährstoffbedarf der Zellen zulassen und dass die Nährstoffspiegel des Körpers nur unter Einbeziehung von MT sinnvoll interpretiert werden können und zu den richtigen Ernährungsempfehlungen führen.

Wir wissen, dass Klara als Langsamverbrenner einen hohen Kalziumspiegel in der Zelle hat und dass ihr Kalziumspiegel im Gewebe ebenfalls hoch ist. Daraus können wir schließen, dass sie einen echten quantitativen Kalziumüberschuss hat. Weil Georg Schnellverbrenner ist, wissen wir von ihm, dass sein Kalziumspiegel in der Zelle niedrig ist. Seine Werte im Gewebe (in den Haaren) sind zwar hoch, er hat also eigentlich genug Kalzium im Körper. Doch es wird nicht richtig verwertet, er hat sozusagen einen qualitativen Mangel: Es ist nicht in den Zellen, wo es eigentlich gebraucht würde, und kann deshalb nicht richtig verwertet werden.

Es hängt immer vom Stoffwechseltyp ab, ob ein bestimmtes Nährstoffmuster – zum Beispiel in einer Haarmineralanalyse – auf Gesundheit oder auf Krankheit hindeutet. Deshalb lässt sich die Situation des Stoffwechsels nicht durch die Erfassung solcher Werte ermitteln, ohne dass man den Stoffwechseltyp in die Betrachtung einbezieht.

Ihr Körper verrät Ihren Typ – in seiner eigenen Sprache

Wenn Sie unterschiedliche Menschen – einen Priester, einen Philosophen, einen Mikrobiologen, einen Chirurgen, einen Bildhauer, einen Psychologen, einen Maler, einen Sportler – bäten den menschlichen Körper zu beschreiben, würden Sie verschiedene Beschreibungen hören. Alle hätten ihre Berechtigung, aber keine würde den Menschen vollständig beschreiben.

Wenn Sie krank wären und Heiler aus den unterschiedlichsten Kulturkreisen aufsuchen würden – aus Indien, China, dem mittleren Osten, Amerika, usw. –, würden Sie sicher ganz unterschiedliche Ansichten über Ihre Probleme hören. Dabei neigen die Vertreter jeder Kultur und jeder Heilmethode dazu, die eigene Betrachtungsweise für die beste zu halten.

Menschen aus den Industrienationen fällt es besonders schwer, die Möglichkeiten anderer heilkundlicher Traditionen zu erkennen und wertzuschätzen, besonders bei den Diagnoseverfahren, da wir hier scheinbar ganz erstaunliche technische Möglichkeiten haben. Schließlich gibt es keine Zelle, keinen DNA-Strang, kein Molekül, das wir nicht analysieren und auseinander nehmen können.

Wir haben unendlich viele Apparate – EEG und EKG, Elektronenmikroskope, Ultraschall, Kernspintomographie, DNA-Analyse, usw. –, mit denen wir in die entlegensten Winkel des Körpers vordringen können, ihn in kleinste Einzelteile zerlegen können.

Viele halten dies für den einzigen wissenschaftlich vertretbaren Ansatz, die einzig objektive Methode. Aber nicht jeder wird hier zustimmen. Therapeuten, die mit traditionellen östlichen Methoden arbeiten, wissen sehr gut, wie eng begrenzt diese Sichtweise ist, wie eingeschränkt diese Diagnose- und Behandlungsmethoden sind. Sie stehen dem mechanistischen Vorgehen der modernen Gerätemedizin sehr kritisch gegenüber, ihrer großen Abhängigkeit von Computern, Messgeräten und Daten.

Die Schulmedizin sieht den Körper eher als biochemische Maschine an, mit auswechselbaren Teilen. Der Wissenschaftskritiker Fritjof Capra stellt fest, die moderne Medizin betrachte Gesundheit mit den Augen eines Ingenieurs, Krankheiten würden auf mechanische Probleme reduziert und die Therapie auf eine technische Reparatur.

Ganzheitlich orientierte Methoden wie die chinesische Akupunktur-
lehre, Ayurveda oder Homöopathie, die zu den am weitesten entwickelten Verfahren gehören, gehen völlig anders vor. Sie sehen den Körper in
seiner Ganzheit, als integriertes System, und sie können mit der modernen Gerätemedizin nicht viel anfangen. Ihre Diagnosemethoden lassen
sich nicht auf Zahlen oder „objektive" Fakten reduzieren.

Um zur Ursache eines Problems vorzudringen, würde zum Beispiel
ein Akupunkteur oder ein Homöopath sich zuerst ein Bild von der komplexen Einzigartigkeit des Patienten machen wollen, auf allen Ebenen. Er
würde sowohl alle möglichen psychischen, emotionalen und andere
Eigenschaften der Persönlichkeit erfassen wie auch körperliche Symptome und Schwächen. Während also die westliche Medizin dazu neigt,
alles in seine Einzelteile zu zerlegen, wollen diese traditionellen Heilmethoden den Körper und seine Probleme in einem umfassenden Gesamt-
bild beurteilen.

Wenn Sie zum Beispiel Augenprobleme hätten, würden Sie normalerweise zu einem Augenarzt gehen, der sich in seiner Behandlung sicher
auf Ihre Augen konzentrieren würde. In der traditionellen chinesischen
Medizin gibt es dagegen keine Augenärzte; Gesundheitsprobleme werden nie isoliert und nie auf einzelne Organe bezogen betrachtet. So werden Augenprobleme zum Beispiel als Symptom für eine Leberschwäche
angesehen. Und das Leberproblem wird wiederum als Anzeichen eines
Ungleichgewichts des Körpers gesehen, das aus verschiedenen Gründen
entstanden sein kann, zum Beispiel durch eine Energieblockade, durch
Umweltgifte, falsche Ernährung, aus psychischen Problemen oder anderen Gründen.

MT vereinigt sowohl Elemente aus der modernen Medizin als auch
aus traditionellen Therapiemethoden, um Gesundheitsprobleme optimal
angehen zu können. Die Pioniere von MT – Francis Pottenger und Royal
Lee – bezogen schon in den Dreißigerjahren medizinisches Wissen aus
Bereichen wie Endokrinologie und Neuroendokrinologie in ihre Überle-
gungen ein. Viele andere Wissenschaftler, die seitdem diese Entwicklung
vorangetrieben haben, bezogen vor allem Biochemie und andere neue
Ansätze ein.

Gleichzeitig ähnelt das Konzept von MT jedoch auch den östlichen
und anderen ganzheitlichen Heilmethoden. Bei MT geht es immer und

vor allem darum, einen Gesamteindruck vom Patienten zu gewinnen. Wie viele Therapeuten der Vergangenheit sehen auch die MT-Therapeuten das individuelle Bild als das Wichtigste an, viel wichtiger als eine Krankheit oder eine Ansammlung von Symptomen.

Schon im 4. Jahrhundert v. Chr. äußerte Hippokrates, der bekannte griechische Arzt, es sei viel wichtiger zu wissen, von welcher Art der Patient sei, der eine Krankheit habe, als zu wissen, welche Art Krankheit ein Patient habe. Er entwickelte sogar ein – wenn auch sehr einfaches – System zur Einteilung seiner Patienten in unterschiedliche „Typen".

Auch in der chinesischen Medizin und im Ayurveda bestimmt man Typen, um Ernährungsempfehlungen geben zu können oder die Therapie danach auszurichten. Die chinesische Medizin ordnet die Typen nach den fünf Elementen Feuer, Holz, Wasser, Metall und Erde. Ayurvedische Therapeuten – die traditionellen Heiler Indiens – bestimmen ebenfalls verschiedene Typen, die drei „Doshas". Beide Systeme sind sehr weit entwickelt, obwohl sie schon vor Tausenden von Jahren entstanden sind.

Auch die Homöopathie ist eine sehr ausgefeilte Methode, die die Menschen in unterschiedliche konstitutionelle Typen einteilt. Entwickelt wurde sie seit Ende des 18. Jahrhunderts von dem genialen deutschen Arzt Samuel Hahnemann.

Erst im 20. Jahrhundert entdeckten amerikanische Wissenschaftler und Ärzte die Möglichkeiten, die sich durch die Bestimmung von Stoffwechseltypen ergeben würden. Gegenüber ihren frühen Vorgängern hatten sie jetzt – und auch schon in den Zwanziger- und Dreißigerjahren – einen großen Vorteil: Die moderne biochemische Forschung und die Analyse von Nahrungsmitteln hatten großen Auftrieb erhalten und man war dabei, die Bestandteile der Nahrungsmittel zu entdecken und zu isolieren – zum Beispiel Vitamine, Mineralien und Enzyme.

Diese Möglichkeiten hatten die frühen Heiler noch nicht. Sie waren auf empirische Beobachtungen der Auswirkungen von Nahrungsmitteln angewiesen und wussten noch nichts von der Energieerzeugung in der Zelle, von der Rolle des autonomen Nervensystems oder von Makro- und Mikronährstoffen. Erst im Verlauf des 20. Jahrhunderts lieferten neue wissenschaftliche Erkenntnisse die Grundlagen, mit denen sich nach und nach die biochemische Individualität entschlüsseln ließ. Nun erst konnte man erklären, warum einzelne Nährstoffe sich von Mensch zu Mensch unterschiedlich auf den Stoffwechsel und auf die Gesundheit auswirken.

In den Händen qualifizierter und erfahrener Therapeuten können chinesische Medizin, Ayurveda und Homöopathie äußerst wirkungsvolle Heilverfahren sein. Aber sie sind weniger anschaulich als die Lehre von den Stoffwechseltypen. Sie arbeiten zum Beispiel mit Begriffen wie Lebensenergie oder anderen abstrakten, kaum greifbaren Kräften, die für die menschliche Gesundheit eine wichtige Rolle spielen.

MT ist eher eine „solide" Wissenschaft, die ihre Wurzeln vor allem in der heutigen Biochemie hat. Wenngleich ihre Philosophie und ihr Anspruch in vielem den traditionellen Heilmethoden gleicht, ist MT letztlich ein neuer Zweig der Ernährungswissenschaft und ein Kind des 20. Jahrhunderts.

Am besten lässt sich wohl mit einem Bild erklären, worin sich MT von anderen Ansätzen unterscheidet und wie es einzuordnen ist: Stellen Sie sich eine kranke Pflanze vor, die medizinisch behandelt werden soll. Die moderne Schulmedizin mit ihrer Spezialisierung würde sich auf die einzelnen Bestandteile der Pflanze konzentrieren: den Stiel, die Blätter, die Blütenblätter, die Stempel, usw.

Die ganzheitliche östliche Lehre würde die Pflanze eher als Gesamtorganismus sehen und ihre Künste spielen lassen, um die Gesundheit der Pflanze und ihre Umweltbedingungen einzuschätzen.

MT wäre zwischen beiden anzusiedeln. Wir würden uns auf den biochemischen Zustand der Flüssigkeiten konzentrieren, von denen die Pflanze mit Nährstoffen versorgt wird, würden uns die Nährstoffe ansehen, die ihr im Boden zur Verfügung stehen, und das Sonnenlicht, das ihr Energie gibt.

Die moderne Wissenschaft von den Stoffwechseltypen

MT ist eine systematische Wissenschaft, die sich einer Reihe von Methoden bedient, um die biochemische Individualität des Einzelnen zu bestimmen.

Ein Weg zur Typenbestimmung liegt in der Interpretation der „Körpersprache", in der Zuordnung der unzähligen individuellen Merkmale

und Eigenschaften, die jeden Menschen so einzigartig machen in Bezug auf
- körperliche Erscheinung
- Anatomie und Körperstruktur
- psychische Eigenheiten
- Persönlichkeit und Verhaltensweisen
- Reaktionen auf Nahrungsmittel, Vorlieben

Auch wenn es im ersten Moment vielleicht schwer zu glauben ist: Alle Ihre individuellen Eigenschaften stehen in Wechselwirkung mit biochemischen Abläufen. Mit anderen Worten, sie spiegeln wider, wie Ihre homöostatischen Regulationssysteme angelegt oder geprägt sind.

Jeder hat in seinen homöostatischen Regulationssystemen ererbte Stärken und Schwächen, zum Beispiel im
- autonomen Nervensystem
- Verbrennungssystem
- Drüsensystem
- Katabolismus/Anabolismus

Diese vier Systeme sind die wichtigsten; vor allem sie sind es, die Ihren Stoffwechseltyp bestimmen. Das autonome Nervensystem kontrolliert diejenigen Aktivitäten im Körper, die normalerweise nicht der bewussten Kontrolle unterliegen, zum Beispiel Puls, Atmung, Verdauung, Aktivitäten des Immunsystems.

Das Verbrennungssystem und Katabolismus/Anabolismus haben vor allem mit Menge und Art der Energieproduktion zu tun. Das Drüsensystem beeinflusst den Stoffwechsel auf verschiedene Art und Weise durch Hormone, mit denen es die Aktivitäten im Gewebe und in den Zellen steuert. Die Arbeitsweise dieser Systeme drückt sich in einer Vielzahl von Merkmalen aus. Je nachdem wie diese Merkmale ausgeprägt sind, lässt sich aus ihnen darauf schließen, wie diese Systeme bei Ihnen arbeiten.

Wenn Sie zum Beispiel groß sind, sich gut konzentrieren können, Ihre Verdauung aber nur schwach ist, dann sagen diese Merkmale etwas über den Einfluss des autonomen Nervensystems aus; sie deuten darauf hin, dass der Sympathikus bei Ihnen stärker wirkt als der Parasympathikus.

Oder: Wenn Sie meist wenig Hunger und wenig Energie haben, aber Zucker und Stärke gut vertragen, könnten Sie ein Langsamverbrenner sein.

Oder: Sie leiden unter Schlaflosigkeit und Durchfall. Das deutet darauf hin, dass Sie mehr zu katabolischem als zu anabolischem Stoffwechsel neigen.

Oder: Sie haben feine, dünne Knochen, sind eher schlank. Das könnte darauf hindeuten, dass bei Ihnen vor allem die Schilddrüse die Energieregulierung dominiert.

So und ähnlich gibt es zahllose Variationen in Ihren Merkmalen, die alle Rückschlüsse auf die Gleichgewichtsverhältnisse in Ihren Regulationssystemen zulassen, aus denen sich die Individualität Ihres Stoffwechsels ergibt. Wir können aus ihnen erkennen, wie effizient Ihre Organe und Drüsen arbeiten, zu welchen Gesundheitsproblemen Sie neigen und wie sich Nahrungsmittel und Nährstoffe auf Ihre Gesundheit auswirken.

Vor allem kann uns diese „Körpersprache" die Richtung weisen, in der wir ein Ernährungsprogramm entwickeln können, mit dem Ihr Stoffwechsel ins Gleichgewicht gebracht werden kann, damit Ihre Gesundheit so gut wie möglich gebessert und gestärkt wird.

Diese „Körpersprache" ist allerdings nicht leicht zu verstehen, denn es gibt keine „reinen" Typen. Niemand zeigt ausschließlich Merkmale des Sympathikus oder des Parasympathikus, niemand ist ein reiner Schnellverbrenner oder zeigt ausschließlich Merkmale des Langsamverbrenners. Es ist wesentlich komplizierter. Jedes Merkmal ist nur ein kleines Steinchen in einem sehr komplexen Mosaik, dass erst in seiner Gesamtheit Ihre Einzigartigkeit ausmacht. Eigentlich suchen wir *Muster* in Ihren Merkmalen, die uns sagen, welche *Tendenzen* bei Ihnen vorherrschen.

Ein Vergleich: Stellen Sie sich vor, Sie haben sich nachts irgendwo in der Wildnis verlaufen und wollen zu Ihrem Lager zurück. Wenn es eine sternklare Nacht ist und Sie sich ein wenig mit Astronomie auskennen, haben Sie gute Chancen.

Was macht die Astronomie? Sie ordnet die unzähligen Sterne zu Mustern, zu Konstellationen, die Ihnen helfen können Ihre Richtung zu finden. Wenn Sie den Großen Wagen finden können, finden Sie auch den Polarstern und wissen, wo Norden ist. Daraus können Sie darauf schließen, wo Ihr Lager liegt.

Stoffwechseltypen sind wie Sternkonstellationen. Sie sind Muster, in die sich die unendliche Vielfalt Ihres physiologischen und biochemischen Aufbaus einordnen lässt. Diese Muster sagen Ihnen, welchen Weg Sie in der Ernährung gehen müssen, um Ihren Stoffwechsel ins Gleichgewicht zu bringen.

Viele verschiedene Merkmale bestimmen den Typ

		Merkmale	Jutta	Maria	Steffi
Autonomes Nervensystem	Para-sympathikus	klein	X		X
		feuchte, ölige Haut		X	
		Hautausschläge			X
		Depression	X		
		schnelle Verdauung	X	X	
	Sympathikus	groß		X	
		trockene Haut	X		X
		Akne	X		
		Ängstlichkeit		X	X
		schlechte Verdauung			X
Verbrennungs-system	Schnell-verbrenner	aufgedreht, aber erschöpft	X	X	
		mag Salz		X	
		starker Appetit	X		
	Langsam-verbrenner	schwacher Appetit		X	X
		verträgt Zucker gut			X
		wenig Energie			X
katabolisch-anabolisch	anabolisch	Tachykardie	X		
		ständig müde			X
		Verstopfung	X		X
	katabolisch	Bradykardie		X	
		Durchfall	X		
		Schlaflosigkeit		X	X
Drüsen-system	Schilddrüse	dünne Knochen	X		X
	Nebennieren	dicke Muskulatur		X	
	Eierstöcke	schmaler Brustkorb, breite Hüften			X
	Hypophyse	großer Kopf	X		

In den hier aufgeführten wenigen Merkmalen drücken sich Ungleichgewichtszustände der homöostatischen Regulationssysteme aus, die ihrerseits den Stoffwechseltyp ausmachen. Sie sehen: Es gibt dabei unendlich viele Variationen. Niemand ist ein „reiner" Typ, der nur Merkmale einer Seite hat. Wir haben alle die unterschiedlichsten Merkmale, sind abhängig von den unterschiedlichen Einflüssen aller homöostatischen Regulationssysteme. Trotzdem lassen sich aus all diesen Merkmalen Muster erkennen, aus denen der Stoffwechseltyp bestimmt werden kann.

Kapitel 6
So finden Sie Ihren Stoffwechseltyp

Eine neue Stufe der Selbsterkenntnis

Sind Sie übergewichtig? Fällt es Ihnen schwer Übergewicht abzubauen? Wie viel Energie haben Sie? Hüpfen Sie morgens voller Tatendrang aus dem Bett und sind fit und munter, den ganzen Tag voller Energie, wach? Oder müssen Sie sich morgens aus dem Bett quälen und werden auch den Tag über immer wieder müde, können sich schlecht konzentrieren und sind reizbar?

Wie geht es gesundheitlich? Tut Ihnen hier und da etwas weh, haben Sie das eine oder andere kleinere, aber lästige Gesundheitsproblem? Oder gehören Sie eher zu den typischen Vertretern unserer modernen Gesellschaft, die unter der einen oder anderen chronischen Krankheit leiden, die irgendwie nie richtig in den Griff zu bekommen ist:

- Allergien
- Arthritis
- Kopfschmerzen
- Niedriger Blutzucker
- Verdauungsprobleme
- Herz-Kreislauf-Probleme
- Depression
- Häufige Infekte

Falls Sie solche oder andere Probleme haben, könnte es gut sein, dass Sie unterernährt sind. Es gibt viele Arten von Unterernährung, nicht nur die von hungernden Kindern in Ländern der Dritten Welt. Es gibt sie auch unter denen, die im Überfluss leben, die eigentlich als wohlgenährt gelten.

Selbst Übergewicht ist ein Zeichen von Unterernährung, auch wenn das seltsam klingt. Übergewichtige hungern nach den Nahrungsmitteln und Nährstoffen, die zu ihnen passen, die ihren Hunger befriedigen würden und ihren Stoffwechsel wieder ins Gleichgewicht bringen könnten. Selbst wenn Sie nur die gesündesten Nahrungsmittel essen und die besten Nahrungsergänzungen verwenden würden, könnten Ihrem Körper trotzdem gerade die Nährstoffe fehlen, die er braucht, um richtig zu arbeiten.

Zum Glück sagt uns der Körper, wenn wir ihn nicht richtig füttern. Er äußert sich durch alle möglichen Symptome und macht uns darauf aufmerksam, dass er genau mit den Nährstoffen versorgt werden möchte, die zu seinen Bedürfnissen passen. Und selbst wenn es Ihnen zur Zeit bestens geht, wenn Sie schlank sind und keine Krankheitssymptome haben, bleibt Ihnen nichts anderes übrig, als die Bedürfnisse Ihres Körpers kennen zu lernen und seine Arbeitsweise zu verstehen – wenn Sie gesund bleiben wollen.

Ganz egal, ob Sie Ihre Gesundheit verbessern oder erhalten wollen – Sie müssen sich entsprechend den Bedürfnissen Ihres Stoffwechseltyps ernähren.

Ganz egal, wie es Ihnen zur Zeit geht: Sie müssen zuerst Ihren Stoffwechseltyp erkennen, wenn Sie mehr über sich selbst erfahren möchten. Nur so können Sie ein Leben voller Energie und Gesundheit erreichen, ohne chronische Krankheiten, wie sie die meisten Menschen in unserer modernen Gesellschaft plagen.

Mit dem Fragebogen in diesem Kapitel lässt sich Ihr Stoffwechseltyp einfach bestimmen. Sie brauchen nur ungefähr eine halbe Stunde dafür, Ihren „grundlegenden" oder Haupt-Stoffwechseltyp herauszufinden. Die drei Hauptkategorien von Stoffwechseltypen heißen:

- Eiweiß-Typ
- Kohlenhydrat-Typ
- Misch-Typ.

Jeder dieser Stoffwechseltypen braucht eine andere Ernährung. Denken Sie aber immer daran, dass diese grundsätzliche Einteilung nur der erste Schritt ist und dass diese Typen wesentlich genauer differenziert werden können.

In den nachfolgenden Kapiteln zeigen wir Ihnen weitere Möglichkeiten, die Ernährung noch genauer an Ihre sehr individuellen Bedürfnisse anzupassen. Denn eigentlich gibt es sehr viel mehr als nur diese drei Stoffwechseltypen, sehr viele biologische und biochemische Varianten. Sie können zwar der gleiche Grundtyp wie jemand anders sein, aber Ihre Ernährungsbedürfnisse können sich trotzdem in wichtigen Punkten unterscheiden.

So könnten zum Beispiel Sie und Ihr Freund beide „Eiweiß-Typen" sein. Deshalb würde es Ihnen beiden mit einer vorwiegend vegetarischen Ernährung nicht besonders gut gehen und Sie würden mit einer Ernährung, die sehr viele Kohlenhydrate enthält, nicht gut zurechtkommen. Aber obwohl Sie beide relativ viel Eiweiß brauchen und nicht zu viele Kohlenhydrate essen sollten, braucht Ihr Freund vielleicht den ganzen Tag über die „schwereren", fett- und purinreicheren Eiweißträger und reagiert eventuell wesentlich empfindlicher auf Kohlenhydrate – besonders auf Zucker und Stärke – als Sie.

Außerdem sollten Sie bedenken, dass Ihr Stoffwechseltyp nicht für immer und ewig feststeht. Wenngleich Sie mit einem bestimmten Stoffwechselmuster geboren wurden und deshalb bestimmte Ernährungsbedürfnisse geerbt haben, können sich Ihre Bedürfnisse aus vielen Gründen ändern, zum Beispiel wegen einer Krankheit, wegen Stress oder auch wegen einer Ernährung, die nicht Ihren Bedürfnissen entspricht.

Bei der Bestimmung des Stoffwechseltyps geht es darum, wie Ihr Stoffwechsel *heute* arbeitet, wie Ihre Ernährungsbedürfnisse *zur Zeit* sind. Aber in einem halben Jahr oder in einem Jahr könnten sich Ihre Bedürfnisse verändern und eventuell zurückkehren zu jenen, die Sie einst geerbt haben. Alles, was den Stoffwechsel betrifft, ist sehr individuell und verändert sich ständig. Deshalb sollten Sie Ihren Stoffwechseltyp immer mal wieder überprüfen und Ihre Ernährung ständig an Ihre aktuellen Bedürfnisse anpassen.

Nachdem Sie Ihren Stoffwechseltyp bestimmt haben, gehen wir genauer auf die Ernährung ein, die zu Ihnen passt. Sie werden also bald wissen, welche Nahrungsmittel Ihnen Energie geben, mit welchen Sie sich am besten fühlen und welche Ihre Gesundheit langfristig unterstützen. Und genauso wichtig: Sie werden die Geheimnisse der richtigen Mischungsverhältnisse der Makronährstoffe (Eiweiß, Kohlenhydrate und Fett) kennen lernen und erfahren, welche für Sie am besten sind. Nur wenn Sie lernen, welche Nahrungsmittel für Sie richtig sind und wie sie zusammengestellt werden sollten, können Sie sich entsprechend Ihrem Stoffwechseltyp ernähren.

Die Tabelle auf der Seite 93 gibt einen ersten Überblick über die Ernährungsregeln für die drei grundlegenden Stoffwechseltypen. In jedem dieser Typen sind jeweils zwei Untertypen zusammengefasst, die sich mit anderen Testmethoden (siehe Anhang) genauer bestimmen lassen, auf die wir ihm Rahmen dieses Buchs jedoch nur am Rande eingehen können.

Wenn Sie ein Eiweiß-Typ sind, gibt es zwei Möglichkeiten: Entweder verarbeiten Ihre Zellen Kohlenhydrate zu schnell und Ihr Stoffwechsel verlässt sich in seiner Energiegewinnung zu stark auf die Glykolyse. Dann sind Sie ein Schnellverbrenner. Oder bei Ihnen ist der parasympathische Zweig des autonomen Nervensystems stärker als der sympathische Zweig.

Grundsätzlich und etwas vereinfacht kann man sagen, dass der Eiweiß-Typ entweder viel Eiweiß benötigt, um die sympathische Seite zu stärken und um seinen Stoffwechsel saurer zu machen, der zu sehr zum Basischen neigt. Oder er braucht – wenn er ein Schnellverbrenner ist – das Eiweiß (besonders die purinreichen Eiweißträger), um die zu schnelle Energieerzeugung in der Zelle zu bremsen und um seinen Stoffwechsel basischer zu machen, da er zur Übersäuerung neigt.

Beim Kohlenhydrat-Typ ist das Gegenteil richtig. Dieser Typ braucht einen höheren Kohlenhydratanteil, um entweder als Sympathikus-Typ die parasympathische Seite des Nervensystems zu stärken und umso einen Stoffwechsel, der zur Übersäuerung neigt, basischer zu machen. Oder er braucht als Langsamverbrenner mehr Kohlenhydrate, um seine von Natur aus langsame Energieerzeugung in der Zelle zu beschleunigen und so ein Gleichgewicht herzustellen, indem sein zur basischen Seite neigender Stoffwechsel saurer gemacht wird.

Und wenn Sie ein Misch-Typ sind, so befinden Sie sich irgendwo in der Mitte zwischen den beiden anderen Typen mit ihrem deutlichen Ungleichgewicht. Aber jetzt brauchen Sie eine Zusammenstellung Ihrer Ernährung, die beide Seiten Ihres autonomen Nervensystems gleich gut unterstützt – sowohl den Sympathikus als auch den Parasympathikus. Das Gleiche gilt für Ihr Verbrennungssystem. Ihre Verbrennung ist weder zu schnell noch zu langsam und Sie müssen dafür sorgen, dass Ihre Ernährung nicht einseitig wirkt, dass sie die Verbrennung nicht zu stark beschleunigt oder verlangsamt.

Zwar umfasst der Fragebogen auf den nachfolgenden Seiten nur 65 Fragen, doch lässt sich Ihr Stoffwechseltyp damit gut bestimmen. Der Fragebogen ist ein Ergebnis meiner zwanzigjährigen Arbeit in der Erforschung und Entwicklung der Wissenschaft von den Stoffwechseltypen.

Die wichtigsten Ernährungsempfehlungen für die drei Stoffwechseltypen		
Stoffwechseltyp	**Ernährung**	**Ungleichgewicht im Stoffwechsel**
Eiweiß-Typ	• viel Eiweiß • die „schweren", fett- und purinreichen Eiweiße • viel Fett und Öl – wenig Kohlenhydrate	Schnellverbrenner oder Parasympathikus-Typ
Kohlenhydrat-Typ	• wenig Eiweiß • „leichtere", magere, purinarme Eiweiße • wenig Fett und Öl • viele Kohlenhydrate	Langsamverbrenner oder Sympathikus-Typ
Misch-Typ	• sowohl fett- und purinreiche als auch fett- und purinarme Eiweiße • Anteile von Eiweiß, Fett und Kohlenhydraten sollten ähnlich groß sein	weder Schnell- noch Langsamverbrenner noch Parasympathikus- oder Sympathikus-Typ
Die drei grundlegenden Kategorien von Stoffwechseltypen liefern gute Anhaltspunkte zum Abstimmen der Ernährung auf Ihre Bedürfnisse.		

Weil die Lehre von den Stoffwechseltypen eine sehr komplexe Wissenschaft ist und weil es so viele Merkmale gibt, die auf den individuellen Stoffwechseltyp hindeuten, gibt es eigentlich Hunderte sehr präziser Fragen, mit denen wir diese Merkmale erfassen können. Und viele Therapeuten, die unsere Methode in ihrer Praxis verwenden, ermitteln in der Tat mit wesentlich mehr Fragen und auch mithilfe eines neu entwickelten Bluttests den Stoffwechseltyp wesentlich genauer. (Näheres dazu finden Sie im Anhang.) Trotzdem ist auch der relativ kurze Test auf den folgenden Seiten durchaus geeignet, Ihnen einen ersten Einblick in Ihre persönlichen Ernährungsbedürfnisse zu liefern. Allerdings sollten Sie sich Zeit nehmen und jede Frage so genau wie möglich beantworten.

Sie müssen jedoch wissen, dass diese Typenbestimmung nicht in jedem Fall hundertprozentig zuverlässig ist. Es gibt immer wieder Menschen, bei denen mit einem so einfachen Fragebogen der Typ nicht richtig ermittelt wird. An sich ist das jedoch nicht problematisch, weil Sie in Kapitel 9 eine sehr einfache Methode finden werden, mit der Sie entweder die Ergebnisse des Fragebogens für sich bestätigen oder Probleme bei der Umsetzung der Empfehlungen bereinigen können.

Im Grunde ist es so: In den nachfolgenden Kapiteln finden Sie eine Menge an einfachen Hilfsmitteln und Anweisungen, die Sie auf den rechten Weg bringen, durch die Sie die richtige Ernährung für Ihren Stoffwechseltyp finden und mit denen Sie Ihren Ernährungsbedarf gegebenenfalls genauer an Ihre Bedürfnisse anpassen können. Als Erstes sollten Sie jedoch die nun folgenden Fragen so gut wie möglich beantworten und die Auswertungsanweisungen befolgen, mit denen Sie Ihren Typ herausfinden.

Fragebogen zur Bestimmung Ihres Stoffwechseltyps

Hinweise zum Ausfüllen

Kreuzen Sie bei den einzelnen Fragen jeweils eine Antwort an, die Ihnen – nach Ihrer Einschätzung – am ehesten entspricht; sie muss nicht *hundertprozentig* auf Sie zutreffen. Sie werden bei einigen Fragen feststellen, dass keine der Antworten *genau und vollständig* auf Sie zutrifft. In diesem Fall sollten Sie einfach diejenige Antwort auswählen, die von ihrer Tendenz her am ehesten für Sie passt.

Denken Sie immer daran, dass wir das *grundlegende* Muster Ihres Stoffwechsels suchen, also nach der Ausrichtung, nach der Tendenz des Stoffwechsels fragen. Es muss nicht jede Formulierung und jede Einzelheit einer Antwort auf Sie zutreffen. Wenn bei einer Frage aber wirklich keine der Antworten auch nur ungefähr auf Sie zutrifft oder Sie das Gefühl haben, dass die Frage Sie nicht betrifft, so lassen Sie diese Frage unbeantwortet.

Bei allen Fragen geht es darum, wie die Antwort *zur Zeit* lautet. Nicht wie es früher war, wie Sie es gerne hätten oder wie Sie es für am besten halten. Einfach nur so, wie es ist.

Versuchen Sie bei der Beantwortung so ehrlich wie möglich zu sein und denken Sie gründlich nach, bevor Sie etwas ankreuzen. Nehmen Sie sich also etwas Zeit und beeilen Sie sich nicht zu sehr.

Bei einigen Fragen werden Sie erstaunt feststellen, dass Sie die Antwort nicht wissen. Versuchen Sie dann die Antwort herauszufinden. Vielleicht wissen Sie zum Beispiel nicht, wie Sie auf bestimmte Nahrungsmittel reagieren. Kein Problem! Probieren Sie es aus und beantworten Sie danach die Frage.

Einige Fragen beziehen sich darauf, mit welchen Nahrungsmitteln Sie sich besser oder schlechter fühlen. Natürlich gibt es im täglichen Leben neben dem Essen noch anderes, das sich auf Ihr Wohlbefinden auswirken kann. Sie sollten also gut darauf achten, ob Ihr Gefühl von der Ernährung oder von anderem beeinflusst wurde. Vergleichen Sie daher nur solche Zeiten, in denen Ihr Wohlbefinden nicht von anderen starken Einflüssen verbessert oder verschlechtert wurde und eindeutig auf den Einfluss der Ernährung zurückzuführen ist.

Natürlich können Sie diesen Test immer wieder ausfüllen. Das sollten Sie von Zeit zu Zeit tun, um zu überprüfen, ob sich in Ihrem Stoffwechsel etwas verändert hat. Zu diesem Zweck können Sie sich den Fragebogen gerne kopieren.

1. Mein ideales Frühstück

Manche behaupten, das Frühstück sei die wichtigste Mahlzeit des ganzen Tages. Aber aus unserer Sicht ist das nicht richtig. Tatsächlich ist es *immer* wichtig, *was* Sie essen, denn Ihr Stoffwechsel kann nur *die* Ernährung gut verarbeiten, die zu Ihnen passt.

Welches Frühstück gibt Ihnen die meiste Energie, womit fühlen Sie sich am besten, womit können Sie am meisten leisten und wovon sind Sie am längsten satt?

A Mir geht es am besten entweder ganz ohne Frühstück oder mit einem leichten Frühstück aus Obst und/oder mit Toast oder Frühstücksflocken und/oder Milch oder Joghurt.	❏
B Mir geht es am besten mit einer Mischung aus etwas Eiweißreichem wie Wurst, Schinken oder Eier und dazu etwas Kohlenhydratreichem wie Brot und danach Obst.	❏
C Mir geht es am besten mit etwas Herzhaftem wie Eier, Speck, Fleisch oder Würstchen und dazu zum Beispiel Bratkartoffeln oder Brot.	❏

2. Mein Lieblingsessen

Stellen Sie sich vor, Sie haben Geburtstag und wollen sich mal einen Tag lang nicht an die Regeln gesunder Ernährung halten, sondern möchten essen, was Ihnen am liebsten ist. Welche Art Geburtstagsessen wäre Ihnen am liebsten?

A Etwas Leichtes; zum Beispiel Salat, Nudeln, etwas Vegetarisches oder Huhn, Pute, ein leichter Fisch. Und ich würde verschiedene Desserts ausprobieren.	❏
B Etwas aus der Antwort A und etwas aus der Antwort C.	❏
C Etwas Schwereres; Fettreiches: zum Beispiel Lamm-, Rinder- oder Schweinebraten, Steak oder Lachs, dazu eine Soße und ein wenig Gemüse oder Salat. Zum Nachtisch Käse oder Quark.	❏

3. Mein ideales Abendessen

Das richtige Abendessen gibt Ihnen Energie und Sie fühlen sich den ganzen Abend wohl. Wenn Sie stattdessen das Falsche essen, sind Sie erschöpft und kommen kaum noch aus dem Sofa hoch. Welches Essen ist für Sie abends am besten?

A Etwas Leichtes wie Hühnerbrust, Reis, Salat, vielleicht etwas Nachtisch. ❏

B Mir bekommt fast alles gut. ❏

C Mir geht es auf jeden Fall mit einer herzhaften, schwereren Mahlzeit am besten. ❏

4. Mein Appetit beim Frühstück

Der Appetit ist von Mensch zu Mensch verschieden, er kann variieren von „habe großen Appetit" über „normal" bis „kein Appetit". Natürlich kann Ihr Appetit von Tag zu Tag etwas schwanken, doch hier in dieser Frage geht es um Ihre generelle Tendenz. Bei „normalem" Appetit haben Sie zu den üblichen Essenszeiten (morgens, mittags und abends) *Lust* etwas zu essen, die weder besonders stark noch besonders schwach ist.

A Beim Frühstück habe ich meist wenig oder keinen Appetit. ❏

B Beim Frühstück habe ich meist normalen Appetit, weder besonders großen noch besonders geringen. ❏

C Beim Frühstück habe ich meist großen Appetit, mehr als andere. ❏

5. Mein Appetit beim Mittagessen

Bei vielen ist der Appetit zur Frühstücks-, Mittags- und Abendessenszeit unterschiedlich. Bei anderen ist er zu jeder Mahlzeit ähnlich groß. Kreuzen Sie bitte an, wie bei es Ihnen tendenziell – also meistens – ist.

A Beim Mittagessen habe ich meist wenig oder keinen Appetit. ❏

B Beim Mittagessen habe ich meist normalen Appetit, weder besonders viel noch besonders wenig. ❏

C Beim Mittagessen habe ich meist großen Appetit, mehr als andere. ❏

6. Mein Appetit beim Abendessen

Viele haben beim Abendessen den größten Appetit. Bei anderen ist es gerade umgekehrt. Wie ist *Ihr* Appetit beim Abendessen im Vergleich zu den anderen Mahlzeiten? Wählen Sie die Antwort, die Ihren Appetit am Abend am besten beschreibt.

A Beim Abendessen habe ich meist wenig oder keinen Appetit. ❏

B Beim Abendessen habe ich meist normalen Appetit, weder besonders großen noch besonders geringen. ❏

C Beim Abendessen habe ich meist großen Appetit, mehr als andere. ❏

7. Nachtisch

Fast jeder mag Süßes, aber nicht jeder mag es in gleicher Menge und gleich gerne. Wie stehen Sie zu süßem Nachtisch?

A Ich mag Süßes wirklich ausgesprochen gerne und brauche oft etwas Süßes nach dem Essen, damit ich zufrieden bin. ❏

B Ich mag von Zeit zu Zeit gerne mal einen süßen Nachtisch, brauche ihn aber nicht unbedingt. ❏

C Ich mag süßen Nachtisch nicht besonders gerne, sondern ziehe etwas Fettreiches oder Salziges (wie Käse) nach dem Essen vor. ❏

8. Mein beliebtester Nachtisch

Welchen Nachtisch essen Sie am liebsten? Welchen würden Sie meistens wählen? Selbst wenn Sie nicht besonders gerne Nachtisch essen, welchen würden Sie wählen, wenn Sie sich für einen entscheiden müssten? (Eis haben wir bewusst nicht aufgeführt, da die meisten es gerne essen.)

A Kuchen, Kekse, Obsttorte, Bonbons ❏

B Sowohl die unter A als auch die unter C angebotenen mag ich gerne; ich würde von Mal zu Mal entscheiden, was ich vorziehe. ❏

C Fettreiches, Schwereres wie Käsekuchen, Sahnekuchen, Buttercreme. ❏

9. Fleisch zum Frühstück?

Bei dieser Frage geht es um Fleisch und Fleischwaren, also zum Beispiel um Schinken, Würstchen, Wurst, Speck, Lachs, Forelle oder Ähnliches. Wie geht es Ihnen, nachdem Sie zum Frühstück Fleisch gegessen haben – im Vergleich zu einem Frühstück ohne Fleisch? Denken Sie bitte daran, dass es hier nicht um anderes Eiweiß wie Eier, Milch, Käse oder Ähnliches geht – es geht hier nur um Fleisch.

A Ich fühle mich besser, wenn ich zum Frühstück kein Fleisch esse. Es macht mich eher müde oder lethargisch oder es macht mich reizbar, aggressiv, zornig oder es führt dazu, dass ich bis zur Mitte des Vormittags meine Energie verloren habe. ❑

B Es ist unterschiedlich. Ich kann es gut essen, ich vermisse es aber auch nicht, wenn ich keines gegessen habe. ❑

C Ich fühle mich nach Fleischgenuss zum Frühstück deutlich besser, habe mehr Energie, bin leistungsfähiger, ich werde bis zum Mittagessen nicht wieder hungrig. ❑

(Anmerkung für Vegetarier: Wenn Sie nicht wissen, wie Sie darauf reagieren, können Sie es entweder ausprobieren – was allerdings bei langjährigen Vegetariern schon wegen eventuell inzwischen fehlender Enzyme problematisch sein kann – oder Sie lassen die Frage aus. Dieses Problem kann bei insgesamt 14 Fragen auftreten und lässt sich leider nicht vermeiden.)

10. Fleisch zum Mittagessen?

Bei dieser Frage geht es um Eiweiß aus Fleisch, zum Beispiel von Rind oder Lamm. Wie geht es Ihnen, nachdem Sie zum Mittagessen Fleisch gegessen haben – im Vergleich zu einem Mittagessen ohne Fleisch? Denken Sie bitte daran, dass es hier wieder nicht um anderes Eiweiß wie Eier, Milch, Käse oder Ähnliches geht – es geht hier nur um Fleisch.

A Ich fühle mich besser, wenn ich zum Mittagessen kein Fleisch gegessen habe. Es macht mich eher müde oder lethargisch oder es macht mich reizbar, aggressiv, zornig oder es führt dazu, dass ich bis zur Mitte des Nachmittags meine Energie verloren habe. ❑

B Es ist unterschiedlich. Ich kann es gut essen, ich vermisse es aber auch nicht, wenn ich keines gegessen habe. ❑

C Ich fühle mich nach Fleischgenuss zum Mittagessen deutlich besser, habe mehr Energie, bin leistungsfähiger, ich werde bis zum Abendessen nicht wieder hungrig. ❑

11. Fleisch zum Abendessen?

Bei dieser Frage geht es um Eiweiß aus Fleisch, zum Beispiel von Rind oder Lamm. Wie geht es Ihnen, nachdem Sie zum Abendessen Fleisch gegessen haben – im Vergleich zu einem Abendessen ohne Fleisch? Denken Sie bitte daran, dass es hier wieder nicht um anderes Eiweiß wie Eier, Milch, Käse oder Ähnliches geht – es geht hier nur um Fleisch.

A Ich fühle mich besser, wenn ich zum Abendessen kein Fleisch gegessen habe. Es macht mich eher müde oder lethargisch oder es macht mich reizbar, aggressiv, zornig oder es führt dazu, dass ich meine Energie verliere. ❏

B Es ist unterschiedlich. Ich kann es gut essen, ich vermisse es aber auch nicht, wenn ich keines gegessen habe. ❏

C Ich fühle mich nach Fleischgenuss zum Abendessen deutlich besser, habe mehr Energie, bin leistungsfähiger, ich werde bis zum Schlafengehen nicht wieder hungrig. ❏

12. Letzte Mahlzeit

Stellen Sie sich vor, Sie hätten eine lange Autofahrt vor sich, könnten jetzt noch eine Mahlzeit einnehmen und bekämen dann auf den nächsten 300 Kilometern nichts mehr zu essen. Welche der drei folgenden Mahlzeiten würden Sie wählen, welche würde Ihnen am meisten Energie geben?

A Huhn mit Reis, Salat und gedünstetes Gemüse, Apfelkuchen. ❏

B Eine Mischung, etwas aus Antwort A und etwas aus Antwort C. ❏

C Ein Bratenstück mit Kartoffeln, Zwiebeln, Karotten und mit Soße. Zum Nachtisch Käse, Käsekuchen oder Quark. ❏

13. Starkes Verlangen

Manche kennen keinen Heißhunger nach bestimmten Nahrungsmitteln; antworten Sie hier bitte nur, wenn Sie das kennen und ab und zu Heißhunger haben. Zucker haben wir hier bewusst nicht aufgeführt, da die meisten Menschen etwas Süßes möchten, wenn sie wenig Energie haben. Kreuzen Sie also bitte das Entsprechende an, wenn Sie des Öfteren ein solches Verlangen nach etwas Bestimmtem (außer Zucker) haben.

A Gemüse, Obst, Getreideprodukte (Brot, Müsli, Kekse u. Ä.) ❏

C Herzhaftes, Salziges, Fettreiches (Erdnüsse, Käse, Chips, Fleisch) ❏

14. Essen vor dem Schlafengehen

Manche Menschen schlafen besser, wenn sie vor dem Zu-Bett-Gehen etwas essen, während dies bei anderen den Schlaf stört. Bei manchen hängt es davon ab, *was* sie essen; andere haben Probleme damit, *egal was* sie essen. Hier geht es um Letzteres, das heißt nur darum, *ob* Sie Probleme haben oder *nicht*.

A Egal was ich vor dem Zu-Bett-Gehen esse, mein Schlaf wird dadurch gestört. ❏

B Egal, was ich vor dem Zu-Bett-Gehen esse, mein Schlaf wird dadurch nicht gestört. ❏

C Egal, was ich vor dem Zu-Bett-Gehen esse, mein Schlaf wird dadurch besser. ❏

15. Etwas Schweres, Herzhaftes vor dem Schlafengehen essen?

Kreuzen Sie bitte an, wie es Ihnen ergehen würde, wenn Sie vor dem Zu-Bett-Gehen etwas Schweres (Eiweiß- oder Fettreiches wie Fleisch, Geflügel, Käse) essen würden.

A Mein Schlaf wird dadurch gestört. ❏

B Mein Schlaf wird dadurch nicht gestört, wenn ich nicht zu viel esse. ❏

C Mein Schlaf wird dadurch besser. ❏

16. Etwas Leichtes vor dem Schlafengehen essen?

Kreuzen Sie bitte an, wie es Ihnen ergehen würde, wenn Sie vor dem Zu-Bett-Gehen etwas Leichtes (Kohlenhydratreiches wie Brot, Toast, Getreide-flocken, Obst u. Ä.) essen würden, vielleicht begleitet von ein wenig Milch, Joghurt oder Ähnlichem.

A Meist geht es mir besser, wenn ich vor dem Schlafengehen *nichts* esse, aber wenn doch, dann bekommt mir etwas Leichtes deutlich besser. ❏

B Mein Schlaf wird davon nicht gestört, wenn ich nicht zu viel esse. ❏

C Etwas Leichtes ist besser als nichts, aber besser geht es mir auf jeden Fall mit etwas Schwererem. ❏

17. Süßigkeiten vor dem Schlafengehen essen?

Die Reaktionen auf Süßigkeiten und Zucker sind von Mensch zu Mensch verschieden. Manche können ohne Probleme vor dem Schlafen Zucker essen, es stört ihren Schlaf überhaupt nicht. Bei anderen können Süßigkeiten Schlaflosigkeit verursachen oder zumindest den Schlaf stören oder dazu führen, dass sie nachts aufwachen und vielleicht sogar etwas essen müssen, um wieder einschlafen zu können. (Lassen Sie diese Frage aus, wenn Sie Candida haben, zu niedrigem Blutzucker neigen oder Diabetes haben, also generell nichts Süßes essen dürfen.) Wie wirken Süßigkeiten sich auf Ihren Schlaf aus?

A Süßigkeiten stören meinen Schlaf nicht. ❏

B Mein Schlaf wird dadurch manchmal gestört. ❏

C Ich schlafe schlechter, wenn ich abends Süßigkeiten esse. ❏

18. Schlaflosigkeit

Es gibt viele Arten von Schlaflosigkeit. Bei einer bestimmten Art wacht man mitten in der Nacht auf (aber nicht, weil man auf die Toilette muss). Meist muss man etwas essen, bevor man wieder einschlafen kann. Darum geht es hier. Trifft eine der folgenden Alternativen auf Sie zu?

A Diese Art von Schlaflosigkeit habe ich nie oder nur sehr selten. ❏

B Ab und zu wache ich auf und muss etwas essen, bevor ich wieder einschlafen kann. ❏

C Ich wache oft auf und muss essen, um wieder einschlafen zu können. Wenn ich *vor* dem Schlafengehen esse, habe ich das Problem nicht oder es verkürzt die Zeit, die ich wach bin. ❏

19. Wie oft esse ich?

Wie oft pro Tag essen Sie? Es geht hierbei darum, wie oft Sie essen *müssen*. Manche müssen mehr als drei Mal täglich essen, um leistungsfähig zu sein, bei anderen reicht schon zwei Mal täglich aus. Wie oft müssen Sie essen, um sich wohl zu fühlen und voller Energie zu sein?

A Zwei bis drei Mahlzeiten pro Tag und entweder keine Zwischenmahlzeit oder etwas Leichtes zwischendurch. ❏

B Drei Mal täglich und meist keine Zwischenmahlzeiten. ❏

C Drei oder mehr Mahlzeiten und zwischendurch etwas Herzhaftes. ❏

20. Die Größe meiner Mahlzeiten

Die meisten von uns essen täglich drei Mahlzeiten. Aber die Mengen können bei jedem sehr unterschiedlich sein. Manche essen sehr viel, oft auch mehr als eine Portion. Andere essen sehr wenig und fühlen sich trotzdem danach sehr satt. Wenn Sie sich nicht sicher sind, vergleichen Sie sich doch einmal mit anderen. Essen Sie meist mehr oder weniger als andere?

A Ich esse nicht besonders viel, jedenfalls weniger als die meisten anderen. Ich brauche nicht viel, um satt zu werden. ❏

B Ich esse wohl ungefähr so viel wie die meisten. ❏

C Im Allgemeinen esse ich ziemlich viel, meist mehr als die anderen. ❏

21. Zwischenmahlzeit

Nehmen wir an, Sie essen täglich drei Mahlzeiten. Wenn es so wäre, müssten Sie dann normalerweise zwischendurch noch etwas essen? Oder würden drei Mahlzeiten ausreichen, Ihre Leistungsfähigkeit zusichern?

A Ich brauche selten oder nie eine Zwischenmahlzeit. ❏

B Ich brauche gelegentlich eine Zwischenmahlzeit. ❏

C Ich brauche oft eine Zwischenmahlzeit ❏

22. Meine liebste Zwischenmahlzeit

Eine gute Zwischenmahlzeit sollte nicht nur Ihren Hunger stillen, sondern ihnen auch für einige Zeit Energie liefern, und Sie sollten sich danach wohl fühlen. Sie sollte sich auf keinen Fall negativ auswirken, zum Beispiel einen Heißhunger auf Süßigkeiten verursachen. Welche der folgenden Möglichkeiten beschreibt Ihre Wahl einer Zwischenmahlzeit am besten?

A Im Allgemeinen brauche ich keine Zwischenmahlzeiten, aber wenn ich doch mal eine zu mir nehme, dann geht es mir meist nach etwas Süßem am besten und das esse ich auch am liebsten. ❏

B Ich brauche manchmal eine Zwischenmahlzeit. Danach geht es mir meist gut, egal was ich esse. ❏

C Ich brauche auf jeden Fall eine Zwischenmahlzeit, um leistungsfähig zu bleiben. Nach Süßigkeiten geht es mir allerdings nicht gut, mir geht es besser nach etwas Eiweiß- und Fettreichem. ❏

23. Mahlzeiten auslassen?

Manche Menschen merken es kaum, wenn sie nichts essen. Manchmal schauen sie auf die Uhr und stellen fest, dass es schon lange wieder Zeit zum Essen gewesen wäre. Anderen geht es dagegen nicht gut, wenn sie ein Essen auslassen, ihre Leistungsfähigkeit lässt deutlich nach. Wie geht es Ihnen, wenn Sie vier Stunden oder länger nichts essen?

A Es macht mir nichts aus, ich kann leicht das Essen vergessen. ❑

B Ich bin zwar dann nicht ganz so leistungsfähig, aber es macht mir nicht besonders viel aus. ❑

C Ich fühle mich auf jeden Fall schlechter, werde reizbar, zittrig, schwach oder müde und habe wenig Energie, werde deprimiert oder habe andere unangenehme Symptome, wenn ich lange nichts esse. ❑

24. Meine Einstellung zum Essen

Je nach Stoffwechseltyp unterscheiden sich die Menschen in ihrer Einstellung zum Essen. Die einen sind sehr auf Essen fixiert und denken oft daran. Sie stellen sich lange *vor* dem Essen vor, was sie zu sich nehmen werden. Sie reden gerne über das Essen, über ihre Vorlieben und Abneigungen, oder sie erzählen Geschichten von großartigen Festessen oder Restaurants. Das sind die Menschen, die „leben, um zu essen". Für andere ist Essen etwas sehr Unwichtiges, manchmal vergessen sie ganz zu essen. Sie sehen in Essen eher ein notwendiges Übel, nicht eine der großen Freuden des Lebens. Es ist schon schlimm genug, dass sie essen müssen, aber es wäre noch schlimmer ständig darüber reden zu müssen. Das sind die Menschen, die „essen, um zu leben". Wie ist *Ihre* Einstellung?

A Essen interessiert mich nicht besonders, ich denke nur selten daran und vergesse es manchmal ganz. Ich esse eher, weil ich es muss, nicht, weil ich es möchte. ❑

B Ich esse gerne und lasse selten ein Essen aus, aber mein Leben dreht sich nicht darum. ❑

C Ich liebe Essen, esse sehr gerne, Essen nimmt in meinem Leben einen wichtigen Platz ein. ❑

25. Zunehmen

Wenn Sie etwas essen, das nicht zu Ihrem Stoffwechseltyp passt, wird es nicht vollständig in Energie umgewandelt, sondern als Fett eingelagert. Welcher der folgenden Punkte beschreibt Sie am besten?

A Durch Fleisch und fettreiche Nahrungsmittel nehme ich zu. ❏

B Es gibt keine bestimmten Nahrungsmittel, durch die ich zunehme. Nur wenn ich zu viel esse und mich zu wenig bewege, nehme ich zu. ❏

C Ich nehme vor allem dann zu, wenn ich zu viele Kohlenhydrate esse (Brot, Nudeln, andere Getreideprodukte, Obst, Gemüse). ❏

26. Fettreiches Essen

Im Gegensatz zur gängigen Ansicht ist Fettreiches nicht für jeden schlecht und für manche sogar gut. Wie geht es Ihnen damit? Antworten Sie nicht so, wie Sie es für richtig halten, sondern so, wie Ihre Vorlieben sind.

A Ich mag fettes Essen nicht. ❏

B Wenn es nicht zu viel ist, kann ich Fettes essen. ❏

C Ich liebe fettreiches Essen und würde es gerne oft essen, wenn ich wüsste, dass es gut für mich ist. ❏

27. Nach dem Verzehr von Süßigkeiten

Es gibt kaum jemanden, der nicht ab und zu Süßigkeiten mag. Aber bei dieser Frage geht es nicht darum, ob Sie Süßigkeiten mögen oder nicht. Es geht vielmehr darum, wie Sie *reagieren*, wenn Sie Süßigkeiten – ohne etwas anderes dazu – essen (zum Beispiel Kuchen, Kekse, Bonbons).

A Ich kann Süßigkeiten gut ohne etwas anderes dazu essen. Im Allgemeinen stillen sie meinen Appetit und ich merke hinterher nichts Negatives. ❏

B Mir macht es manchmal etwas aus, wenn ich Süßigkeiten ohne etwas anderes esse, und oft stillen sie meinen Appetit nicht. ❏

C Mir geht es meist nicht gut, wenn ich Süßigkeiten ohne etwas anderes dazu esse. Hinterher fühle ich mich meist auf die eine oder andere Art nicht wohl oder sie verursachen mir Probleme oder sie führen dazu, dass ich noch mehr Süßes essen möchte. ❏

28. Nach dem Verzehr fettreichen Essens

Fett zu mögen ist *eine* Sache, eine *andere* ist die Frage, wie Sie auf Fett *reagieren*. Hier geht es darum, wie Sie sich fühlen, nachdem Sie Fettreiches gegessen haben. Es geht nicht darum, ob Sie denken, dass Fett gut oder schlecht für Sie ist. Bitte kreuzen Sie den Punkt an, der am besten beschreibt, wie Sie sich nach einer fettreichen Mahlzeit fühlen.

A Fettreiches Essen senkt mein Wohlbefinden und meine Energie oder es macht mich müde oder ich fühle mich zu voll oder es bereitet mir Verdauungsprobleme.   ❑

B Fettreiches Essen löst bei mir keine besonderen Reaktionen aus.   ❑

C Durch fettreiches Essen fühle ich mich besser, voller Energie, zufrieden, als hätte ich genau das Richtige gegessen.   ❑

29. Dunkles Fleisch (wie Rind, Schwein, Lamm, Wild)

Dunkles Fleisch ist entgegen anders lautenden Meinungen für manche Stoffwechseltypen gesund. Wie geht es Ihnen normalerweise, nachdem Sie dunkles Fleisch gegessen haben? Wir möchten nur wissen, wie Sie darauf reagieren, und nicht, ob Sie es allgemein für gut oder schlecht halten.

A Es senkt meine Energie und mein Wohlbefinden. Es kann mich depressiv oder reizbar machen.   ❑

B Ich merke nichts Besonderes.   ❑

C Ich fühle mich auf jeden Fall gut oder besser, wenn ich dunkles Fleisch esse.   ❑

30. Kartoffeln

Kartoffeln sind ein sehr gutes Nahrungsmittel mit vielen guten Eigenschaften. Aber sie sind nicht für alle Stoffwechseltypen ideal. Ganz egal, was Sie über Kartoffeln denken – wir wollen wissen, wie Ihr Gefühl dazu ist und ob Sie sie mögen.

A Ich mag sie nicht besonders / mag sie gar nicht.   ❑

B Ich kann sie essen, brauche sie aber nicht unbedingt.   ❑

C Ich mag sie sehr gerne, könnte sie jeden Tag essen.   ❑

31. Obstsalat zum Mittagessen?

Wie würde es Ihnen ergehen, wenn Sie zum Mittagessen nur einen großen Obstsalat mit etwas Hüttenkäse oder Joghurt essen würden?

A Das würde mir reichen. Mir würde es danach gut gehen und ich würde bis zum Abendessen nicht wieder hungrig werden. ❏

B Mir würde es damit ganz gut gehen. Meist würde ich aber bis zum Abendessen noch etwas anderes zu essen brauchen. ❏

C Das würde mir nicht gut bekommen. Normalerweise würde ich müde werden oder depressiv, ängstlich, reizbar und/oder hungrig und würde auf jeden Fall vor dem Abendessen noch etwas anderes brauchen. ❏

32. Salat zum Mittagessen?

Wenn Sie etwas Unpassendes zu Mittag essen, werden Sie am Nachmittag Probleme bekommen. Statt aktiv und produktiv zu sein können Sie vielleicht kaum noch Ihre Augen offen halten oder Sie brauchen Kaffee oder Süßigkeiten, um aufmerksam zu bleiben. Wie würde es sich auswirken, wenn Sie zum Mittagessen einen großen vegetarischen Salat essen würden?

A Mir ginge es nach einem solchen Mittagessen sehr gut. ❏

B Ich würde zurechtkommen, aber das Beste wäre es nicht. ❏

C Das würde mir nicht gut bekommen. Ich würde sehr müde, schläfrig oder lethargisch. Oder ich wäre aufgedreht, nervös oder reizbar. ❏

33. Fruchtsaft zwischen den Mahlzeiten?

Wie geht es Ihnen, wenn Sie hungrig sind und zwischen den Mahlzeiten Orangensaft (oder anderen Fruchtsaft) trinken? Wirkt es sich insgesamt gut oder schlecht auf Sie aus? Sättigt der Saft Sie und fühlen Sie sich dann bis zur nächsten Mahlzeit gut? Oder führt er zu negativen Reaktionen?

A Er gibt mir Energie und macht mich bis zur nächsten Mahlzeit satt. ❏

B Ich kann ihn trinken, aber er ist nicht die beste Zwischenmahlzeit. ❏

C Insgesamt fühle ich mich danach schlechter. Saft kann mein Denkvermögen verschlechtern, oft werde ich kurz danach hungrig, zittrig, ängstlich, angespannt, depressiv oder mir wird übel. ❏

34. Energieschub

Unsere Nahrung liefert uns Energie. Aber wie viel Energie uns ein Nahrungsmittel liefert, das hängt davon ab, wie gut es zu unserem Stoffwechseltyp passt. Die meisten wissen, wie sie ihre Energie steigern können, entweder mit Herzhaftem oder mit Zucker oder Koffein. Was steigert Ihre Energie nicht nur für kurze Zeit, sondern für mindestens eine Stunde?

A Obst, Bonbons oder Gebäck geben mir schnell Energie, die auch lange anhält. ❑

B Praktisch jedes Nahrungsmittel gibt mir Energie, die auch lange anhält. ❑

C Fleisch oder Fettreiches geben mir schnell Energie, die auch lange anhält. ❑

35. Energieverlust

Welche Nahrungsmittel reduzieren Ihre Energie, statt sie zu erhöhen?

A Fleisch oder Fettreiches macht mich meist müde und reduziert meine Energie. ❑

B Ich kann meist alles essen, ohne dass dadurch meine Energie sinkt. ❑

C Obst, Gebäck oder Süßigkeiten steigern zwar meist für ganz kurze Zeit meine Energie, aber dann fällt sie stark ab und ich fühle mich schlechter als vorher. ❑

36. Körperliche und geistige Leistungsfähigkeit

Die Fähigkeit lange körperlich oder geistig zu arbeiten hängt stark davon ab, ob wir etwas essen, das zu uns passt. Manches steigert unsere Leistungsfähigkeit, anderes verringert sie. Welche Ernährung bessert Ihre Leistungsfähigkeit?

A Ich bin leistungsfähiger, wenn ich Leichtes esse wie Fisch, Obst, Gemüse, Getreideprodukte (Brot, Nudeln, Reis u. Ä.) oder Huhn. ❑

B Ich bin leistungsfähig, solange ich etwas Nahrhaftes, Gehaltvolles esse; es kann etwas Leichtes oder etwas Schwereres sein. ❑

C Ich bin leistungsfähiger, wenn ich „Schwereres", Fettreicheres esse wie Rind- oder Schweinefleisch, Wild, Lamm oder Ähnliches. ❑

37. Hungergefühle

Wenn jemand hungrig wird, kann sich das auf verschiedene Art äußern, vom gelegentlichen Denken ans Essen bis zu starkem Hungergefühl und Magenknurren, und es kann sogar zu Übelkeit führen. Welche Hungersignale sendet Ihr Körper aus?

A Ich werde selten hungrig, mein Hunger ist meist nur schwach und geht schnell vorbei. Ich kann lange ohne Essen auskommen oder kann Essen ganz vergessen. ❏

B Zu den Essenszeiten habe ich ein normales Hungergefühl. ❏

C Ich habe oft Hunger, ich muss regelmäßig und oft essen und kann starke Hungergefühle entwickeln. ❏

38. Salziges Essen

Salziges Essen ist eine von sechs Geschmacksrichtungen. Und wie bei Süßem sind die Reaktionen auf und das Verlangen nach Salz unterschiedlich. Manche verwenden beim Essen viel Salz und haben ein starkes Verlangen danach. Andere mögen Salz nicht besonders und finden viele Gerichte zu salzig. Unabhängig davon, ob Sie Salz für gesund halten: Wie gerne mögen Sie Salz?

A Das Essen schmeckt mir oft zu salzig. Ich mag es lieber nur leicht gesalzen. ❏

B Mir fällt Salz nicht besonders auf, es scheint mir selten zu viel oder zu wenig, ich brauche wohl eine durchschnittliche Menge. ❏

C Ich mag Salz sehr gerne, habe ein starkes Verlangen danach. Ich mag mein Essen stark gesalzen. ❏

39. Saure Nahrungsmittel

Manche Menschen mögen Saures sehr gerne oder haben sogar Heißhunger danach; zum Beispiel nach sauren Gurken, Sauerkraut, Essig, Zitronensaft, Joghurt und Ähnlichem. Andere mögen Saures nicht gerne. Welche der folgenden Aussagen beschreibt Ihren Geschmack am besten?

A Ich mag Saures nicht besonders gerne. ❏

B Ich mag Saures nicht mehr und nicht weniger als anderes, habe weder Abneigung dagegen noch mag ich es besonders gerne. ❏

C Ich mag Saures sehr gerne, habe starkes Verlangen danach. ❏

40. Kaffee

Gegen Kaffee ist nichts einzuwenden, sofern er biologisch-organisch ange-
baut wurde, richtig zubereitet ist und sofern nicht zu viel davon getrunken
wird. Allerdings reagieren die einzelnen Stoffwechseltypen unterschiedlich darauf. Kreuzen Sie bitte an, wie Kaffee bei Ihnen wirkt.

A Mir geht es nach Kaffee gut (solange ich nicht zu viel davon
trinke). ❑

B Bei mir wirkt sich Kaffee nicht besonders aus. ❑

C Mir geht es nach Kaffee nicht gut. Er macht mich zittrig, nervös, hyperaktiv, hungrig oder mir wird übel. (Bitte ankreuzen,
falls etwas davon zutrifft.) ❑

41. Klima

Das Klima, die Temperatur, die Umgebung – alles kann uns beeinflussen,
unser Wohlbefinden verändern, unsere Energie, die Produktivität und
unsere Stimmung. Manchen geht es bei Hitze besser, andere erwachen erst
richtig zum Leben, wenn es kalt ist. Manchen machen Temperatur und
Wetter weder in der einen noch in der anderen Richtung etwas aus. Kreuzen Sie bitte die Aussage an, die Ihr Empfinden am besten beschreibt.

A Es geht mir besser bei warmem oder heißem Wetter, Kälte ver-
trage ich nicht. ❑

B Die Temperatur macht mir nicht viel aus. Mir geht es sowohl bei
Hitze als auch bei Kälte gut. ❑

C Es geht mir besser bei kaltem Wetter, ich mag es lieber kühl. Bei
heißem Wetter geht es mir schlechter. ❑

42. Druck auf der Brust

Manche Stoffwechseltypen neigen zu einem Gefühl von „Druck auf der
Brust", einem deutlichen Druckgefühl im Brustkorb. Manche fühlen sich,
als läge ihnen ein Gewicht auf der Brust, als könnten sie schlecht atmen.

C Ich habe des Öfteren dieses Gefühl. ❑

43. Husten

Normalerweise hustet man nur dann, wenn man krank ist. Aber manche Menschen husten auch ohne Erkrankung, oft sogar mehrmals täglich und ohne besonderen Anlass. Normalerweise wird es ein kurzer und „trockener" Husten sein. Oft ist er nachts oder nach dem Essen schlechter.

C Ja, ich neige dazu, täglich so zu husten. ❏

44. Ängstlichkeit

Manche Menschen neigen zu Ängstlichkeit oder Angespanntheit und machen sich oft Sorgen. Bei manchen werden diese Gefühle verstärkt oder abgeschwächt durch Nahrungsmittel, die sie essen. Lassen Sie diese Frage aus, wenn dies für Sie nicht zutrifft.

A Wenn ich angespannt bin, werde ich durch Obst oder Gemüse ruhiger. ❏

B Wenn ich angespannt bin, macht mich fast alles, was ich esse, ruhiger. ❏

C Wenn ich angespannt bin, werde ich durch schweres, fettreiches Essen ruhiger und fühle mich besser. ❏

45. Reizbarkeit und Neigung zu Zornausbrüchen

Manchmal werden wir aus „gutem Grund" zornig. Doch bei manchen tritt ein Gefühl von Zorn oder Reizbarkeit oft oder sogar täglich auf und hängt davon ab, was sie essen – oder nicht essen. Lassen Sie diese Frage aus, wenn dies für Sie nicht zutrifft.

A Sofern ich gereizt oder zornig bin, wird dies noch gesteigert, wenn ich Fleisch oder etwas Fettreiches esse. ❏

B Manchmal verschwindet mein Zorn, wenn ich etwas esse, und dann ist es eigentlich egal, was ich esse. ❏

C Mir ist schon öfter aufgefallen, dass meine Gereiztheit oder mein Zorn nachließen, nachdem ich etwas Schweres und Fettreiches wie zum Beispiel Fleisch gegessen hatte. ❏

46. Depression

Wie andere emotionale Probleme kann auch eine Depression durch viele verschiedene Faktoren verursacht werden. Oft wird Depression durch etwas, das wir essen, gebessert oder verschlechtert. Wenn Sie zu Depressionen neigen und bemerkt haben, dass es eine Verbindung zu Ihrer Ernährung gibt, kreuzen Sie bitte entsprechend an.

A Ich bin wohl eher dann depressiv, nachdem ich Fleisch und Fettreiches gegessen habe (und weniger nach Obst oder Gemüse).	❏
C Ich bin wohl eher dann depressiv, nachdem ich Obst oder Gemüse gegessen habe (und weniger nach Fleisch oder Fettreichem).	❏

47. Konzentrationsfähigkeit

Intensive geistige Tätigkeit und lange Konzentration brauchen eine Menge Energie. Aber nur mit den richtigen Energielieferanten – einer Ernährung, die zu Ihrem Typ passt – können Sie sich gut konzentrieren und klar denken. Die falsche Ernährung lässt Sie entweder aufgedreht und hyperaktiv werden, sodass Sie von allen möglichen Gedanken überflutet werden. Oder sie lässt Sie müde werden oder leicht abschweifen oder Sie verlieren immer wieder den Faden. Durch was wird Ihre Konzentrationsfähigkeit verschlechtert?

A Durch Fleisch und/oder fettreiches Essen.	❏
B Es gibt keine Nahrungsmittel, die meine Konzentrationsfähigkeit besonders beeinflussen.	❏
C Durch Obst und/oder Gemüse und durch kohlenhydratreiche Getreideprodukte (wie Brot, Brötchen, Gebäck, Kuchen).	❏

48. Feuchtigkeit der Augen

Wie bei den meisten Dingen in unserem Körper bemerken wir die Feuchtigkeit unserer Augen erst, wenn etwas nicht richtig läuft. Bei jedem können die Augen mal zu trocken sein oder zu viel Flüssigkeit produzieren, sodass sie tränen. Aber bei manchen geht es deutlich in die eine oder andere Richtung. Wie ist es bei Ihnen?

A Ich neige zu trockenen Augen.	❏
B Die Feuchtigkeit meiner Augen ist durchschnittlich.	❏
C Meine Augen sind sehr feucht und tränen oft sogar.	❏

49. Feuchtigkeit der Nasenschleimhaut

Meist bemerken wir nicht, dass unsere Nasenschleimhaut feucht ist. Nur wenn unsere Nase zu trocken oder zu feucht wird, denken wir überhaupt daran. Wählen Sie unter den folgenden Aussagen bitte aus, was für Sie zutrifft, wenn Sie nicht krank sind und nicht unter einer Allergie leiden.

A Meine Nasenschleimhaut scheint oft zu trocken zu sein.	❏
B Ich habe nichts bemerkt, die Schleimhaut scheint weder zu trocken noch zu feucht zu sein.	❏
C Meine Nase läuft häufig.	❏

50. Speichelfluss

Viele Menschen kennen das: Der Mund wird ganz trocken, wenn sie einen Schreck bekommen oder nervös sind, zum Beispiel wenn sie eine Rede halten sollen. Viele haben aber auch gemerkt, wie ihnen das Wasser im Mund zusammenläuft, wenn sie gutes Essen riechen. Für manche ist das eine oder andere Extrem etwas ganz Alltägliches. Wählen Sie, was für Sie zutrifft.

A Mein Mund ist meist eher trocken.	❏
B Mir ist nicht aufgefallen, dass mein Mund besonders trocken oder feucht ist.	❏
C Ich habe eher viel Speichel, mein Speichelfluss ist sehr stark.	❏

51. Niesen

An Niesen denken wir meist nur in Verbindung mit einer Erkältung oder Allergie. Aber manche Menschen müssen täglich niesen, selbst wenn sie nicht krank sind oder von Allergien geplagt werden. Manche niesen zum Beispiel immer, nachdem sie etwas gegessen haben. Bei dieser Frage geht es um kurze Niesattacken, mit ein- oder zweimaligem Niesen – es geht nicht um lange dauerndes Niesenmüssen. Wählen Sie unter diesem Gesichtspunkt eine der folgenden Aussagen aus.

A Ich niese fast nie, wenn ich nicht gerade krank bin oder eine Allergie habe.	❏
B Ich niese ab und zu, ohne krank oder allergisch zu sein.	❏
C Ich niese eher oft oder ich niese oft nach dem Essen ein wenig.	❏

52. Aufgesprungene oder rissige Haut

Manche haben ohne einen besonderen Grund rissige, aufgesprungene Haut, meist an den Fingerspitzen oder Füßen, besonders an der Ferse. Das Problem kann zu jeder Jahreszeit auftreten, besonders aber im Winter.

C Ich habe oft rissige Haut.   ❏

53. Farbe der Ohren

Hier geht es darum, wie stark Ihre Ohren durchblutet werden. Bei manchen Menschen sind die Ohren deutlich rot, während sie bei anderen deutlich blass sind. Bitte kreuzen Sie hier an, was Ihre Ohrenfarbe am besten beschreibt.

A Meine Ohren sind eher blass, heller als meine Gesichtsfarbe.   ❏

B Meine Ohren sind ungefähr von gleichem Ton wie meine Gesichtsfarbe.   ❏

C Meine Ohren sind eher rot bzw. dunkler als meine Gesichtsfarbe.   ❏

54. Haarschuppen

Wenn Sie dazu neigen, Schuppen zu haben, kreuzen Sie bitte hier an.

C Ich neige zu Schuppen.   ❏

55. Gesichtsfarbe

Hier geht es darum, wie stark Ihre Gesichtshaut durchblutet wird. Manche Menschen haben eher ein rötliches Gesicht, andere sind eher blass. Wie würden Sie Ihre Gesichtsfarbe beschreiben?

A Ich bin eher blass.   ❏

B Ich habe eine durchschnittliche Gesichtsfarbe.   ❏

C Mein Gesicht ist eher dunkler, rötlicher, stark durchblutet.   ❏

56. Gesichtshaut

Bei manchen Menschen sieht die Haut eher dünn, klar, fast durchsichtig aus. Andere haben eher eine unreine, kreidige, stumpfe Haut. Bei den meisten liegt sie irgendwo dazwischen. Wie würden Sie ihre Gesichtshaut beschreiben?

A Meine Haut ist eher unrein, kreidig oder stumpf.	❏
B Meine Haut fällt weder in die eine noch in die andere Richtung auf.	❏
C Meine Haut ist eher dünn, klar, fast durchsichtig.	❏

57. Pupillengröße

Die Pupille ist das Schwarze in der Mitte des Auges, die Iris ist der farbige Ring um die Pupille. Bei dieser Frage geht es um die Größe (bzw. den Durchmesser) der Pupille im Verhältnis zur Größe (bzw. der Breite) der Iris. Um die Frage zu beantworten, sollten Sie in einem normal beleuchteten Raum – der weder besonders hell noch besonders dunkel sein darf – in einen Spiegel schauen.

A Der Durchmesser meiner Pupille ist größer als die Breite meiner Iris.	❏
B Der Durchmesser meiner Pupille ist so groß wie die Breite meiner Iris.	❏
C Der Durchmesser meiner Pupille ist kleiner als die Breite meiner Iris.	❏

58. Dicke der Fingernägel

Hier geht es nur um die Dicke Ihrer Fingernägel, nicht um deren andere Eigenschaften. Wie dick sind Ihre Fingernägel?

Meine Nägel sind dick, hart, stark.	❏
Ich habe durchschnittlich dicke Nägel.	❏
Meine Nägel sind dünn und/oder schwach.	❏

59. Würgereflex

Niemand hat dieses Würgegefühl gerne, aber jeder hat einen Würgereflex. Dieser ist aber unterschiedlich stark ausgeprägt. Bei manchen wird er sehr leicht und oft ausgelöst – beim Zahnarzt, während des Zähneputzens, sogar beim Essen. Bei anderen wird er kaum jemals ausgelöst und dann nur sehr schwach. Wie würden Sie Ihren Würgereflex beschreiben?

A Bei mir wird der Würgereflex nur sehr selten und schwer ausgelöst. ❑

B Ich habe wohl einen durchschnittlichen Würgereflex. ❑

C Bei mir wird der Würgereflex oft und leicht ausgelöst. ❑

60. Gänsehaut

Eine Gänsehaut ist Ausdruck der Reaktion des autonomen Nervensystems auf einen Reiz. Sie entsteht oft auf Armen und Beinen als Reaktion auf einen Schreck, einen plötzlichen Kältereiz oder ein leichtes Berühren der Haut. Bei manchen entsteht Gänsehaut sehr leicht, während sie bei anderen kaum jemals entsteht. Bekommen *Sie* leicht eine Gänsehaut?

A Ich bekomme oft eine Gänsehaut. ❑

B Ich bekomme manchmal eine Gänsehaut. ❑

C Ich bekomme selten oder nie eine Gänsehaut. ❑

61. Insektenstich

Niemand wird gerne von einer Mücke oder Biene gestochen. Die Reaktionen darauf können sehr unterschiedlich sein, von einer schwachen Reaktion, die schnell wieder verschwindet, bis zu einer sehr starken Reaktion mit starkem Juckreiz, Schmerzen und Schwellungen, die nur langsam wieder verschwinden und für Wochen oder Monate Flecken zurücklassen. (Allergische Reaktionen sind hier nicht gemeint.) Wie geht es Ihnen damit?

A Meine Reaktionen sind eher schwach und verschwinden schnell. ❑

B Ich habe durchschnittliche Reaktionen. ❑

C Meine Reaktionen sind eher stark und deutlicher als bei anderen, manchmal mit starken Schwellungen, Schmerzen, starkem Juckreiz. Es dauert lange, bis die Reaktionen abklingen, und es bleiben manchmal Farbveränderungen der Haut. ❑

62. Hautjucken

Hier geht es um Hautjucken, das nicht durch Insektenstiche hervorgerufen wird. Natürlich juckt bei jedem einmal die Haut. Aber bei manchen juckt sie fast jeden Tag. Meist jucken die Kopfhaut, die Arme oder die Waden. Weil Sie sich schon so daran gewöhnt haben, fällt ihnen vielleicht nicht mehr auf, wie oft Sie sich kratzen. Falls Ihre Haut ziemlich oft juckt, bitte hier ankreuzen.

C Meine Haut juckt oft. ❏

63. Juckende Augen

Ab und zu jucken bei jedem mal die Augen. Das kann durch eine Erkältung hervorgerufen werden, durch Heuschnupfen, eine Candidainfektion oder eine Allergie. Für viele jedoch sind juckende Augen normal, ohne dass die genannten Ursachen vorliegen. Darum geht es bei dieser Frage.

C Meine Augen jucken oft, auch wenn ich keine Erkältung, keinen Heuschnupfen, keine Candidainfektion und keine Allergie habe. ❏

64. Geselligkeit

Viele gehen davon aus, dass soziales Verhalten *erlernt* sei. Aber man muss sich nur die Geschwister in einer Familie ansehen, um zu begreifen, dass in dieser Hinsicht jeder eine *angeborene* Tendenz hat, die allerdings bis zu einem gewissen Grad durch *Erfahrungen* beeinflusst werden kann. Für wie gesellig halten Sie sich von Natur aus?

A Ich bin eher wenig gesellig, bin lieber alleine. Ich fühle mich bei Partys oder anderen Zusammenkünften eher unwohl und gehe lieber früh nach Hause bzw. besuche sie erst gar nicht. ❏

B Ich bin irgendwo in der Mitte – nicht wirklich ungesellig, habe aber auch kein starkes Bedürfnis, mit anderen zusammen zu sein. ❏

C Ich bin eher ein geselliger Mensch, gerne mit anderen zusammen, bin nicht gerne alleine. ❏

65. Persönlichkeit

Viele Eigenschaften der Persönlichkeit können durch den Stoffwechseltyp beeinflusst werden. Welche der folgenden Aussagen beschreibt am besten, wie Sie sich normalerweise im alltäglichen Leben gegenüber anderen Menschen verhalten?

A Ich bin eher etwas distanziert, zurückgezogen, eher ein Einzelgänger oder introvertiert. ❏

B Ich liege irgendwo in der Mitte, bin weder besonders introvertiert noch extrovertiert. ❏

C Ich bin eher der soziale, gesellige Typ, eher extrovertiert. ❏

Auswertung

Nachdem Sie den Fragebogen ausgefüllt haben, können Sie selbst Ihren Stoffwechseltyp bestimmen. Sie müssen nur Ihre Punkte zusammenzählen. Gehen Sie einfach Schritt für Schritt vor:

1. Zählen Sie auf jeder Seite zusammen, wie oft Sie A, B oder C angekreuzt haben.

2. Rechnen Sie jeweils alle Punkte für A, B und C zusammen und schreiben Sie die Ergebnisse in diesen Rahmen:

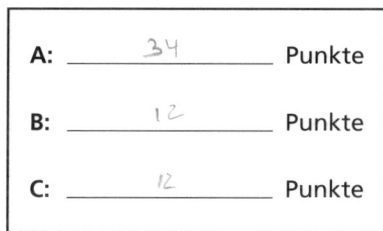

A: _____34_____ Punkte

B: _____12_____ Punkte

C: _____12_____ Punkte

3. Nun werten Sie diese Ergebnisse folgendermaßen aus:

● Wenn die Punktzahl bei A um fünf oder mehr Punkte größer ist als bei B und bei C, dann sind Sie ein *Kohlenhydrat-Typ*. (Beispiel: A = 25, B = 20, C = 15)

● Wenn die Punktzahl bei C um fünf oder mehr Punkte größer ist als bei A und bei B, dann sind Sie ein *Eiweiß-Typ*. (Beispiel: A = 15, B = 20, C = 25)

● Wenn die Punktzahl bei B um fünf oder mehr Punkte größer ist als bei A und bei C, dann sind Sie ein *Misch-Typ*. (Beispiel: A = 20, B = 25, C = 15)

● Wenn die Punktzahl weder bei A noch bei B oder C um 5 Punkte höher als bei den beiden anderen ist, sind Sie auch ein *Misch-Typ*. (Beispiel: A = 18, B = 22, C = 20)

Nachdem Sie Ihren Stoffwechseltyp herausgefunden haben, ist es an der Zeit, dass Sie die Ernährung kennen lernen, die zu Ihnen passt.

– Wenn Sie ein Eiweiß-Typ sind, finden Sie Näheres ab Seite 125.

– Wenn Sie ein Kohlenhydrat-Typ sind, finden Sie Näheres ab Seite 144.

– Wenn Sie ein Misch-Typ sind, finden Sie Näheres ab Seite 165.

Kapitel 7
Die passende Ernährung für Ihren Stoffwechseltyp

Wir alle sind letztlich abhängig von dem, was wir essen. Unser ganzes Leben wird davon bestimmt – wie wir aussehen, wie wir uns fühlen, wie produktiv wir sind, wie erfolgreich, ob wir krank oder gesund sind, ob wir gut schlafen, was wir träumen ... Wenn wir nicht wissen, was gut für uns ist, wird Essen für uns jeden Tag zu einem Problem. Wir sind nie so ganz zufrieden, müssen aufpassen, dass wir nicht zunehmen. Wir wissen nie vorher, ob das Essen uns Energie gibt oder uns müde macht.

Wenn Sie erst einmal Ihren Stoffwechseltyp kennen, ändert sich das völlig. Dann haben Sie endlich die Kontrolle übernommen und *wissen*, was für Sie richtig ist. Sie müssen nicht mehr darauf hoffen, dass Sie *zufällig* das Richtige treffen. Dann kann Essen wieder Spaß machen.

Stellen Sie sich vor, wie gut Sie sich fühlen, wenn Sie einkaufen gehen und genau wissen und auswählen können, was gut für Sie ist. Wenn Sie nicht mehr auf Vermutungen angewiesen sind, was Ihnen gut tun könnte und was nicht. Stellen Sie sich vor, wie befreiend es sein wird, wenn Sie genau wissen, was Sie essen können, um gut auf einen arbeitsreichen Tag, auf ein Tennisspiel, auf eine Prüfung oder eine lange Reise vorbereitet zu sein. Was könnte wertvoller sein als dieses Wissen, das Ihnen zu mehr Erfolg verhelfen kann, zu einem harmonischen Familienleben, zu mehr Freude an Ihren Hobbys, das Ihr Leben so weitreichend verbessern kann?

Es ist keine Übertreibung: Sobald Sie Ihren Stoffwechseltyp gefunden haben und sich entsprechend ernähren, wird sich Ihr Leben gründlich ändern. Sie werden sich fragen, wie Sie so lange ohne dieses Wissen auskommen konnten.

Jedem kann es besser gehen

Einiges wird schnell besser werden, anderes wird etwas länger brauchen. Hier zunächst ein paar Verbesserungen, die Sie *schnell* bemerken werden:

- Ihr Essen wird vollständig in Energie umgewandelt, statt als Fett abgelagert zu werden.
- Sie sind nach dem Essen voller Energie.
- Erst vier bis fünf Stunden nach dem Essen haben Sie wieder Hunger.
- Der Heißhunger auf Süßigkeiten und auf Stärkereiches wird verschwinden.
- Ihre Verdauungsprobleme – zum Beispiel Blähungen – gehören der Vergangenheit an.
- Sie haben den ganzen Tag Energie und sind leistungsfähiger.
- Sie werden auch beim Sport leistungsfähiger.
- Sie können sich länger und besser konzentrieren.
- Sie werden sich insgesamt viel wohler fühlen.
- Reizbarkeit, Ängstlichkeit, Depressionen, Hyperaktivität und Ähnliches werden abnehmen.

Langfristig können Sie die folgenden Verbesserungen erwarten, wenn Sie sich an die Ernährungsempfehlungen für Ihren Typ halten:

- Übergewicht wird auf natürliche Weise abgebaut, ohne Diät und ohne Kalorienreduzierung.
- Sie halten Ihr Idealgewicht, ohne zu hungern oder sich einzuschränken.
- Wenn Sie untergewichtig sind, erreichen Sie Ihr Normalgewicht.
- Sie verhindern die Entstehung chronischer Krankheiten.
- Sie stärken Ihr Immunsystem, wehren Krankheiten leichter ab, haben weniger Erkältungen, Grippe oder andere Infektionen.
- Chronisch-degenerative Krankheiten werden gebessert oder sogar langfristig geheilt.
- Sie altern langsamer.

Die für Sie zusammengestellte Ernährung kann deutlich mehr, als nur Symptome unterdrücken, Ihnen kurz einen Energieschub geben oder Ihnen helfen, schnell ein paar Pfunde zu verlieren. Die passende Ernährung setzt statt dessen einen Prozess in Gang, der auf Dauer Ihre Gesundheit optimal steigert, indem er die homöostatischen Regulationssysteme wieder ins Gleichgewicht bringt, die Ihren gesamten Stoffwechsel regulieren.

Wenn Sie Ihren Körper ständig genau mit dem versorgen, was er wirklich braucht, kann er sich mit diesen Rohstoffen ständig regulieren, reparieren und regenerieren. Nur so ist echte Gesundheit und wirkliche Heilung möglich, nur deshalb gibt es so große Erfolge, wenn MT zur Verhinderung oder Heilung bei chronischen Krankheiten eingesetzt wird. Wenn Sie die Zeit für sich arbeiten lassen und dabei bleiben, können Sie sich auf angenehme Überraschungen freuen.

Nahrung kann Medizin sein

Diese These hat vieles für sich: Nahrung ist die beste Medizin. Kein Medikament, keine Vitamintablette, kein Kraut und keine Nahrungsergänzung kann Ihre Gesundheit so stark beeinflussen wie Ihre Ernährung.

Viele glauben heutzutage, dass es nicht so sehr darauf ankomme, was man esse, weil man ja zusätzlich Vitamine und Mineralien einnehmen könne. Aber das ist ein großer Irrtum. Nahrungsergänzungen können nur das sein, was ihr Name schon sagt – Ergänzungen der Nahrung, kein Ersatz. Zwar können Nahrungsergänzungen eine falsche Ernährung bis zu einem gewissen Grad ausgleichen. Aber die Ernährung ist wichtiger als die Nahrungsergänzungen. Sie ist die Grundlage, auf der die Gesundheit aufgebaut ist.

Sie sollten immer bedenken, dass unser Körper nach wie vor auf die gleichen Rohstoffe angewiesen ist, auf die unsere Vorfahren auch schon immer angewiesen waren. Er ist nicht auf Fertigprodukte eingestellt, die aus Dosen oder Flaschen kommen. Es kann natürlich sinnvoll sein, Nahrungsergänzungen einzunehmen, die für Ihren Stoffwechseltyp zusammengestellt worden sind. Wenn Sie sich aber nicht gleichzeitig Ihrem Typ entsprechend ernähren, heben Sie deren gute Wirkung wieder auf. Sie können dann bestenfalls hoffen, dass die richtigen Nahrungsergänzungen die Wirkung einer falschen Ernährung wenigstens teilweise aufheben.

Auf die beste Art bringen Sie Ihren Stoffwechsel wieder ins Gleichgewicht, steigern seine Effizienz und verbessern so ihre Gesundheit, indem Sie abwechslungsreich von den für Sie richtigen Nahrungsmitteln essen, alles meiden, was nicht zu Ihrem Typ passt, und Nahrungsergänzungen zu sich nehmen, die für Ihren Typ zusammengestellt wurden.

In den nachfolgenden Abschnitten erhalten Sie genaue Empfehlungen, wie Sie dies ins tägliche Leben umsetzen können. Dabei sollten Sie auch daran denken, dass Sie dabei immer auf Ihren Körper hören sollten, um die Ernährung genau Ihren eigenen Bedürfnissen anzupassen. Dafür zeige ich Ihnen eine ganz einfache Methode, die sich auszahlt. Diese genaue Anpassung ist nötig, weil sich Ihr Stoffwechsel mit der Zeit verändert. Sie müssen aber nur auf die Zeichen achten, die Ihnen Ihr Körper sendet, dann ist diese Anpassung ganz leicht.

Heutzutage haben viele den Kontakt zu ihrem eigenen Körper verloren und wissen nicht mehr, wie sich eine wirklich gute Gesundheit anfühlt. Unsere Ernährung ist schon so lange von schlechter Qualität, dass viele von uns inzwischen vergessen haben, wie sich eine gute, robuste Gesundheit anfühlt. Oder sie haben sie noch nie erlebt.

Wegen dieser schlechten Ernährung realisieren die meisten nie das gesundheitliche Potential, das ihnen eigentlich mit in die Wiege gelegt wurde. Selbst jemand mit einer ausgezeichneten Konstitution wird sein volles Potential nie erreichen, wenn er sich nicht richtig ernährt. Mit Hilfe von MT können wir alle unser volles Potential ausschöpfen.

Die Ernährung für den Eiweiß-Typ

Was ist typisch für den Eiweiß-Typ?

Eine ganze Reihe von Merkmalen haben die *meisten* Vertreter des Eiweiß-Typs gemeinsam. Aber die Angehörigen dieses Typs sind nicht in allem identisch. Ihre Reaktion auf die Ernährung, ihre Stärken und Schwächen, ihre Energie, ihr Appetit und anderes können sich unterscheiden. Mit anderen Worten, Sie sind einzigartig, aber als „Eiweiß-Typ" haben Sie einige typische Tendenzen, die Sie mit den anderen Angehörigen dieses Typs teilen:

Großer Appetit

Vertreter des Eiweiß-Typs neigen zu einem „gesegneten" Appetit, manche sind sogar ständig hungrig und wollen oft etwas essen. Häufig sind sie selbst gleich nach einer Mahlzeit nicht so richtig satt, neigen deshalb dazu, zu viel zu essen – und sind danach trotzdem noch hungrig.

Vorliebe für fettreiches, salziges Essen

Diese Menschen neigen eher zu schweren, fettreichen, herzhaften, salzreichen Nahrungsmitteln wie Wurst, Pizza, gerösteten Nüssen, Braten. Wenn sie jedoch stattdessen viele Kohlenhydrate essen, entwickeln sie schnell ein starkes Verlangen nach Zucker. Und je mehr Süßigkeiten sie essen, desto stärker wird das Verlangen. Und zu allem Übel führt Zucker bei ihnen dazu, dass entweder ihre Energie sinkt oder sie nervös und aufgedreht werden.

Kalorienarme Diäten sprechen nicht an

Wenn Sie (als „Eiweiß-Typ") schon einmal versucht haben Übergewicht abzubauen, indem Sie weniger Kalorien gegessen haben, so wird Ihr Gewicht wahrscheinlich nicht gesunken, sondern vielleicht sogar gestiegen sein. Selbst falls Sie voller Willenskraft Radikaleres wie Fasten, eine Weintraubenkur oder Ähnliches versucht haben, könnte Ihr Gewicht dadurch gestiegen sein.

Erschöpfung, Ängstlichkeit, Nervosität

Menschen mit diesem Stoffwechseltyp haben meist Energieprobleme. Entweder haben sie zu wenig Energie, sind oft müde oder sogar apathisch oder depressiv. Oder sie sind oft „aufgedreht", im Grunde jedoch erschöpft, neigen zu Nervosität oder Ängstlichkeit. Besser geht es ihnen, wenn sie etwas essen. Wenn es Ihnen oft so oder ähnlich ergeht, ernähren Sie sich wahrscheinlich nicht so, wie es Ihr Stoffwechseltyp verlangt.

Worauf es beim Eiweiß-Typ vor allem ankommt

Als „Eiweiß-Typ" brauchen Sie eine Ernährung, die sehr viel Eiweiß und Fett (in Relation zu den Kohlenhydraten) enthält. Aber Eiweiß ist nicht gleich Eiweiß. Sie brauchen vor allem ganz bestimmtes Eiweiß – es sollte reich an Fett und Purinen sein. In den Zusammenstellungen auf den nächsten Seiten finden Sie viele Nahrungsmittel, die reich an Purinen sind. Mehr als andere Nahrungsmittel werden diese purinreichen in Ihrem Stoffwechsel im richtigen Maß und in der für Ihren Typ richtigen Geschwindigkeit in Energie umgewandelt.

Am entgegengesetzten Ende der Skala finden wir die Kohlenhydrate. Eiweiß-Typ-Menschen sollten sich bei Kohlenhydraten zurückhalten, weil diese zu schnell in Energie umgesetzt werden. Die schweren Eiweiße und Fette verlangsamen dagegen die zu schnelle Energieerzeugung, zu der die meisten Eiweiß-Typ-Vertreter neigen.

Man hat uns in den letzten Jahren immer wieder erzählt, dass purinreiches Fleisch und fettreiches Essen schlecht seien. Aber das stimmt ganz einfach nicht. Die Wahrheit ist: Es hängt vom Stoffwechseltyp ab. Es gibt nichts, was für jeden gut ist. Und es gibt nichts, was für jeden schlecht ist.

Sollten Sie ein Eiweiß-Typ sein, so brauchen Sie auf jeden Fall eine eiweißreiche, fettreiche Ernährung, wenn Sie Übergewicht abbauen, geistig und körperlich fit sein und wenn Sie emotional ausgeglichen sein wollen. Auf lange Sicht kann Sie diese Ernährung vor degenerativen Krankheiten bewahren: vor Herz-Kreislauf-Problemen, Immunsystem-Schwäche, Blutzuckerschwankungen und Diabetes, Osteoporose, Arthritis, Verdauungsproblemen und vielen anderen chronischen Krankheiten – die alle ihre Wurzeln im Stoffwechselungleichgewicht haben.

Diese Nahrungsmittel sind für den Eiweiß-Typ am besten

Eiweißreiche Nahrungsmittel[1]			Kohlenhydratreiche Nahrungsmittel			Fettreiche Nahrungsmittel	
Fleisch/Geflügel	Meeresfrüchte	Milchprodukte	Getreide[3]	Gemüse	Früchte	Nüsse/Samen[4]	Öle/Fette
Purinreich:	*Purinreich:*	(natürlicher Fettgehalt)	(nur Vollkorngetreide)	*Stärkearm:*	Avocados	(alle geeignet)	(alle geeignet)
Innereien	Anchovis	*Purinarm:*	*Stärkereich:*	Spargel	Oliven	Walnüsse	Butter
Kalbs- und Rinderleber	Kaviar	Käse	Amaranth	Bohnen, frisch	Äpfel (in Maßen)	Kürbiskerne	Sahne
Hühnerleber	Hering	Hüttenkäse	Vollkornreis	Blumenkohl	Birnen (in Maßen)	Erdnüsse	Ghee / Butterfett
	Muscheln	Sahne	Buchweizen	Sellerie		Sonnenblumenkerne	
	Sardinen	Eier	Mais	Pilze	*Stärkereich:*	Sesamsamen	*Öle:*
Mittlerer Puringehalt:		*Mittlerer Puringehalt:*	Couscous	Spinat	Bananen	Mandeln	Mandelöl
Rind	*Mittlerer Puringehalt:*	Kefir	Kamut	*Stärkereich:*		Cashewnüsse	Kokosöl / Kokosfett
Speck	Abalone	Milch	Kasha	Artischocken		Paranüsse	Leinöl
Huhn[2]	Venusmuscheln	Joghurt	Hirse	Karotten		Haselnüsse	Olivenöl
Ente	Krabben	*Hülsenfrüchte, purinarm:*	Hafer	Erbsen		Pekaniennuss	Erdnussöl
Geflügel	Flusskrebse	Tempeh	Quinoa	Kartoffeln (in Butter gebraten)		Kastanien	Sesamöl
Gans	Hummer	Tofu	Roggen	*Hülsenfrüchte, stärkearm:*		Pistazien	Sonnenblumenöl
Niere	Makrelen	*Mittlerer Puringehalt:*	Dinkel	Tempeh		Kokosnuss	Walnussöl
Lamm	Oktopus	Bohnen, getrocknet	Tritikale	Tofu		Hickorynüsse	
Schweine-kotelett	Austern	Linsen		*Stärkereich:*		Makademia-nüsse	
Rippenspeer	Lachs	*Nüsse*		Bohnen, getr.			
Pute, Truthahn[2]	Kammmuschel	alle geeignet		Erbsen, getr.			
Kalbfleisch	Garnelen			Linsen			
Wildfleisch (dunkles Fleisch)	Schnecken						
	Tintenfisch						
	Thunfisch						

[1] Bei jeder Mahlzeit sollte ein Eiweiß aus dieser Liste gegessen werden, aber bei den Hauptmahlzeiten sollten (und können) Milchprodukte, Hülsenfrüchte oder Nüsse nicht Fleisch, Geflügel oder Meeresfrüchte ersetzen.

[2] Am besten ist das dunkle Fleisch.

[3] Brot sollte entweder aus gekeimten Getreide oder mit Hilfe von Sauerteig oder Backferment hergestellt sein.

[4] Die Nüsse sind nach Eiweißgehalt geordnet. Am besten sind die eiweißreichen (zu Beginn der Liste).

Wichtige Hinweise für den Einweiß-Typ

Essen Sie bei jeder Mahlzeit Eiweiß

Wenn Sie bei jeder Mahlzeit genug Eiweiß essen, werden Sie...
- ein Höchstmaß an Energie haben
- schlank werden und bleiben
- Ihre höchste Leistungsfähigkeit erreichen.

Essen Sie jedoch nicht genug Eiweiß, so werden Sie statt dessen...
- chronisch erschöpft sein
- sich nicht wohl fühlen
- zu Stimmungsschwankungen wie Depressionen, Ängstlichkeit oder Melancholie neigen.

Viele machen den Fehler, eine große Mahlzeit oder auch eine Zwischenmahlzeit zu essen, die fast nur aus Kohlenhydraten besteht. Das ist nie gut, aber für Ihren Stoffwechseltyp ist es besonders schlecht. Bei Ihnen wird dadurch Ihr Ungleichgewicht noch verstärkt, es führt zu Heißhunger vor allem auf Süßes – und zu Übergewicht.

Bevorzugen Sie die „gehaltvollen", purinreichen Eiweiße

Purine – spezifische Eiweißstoffe aus Nukleoproteinen – spielen bei der Energieerzeugung eine bedeutende Rolle. Für den Eiweiß-Typ sind sie besonders wertvoll und bringen seinen Stoffwechsel sehr gut ins Gleichgewicht.

Eiweiß[1]		
Fleisch/Geflügel	**Meeresfrüchte**	**Milchprodukte**
Purinreich:	*Purinreich:*	(natürlicher Fettgehalt)
Innereien	Anchovis	
Kalbs- und Rinderleber	Kaviar	*Purinarm:*
	Hering	Käse
Hühnerleber	Muscheln	Hüttenkäse
	Sardinen	Sahne
		Eier
Mittlerer Puringehalt:	*Mittlerer Puringehalt:*	Kefir
		Milch
Rind	Abalone	Joghurt
Speck	Venusmuscheln	
Huhn[2]	Krabben	*Hülsenfrüchte, purinarm:*
Ente	Flusskrebse	
Geflügel	Hummer	Tempeh
Gans	Makrelen	Tofu
Niere	Oktopus	
Lamm	Austern	*Mittlerer Puringehalt:*
Schweinekotelett	Lachs	
	Kammmuschel	Bohnen, getrocknet
Rippenspeer	Garnelen	Linsen
Pute, Truthahn[2]	Schnecken	
Kalbfleisch	Tintenfisch	*Nüsse*
Wildfleisch	Thunfisch (dunkles Fleisch)	*alle geeignet*

[1]Bei jeder Mahlzeit sollte ein Eiweiß aus dieser Liste gegessen werden, aber bei den Hauptmahlzeiten sollten (und können) Milchprodukte, Hülsenfrüchte oder Nüsse nicht Fleisch, Geflügel oder Meeresfrüchte ersetzen.
[2]Am besten ist das dunkle Fleisch.

Im Prinzip ist für Sie jedes tierische Eiweiß geeignet – egal ob Fisch, Fleisch oder Geflügel. Es ist für Sie auf jeden Fall besser als pflanzliches Eiweiß. Am besten sind dabei jedoch die Sorten, die einen hohen Gehalt an Purinen haben. Sie finden diese in Ihrer Tabelle in den Spalten „Fleisch/Geflügel" und „Meeresfrüchte".

Fast alle Angehörigen des Eiweiß-Typs brauchen bei jeder Mahlzeit purinreiche Nahrungsmittel; diese lassen sich nicht durch purinarme, weniger „gehaltvolle" wie Milchprodukte, Hülsenfrüchte oder Nüsse ersetzen. Wenn Sie sich gut beobachten, können Sie bemerken, dass Sie ohne die richtigen Eiweiße ...

– selten richtig satt werden
– nicht so leistungsfähig sind
– nicht Ihr optimales Energieniveau erreichen.

Nur die für Sie idealen Eiweiße liefern Ihnen genau die Energie, die Sie brauchen.

Sie können gerne zwischendurch etwas essen

Aber achten Sie darauf, dass Sie auch bei jeder Zwischenmahlzeit genug vom richtigen Eiweiß bekommen. Vor allem sollten Sie nie ausschließlich Kohlenhydrate essen. Probieren Sie aus, welches Eiweiß Sie bei einer Zwischenmahlzeit brauchen. Es kann durchaus sein, dass Ihnen dann Nüsse oder Milchprodukte reichen, wenn Sie wenigstens zu den Hauptmahlzeiten die purinreichen Eiweiße essen. Merken Sie jedoch, dass Nüsse oder Milchprodukte Ihren Heißhunger nicht stillen oder dass Sie Heißhunger auf Süßes bekommen, dass Ihre Energie abfällt oder Ihre Stimmung schlechter wird, so sollten Sie stattdessen die purinreichen probieren, damit es Ihnen besser geht. Lernen Sie auf Ihren Körper zu hören!

Vorsicht bei Kohlenhydraten!

Wir rechnen fast alle pflanzlichen Nahrungsmittel – Getreide, Gemüse und Früchte – zu den Kohlenhydraten. Doch deren Wirkung auf Ihren Stoffwechsel ist durchaus unterschiedlich. Zum Beispiel enthalten einige sehr viel Stärke, andere nur wenig. Stärkereiche Kohlenhydrate werden schnell in Zucker umgewandelt, der Ihren Blutzuckerspiegel schnell in die Höhe treibt. Darauf reagiert die Bauchspeicheldrüse mit erhöhter

Ausscheidung von Insulin, der Zucker wird verstärkt in Fett umgewandelt und eingelagert. Mit der Zeit entstehen Probleme bei der Kontrolle des Blutzuckerspiegels wie Hypoglykämie. Die verstärkte Insulinausschüttung kann zudem noch zur Entstehung schwerer Krankheiten beitragen (wie Allergien, Asthma, Alkoholismus, Arteriosklerose, Krebs, Sucht nach Kohlenhydraten, Herzprobleme, chronische Erschöpfung, Depression, Diabetes, Syndrom X (Insulinresistenz), Bluthochdruck, Übergewicht und Magengeschwüre).

Karotten, Kartoffeln, Kürbis, Bananen, viele Obstsorten sowie alle Getreide sind besonders stärkereich. Deswegen sollten sie entsprechend vorsichtig verwendet

Kohlenhydrate		
Getreide	*Gemüse*	*Früchte*
(nur Vollkorn-getreide)	*Stärkearm:*	Avocados
	Spargel	Oliven
Stärkereich:	Bohnen, frisch	Äpfel (in Maßen)
Amaranth	Blumenkohl	
Gerste	Sellerie	Birnen (in Maßen)
Vollkornreis	Pilze	
Buchweizen	Spinat	
Mais		*Stärkereich:*
Couscous	*Stärkereich:*	Bananen
Kamut	Artischocken	
Kasha	Karotten	
Hirse	Erbsen	
Hafer	Kartoffeln (in Butter gebraten)	
Quinoa		
Roggen		
Dinkel	*Hülsenfrüchte,*	
Tritikale[1]	*stärkearm:*	
	Tempeh	
	Tofu	
	Stärkereich:	
	Bohnen, getr.	
	Erbsen, getr.	
	Linsen	

[1]Brot sollte entweder aus gekeimten Getreide oder mit Hilfe von Sauerteig oder Backferment hergestellt sein.

werden. Stattdessen sollten Angehörige des Eiweiß-Typs eher die stärkearmen Gemüse essen, um ihren Bedarf an Kohlenhydraten zu decken.

Meiden Sie Brot

Reduzieren Sie Ihren Brotkonsum so weit wie möglich, sofern es sich nicht um echtes Sauerteig- oder Backfermentbrot handelt. (Also kein industriell hergestelltes Brot essen, bei dem die Sauerteiggärung durch Zusatzstoffe verkürzt wurde und die Gärung nicht richtig stattfinden konnte.) Aber selbst dann sollten Sie sich bei Brot zurückhalten und nicht viel davon essen. Denn das Getreide im Brot behindert die Aufnahme von Kalzium, das für Ihren Stoffwechseltyp so wichtig ist. Außerdem sollten Sie das Brot nie ohne Butter essen, weil dadurch mögliche Schwankungen im Blutzuckerspiegel abgemildert werden.

Halten Sie sich bei Getreide zurück

Raffinierte Kohlenhydrate sind für Ihren Stoffwechseltyp völlig ungeeignet. Deshalb sollten Sie ausschließlich Vollkornprodukte wählen, wenn Sie Getreideprodukte essen, zum Beispiel bei Gebäck und Kuchen, aber auch bei Nudeln und Ähnlichem.

Alle Getreideprodukte sind sehr stärkereich, sie sollten daher nur wenig davon essen. Besonders gilt dies für Weizen, der sehr schnell in Zucker umgewandelt wird und daher für Sie eigentlich gar nicht geeignet ist. Allerdings bietet Dinkel hier eine gute Alternative, da er weniger problematisch ist.

Statt in Form von Brot, Gebäck und Ähnlichem sollten die Getreide besser als ganze, gekochte Körner gegessen werden, denn auch dann werden sie nicht so schnell in Zucker umgewandelt.

Achten Sie auf Ihre Reaktionen auf Früchte

Als „Eiweiß-Typ" neigen Sie zu einem niedrigen Blutzuckerspiegel. Deshalb geht es ihnen meist mit Obst nicht besonders gut, weil es reich an Kalium und Zucker ist. Angehörige des Eiweiß-Typs vertragen allerdings Avocados und Oliven gut und können Äpfel, Birnen und nicht ganz reife Bananen in Maßen ganz gut essen.

Säfte eher nicht

Frisch zubereitete Gemüsesäfte sind in Maßen geeignet – allerdings nicht mehr als ein Glas, drei- bis viermal pro Woche. Am besten werden stärkereiche Gemüse (wie Karotten) mit stärkearmen (wie Sellerie und Spinat) gemischt, bei maßvoller Verwendung der stärkereichen.

Fruchtsäfte sollten völlig gemieden werden. Sie tragen – ebenso wie der Konsum von zu viel Gemüsesaft – zu Übergewicht, Heißhunger, Blutzuckerschwankungen, Energielosigkeit und Hunger auf Süßes bei.

Keine Angst vor Fett und Öl

Fette und Öle und ihre Wirkung auf den menschlichen Stoffwechsel wurden ausgiebig erforscht. Es würde zu weit führen hier detaillierter darauf einzugehen. Fest steht jedenfalls, dass natürliche Fette und Öle nicht ungesünder als andere natürliche Nahrungsmittel sind, nicht den Cholesterinspiegel heben und nicht zu Herz-Kreislauf-Krankheiten führen. (Näheres finden Sie in dem ausgezeichneten Buch von Udo Erasmus: *Fats and Oils*.)

Öle / Fette	
Nüsse / Samen[1]	*Öle / Fette*
(alle geeignet)	*(alle geeignet)*
Walnüsse	Butter
Kürbiskerne	Sahne
Erdnüsse	Ghee / Butterfett
Sonnenblumenkerne	
Sesamsamen	**Öle:**
Mandeln	Mandelöl
Cashewnüsse	Kokosöl / Kokosfett
Paranüsse	
Haselnüsse	Leinöl
Pekaniennuss	Olivenöl
Kastanien	Erdnussöl
Pistazien	Sesamöl
Kokosnuss	Sonnenblumenöl
Hickorynüsse	
Makademianüsse	Walnussöl

[1]Die Nüsse sind hier nach Eiweißgehalt geordnet. Am besten sind die eiweißreichen (zu Beginn der Liste).

Fette enthalten Fettsäuren, die wir für eine gute Gesundheit brauchen, da sie für unser Immunsystem, für normale Hormonproduktion, für die Energieerzeugung in den Zellen, für gesunde Zellwände und für viele andere lebenswichtige Funktionen nötig sind.

Wie immer gilt auch hier: Ob ein Nahrungsmittel gut oder schlecht ist, hängt zum einen von der Qualität dieses Nahrungsmittels ab, zum anderen davon, wie gut es zu Ihrem Stoffwechseltyp passt. Fett macht da keine Ausnahme und als „Eiweiß-Typ" brauchen Sie recht viel Fett.

Allerdings sollten Sie nie Fette schlechter Qualität verwenden (wie – alle – Margarinen, durch chemische Einflüsse oder durch Hitze veränderte Öle oder Fettersatzstoffe), weil sich diese wirklich drastisch auf die Gesundheit auswirken. Und falls Sie einmal Fertiggerichte kaufen müssen, schauen Sie auf dem Etikett nach, ob diese Stoffe darin enthalten sind. Verwenden Sie möglichst nur echte Butter (am besten biologisch-organisch erzeugte) und sorgfältig hergestellte, kaltgepresste Öle. Auch Nüsse, Nussbutter und natürlich die fettreichen tierischen Nahrungsmittel auf Ihrer Liste sind für Sie geeignet.

Manches ist für Sie *nicht* geeignet

Bestimmte Nahrungsmittel verschlechtern Ihr Stoffwechselgleichgewicht erheblich und sollten deswegen gemieden werden. Manche Menschen reagieren sehr stark darauf, andere weniger deutlich, je nach Empfindlichkeit. Ihre Reaktion kann auch von Mal zu Mal anders sein. Das zeigt nur wieder, wie individuell der Stoffwechsel reagiert. Sie sollten dabei immer bedenken, dass die Nahrungsmittel *ständig* auf Ihren Stoffwechsel wirken. Je mehr Sie davon im Laufe der Zeit essen, desto stärker ist die Wirkung. Selbst falls Sie also bei den folgenden Nahrungsmitteln nichts bemerken, sollten Sie möglichst wenig davon zu sich nehmen.

Am besten halten Sie sich an die Nahrungsmittel, die wir Ihnen empfehlen. Wenn Sie unbedingt etwas essen möchten, das nicht auf Ihrer Liste steht, dann sollten Sie zumindest die folgenden Nahrungs- und Genussmittel meiden.

Alkohol

Alkohol in jeder Form (Bier, Wein, Spirituosen aller Art) ist giftig. Ihr Körper muss das Gift abbauen und dessen negative Wirkungen neutralisieren. Deshalb ist Alkohol für *keinen* Stoffwechseltyp zuträglich. Weil er zu den Einfachzuckern gehört, ist er darüber hinaus für Sie ganz besonders schlecht, falls Sie auch noch zu den „Schnellverbrennern" zählen. Statt langsam in Energie umgewandelt zu werden, heizt er Ihre Energieproduktion zusätzlich kurz an und führt anschließend zu einem starken Energieabfall. Ähnlich ergeht es Ihnen, falls Sie (innerhalb des Eiweiß-Typs) zu den „Parasympathikus-Typen" gehören. Kurzzeitig wirkt Alkohol anregend, aber dann verstärkt er ihre natürliche Neigung zu niedrigem Blutzucker, starker Insulinausscheidung und Fettbildung.

Nahrungsmittel, auf die Sie empfindlich reagieren oder allergisch sind

In Ihren Listen finden Sie die Nahrungsmittel, die für Ihren Stoffwechseltyp geeignet sind, weil sie die für Sie passenden Nährstoffmischungen enthalten. Es ist jedoch trotzdem möglich, dass Sie auf einige dieser Nahrungsmittel zur Zeit allergisch oder überempfindlich reagieren. In diesem Fall meiden Sie bitte diese Nahrungsmittel vorläufig. Von Zeit zu Zeit sollten Sie allerdings probieren, ob Sie sie inzwischen wieder gut vertragen, denn oft verschwindet diese Empfindlichkeit nach einiger Zeit, wenn der Stoffwechsel wieder ins Gleichgewicht kommt.

Koffein

Meiden Sie am besten alles, was Koffein enthält, also beispielsweise Kaffee, schwarzen und grünen Tee, koffeinhaltige Kräuter, Cola-Getränke, Energy-Drinks und Ähnliches.

Wenn Sie auf Kaffee nicht verzichten möchten, sollten Sie nur solchen aus biologisch-organischem Anbau trinken und auf keinen Fall mehr als zwei Tassen pro Tag. Wenn Sie dazu etwas Eiweiß essen, können Sie seine negative Wirkung damit abmildern. Aber schlecht ist Koffein für Sie auf jeden Fall.

Bei „Schnellverbrennern" wird der Stoffwechsel durch Koffein noch mehr beschleunigt, er kommt so noch mehr aus dem Gleichgewicht. Beim Parasympathikus-Typ wirkt er indirekt, indem er die Nebennieren anregt. Die Nebennieren sind hier ohnehin schon schwach und Koffein wirkt so, als würde man einem lahmen Gaul mit der Peitsche mehr Leistung abverlangen. Für kurze Zeit ist die Anregung erfolgreich, aber auf lange Sicht wird die Schwäche der Nebennieren dadurch nur noch größer.

Fruchtsäfte und Zitrusfrüchte

Am besten meiden Sie Fruchtsäfte und Zitrusfrüchte völlig. Fruchtsäfte enthalten viel zu viel Zucker für Angehörige des Eiweiß-Typs und wirken sich in dieser konzentrierten Form besonders stark aus. Die Zuckerflut führt zu einer starken Gegenreaktion mit starkem Abfall des Blutzuckerspiegels und erhöhter Fetteinlagerung.

Neben Alkohol sind Zitrusfrüchte für den Eiweiß-Typ die schlechteste Wahl, sowohl für den Schnellverbrenner als auch für den Parasympathikus-Typ. Weil Zitrusfrüchte so viel Kalium, Zucker und Zitronensäure enthalten, beschleunigen sie die Verbrennung noch mehr. Der Parasympathikus-Typ wird durch Zitrusfrüchte noch basischer, als er ohnehin schon ist, und er wird noch müder, erschöpfter, lethargischer oder sogar depressiv.

Zucker

Zucker in großen Mengen ist für niemanden gesund, aber für Ihren Stoffwechseltyp ist er ganz besonders schlecht und sollte so weit wie möglich gemieden werden. Achten Sie deshalb beim Einkauf besonders auf versteckte Zucker in den Nahrungsmitteln. Wenn Sie nicht aufpassen, kann es schnell zu viel werden und dazu führen, dass alle Ihre Bemühungen umsonst sind. Übrigens: Mit Zucker meine ich *alle* Zuckerarten, natürliche und raffinierte, auch Rohrzucker, Vollrohrzucker, Melasse, Honig, Fruchtzucker, Ahornsirup, Traubenzucker, usw.

Oxalsäurereiche Nahrungsmittel

Oxalsäure kommt von Natur aus in einigen Nahrungsmitteln vor. Sie verschlechtert die Aufnahme von Kalzium und weil Kalzium für Sie als Eiweiß-Typ besonders wichtig ist, sollten Sie diese Nahrungsmittel meiden oder zumindest reduzieren. Dazu gehören vor allem schwarzer Tee, Brombeeren, Rote Bete (einschließlich ihrer Blätter), Mangold, Schokolade, Kakao, Preiselbeeren, Rosinen, Endivien, Stachelbeeren, Trauben, grüne Paprika, Pflaumen, Himbeeren, Rhabarber, Erdbeeren und Tomaten.

Allerdings wird die Oxalsäure durch Erhitzen zerstört, so dass Sie Nahrungsmittel wie Rote Bete (und deren Blätter), Mangold, Preiselbeeren, grüne Paprika und Rhabarber gekocht noch am ehesten essen können.

Blutzuckersteigernde Nahrungsmittel

Alle Kohlenhydrate – Obst, Gemüse, Getreide – werden im Körper in Zucker umgewandelt, allerdings nicht mit gleicher Geschwindigkeit. Im „glykämischen Index" (GI) sind sie danach geordnet, wie schnell bei ihnen diese Umwandlung stattfindet. (In Kapitel 9 finden Sie mehr zu diesem Thema, einschließlich der kompletten Tabelle. Sie ist für alle Typen wichtig, besonders jedoch für Ihren.) Nahrungsmittel mit hohem GI wie Getreide und stärkereiche Gemüse steigern den Blutzuckerspiegel viel schneller als jene mit niedrigem GI wie Eiweiße und Fette. Da Sie als Eiweiß-Typ Nahrungsmittel mit hohem GI nicht gut vertragen, sollten Sie vor allem jene vom unteren Ende der Tabelle essen. Und wenn Sie einmal solche mit hohem GI essen, sollten Sie gleichzeitig Eiweiß und Fett essen, um die Umwandlung in Zucker zu verlangsamen.

Phytinsäurereiche Nahrungsmittel

Seit Tausenden von Jahren werden in allen Kulturen Getreide vor dem Kochen eingeweicht oder fermentiert. Inzwischen konnten Wissenschaftler bestätigen, wie sinnvoll dies ist, denn alle Getreide und Hülsenfrüchte enthalten in ihrer Schale Phytinsäure. Sie bindet im Darm Kalzium (sowie Eisen, Magnesium, Phosphor und Zink) an sich und behindert deren Aufnahme. Wird zu viel Phytinsäure konsumiert, kann dies schwere Mineralmängel hervorrufen und es kann zu Allergien, Verdauungsproblemen und Knochenabbau führen.

Da Sie als Eiweiß-Typ besonders viel Kalzium brauchen, sind Nahrungsmittel mit hohem Phytinsäuregehalt für Sie besonders ungeeignet. Alle Getreide enthalten Phytinsäure, aber in Weizen, Hafer, Soja und Sojamilch findet sich besonders viel davon. Was lässt sich da machen? Weichen Sie Getreide (wie Hafer, Hirse, Roggen, Gerste, Weizen und Quinoa) über Nacht ein, bevor Sie es verwenden. Fermentierte Produkte (wie Sojasoße, Miso, Tempeh und Ähnliches) können Sie problemlos essen, denn durch die Fermentation wird die Phytinsäure ebenfalls zerstört. Tofu, Sojamilch und Sojapulver werden jedoch nicht fermentiert und sollten deshalb bestenfalls in geringen Mengen verwendet werden.

Auch fermentierte Getreide – wie in Sauerteig- oder Backfermentbrot – sind praktisch frei von Phytinsäure, nicht aber Hefebrote oder solche, die mit industriellen Backhilfsmitteln hergestellt werden.

Glutenreiche Nahrungsmittel

Getreide enthalten schwer verdauliche Eiweiße wie Gluten. Ihre unvollständige Verdauung wird mit Problemen wie zum Beispiel Allergien, Zöliakie, mit psychischen Problemen, Verdauungsstörungen und Candidiasis im Darm in Verbindung gebracht. Aber auch hier hilft Einweichen und Fermentation, die Verdauung dieser Eiweiße zu erleichtern – ein weiteres Argument für Sauerteig- und Backfermentbrot.

Ähnliches gilt für Sojabohnen. Sie enthalten einen Stoff, der einige Enzyme stark in ihrer Arbeit stört, aber auch dagegen hilft Einweichen oder Fermentieren.

Auf die richtige Mischung kommt es an

Unsere Ernährungsempfehlungen lassen sich ganz leicht umsetzen. Sie müssen dabei nur zwei Dinge beachten:

1. Essen Sie nur Nahrungsmittel, die zu Ihrem Typ passen, und meiden Sie nach Möglichkeit solche, die nicht dazu passen – halten Sie sich also mit anderen Worten an die Nahrungsmittel, die wir Ihnen empfehlen.

2. Essen Sie bei jeder Mahlzeit die richtigen Anteile aus den drei Nahrungsmittelgruppen (Eiweiße, Kohlenhydrate und Fette).

Wenn Sie sich vorstellen, dass Ihr Essen ein Treibstoff ist, dann setzen sich aus den verschiedenen Anteilen von Eiweißen, Kohlenhydraten und Fetten unterschiedliche Treibstoffmischungen zusammen. Wenn Sie die Mischung finden, die für Sie genau richtig ist, ist Ihre Energieausbeute am größten. Und Ihre Nahrung wird effizient in Energie umgewandelt, statt als Fett abgelagert zu werden. Die richtigen Anteile für Ihren Typ:

Eiweiße & Fette		Kohlenhydrate
70 %		30 %
(ungefähr 40 % Eiweiß)	(ungefähr 30 % Fett)	
Viel Eiweiß und Fett		Wenig Kohlenhydrate
Fleisch, Geflügel, Meeresfrüchte, Milchprodukte, Hülsenfrüchte, Nüsse	fettreiches Fleisch, Geflügel und Meeresfrüchte; Milchprodukte, Nüsse, Samen, Öle, Butter	Früchte, Gemüse, Getreide

Halten Sie sich bei jeder Mahlzeit an dieses Verhältnis von 70 zu 30. Ungefähr 30 % der Kalorien sollten von Kohlenhydraten stammen und ungefähr 70 % von Eiweiß und Fett. Beachten Sie bitte, dass mehr Kalorien vom Eiweiß als vom Fett stammen sollten. Die Prozente müssen aber nicht ganz exakt eingehalten werden; es genügt, wenn sie ungefähr stimmen. Sie müssen daher nicht alles auswiegen oder die Kalorien in jeder Mahlzeit berechnen, denn mit der Zeit werden Sie ein Gefühl dafür bekommen, wie die Anteile sein sollen. Sie müssen sich auch nicht mehr darum kümmern, wie viele Kalorien Sie täglich essen, denn Ihr Hungergefühl wird sich automatisch richtig einregulieren. Es macht deshalb auch nichts, ob Sie insgesamt viel oder wenig essen. Wenn Sie bei jeder

Mahlzeit die richtigen Nahrungsmittel essen und mit der Zeit ein Gefühl für die richtigen Anteile bekommen, reguliert sich Ihr Hungergefühl von selbst auf dem richtigen Niveau.

Sollten Sie sich allerdings besonders um Übergewicht sorgen oder müssen Sie schnell Übergewicht abbauen, finden Sie Einzelheiten zu Kalorien und Mengen in Kapitel 10. Auf jeden Fall sollte klar sein:

Ihr Gewicht wird sich automatisch regulieren, sofern Sie die richtigen Nahrungsmittel in den richtigen Mengenverhältnissen essen. Wenn die Anteile stimmen, nehmen Sie bei Übergewicht ab und Sie nehmen zu, wenn Sie untergewichtig sind.

Versuchen Sie regelmäßig und möglichst jeden Tag zur gleichen Zeit zu essen. Außerdem sollten Sie immer essen, wenn Sie hungrig sind, oder besser noch, bevor Sie so richtig hungrig werden. Essen Sie also besser immer mal wieder eine Zwischenmahlzeit. Dann essen Sie bei den Hauptmahlzeiten nicht so viel und außerdem bleibt dann Ihr Blutzuckerspiegel viel gleichmäßiger.

Sie können sich die Anteile auch bildlich vorstellen, auf Ihrem Teller. Dann sollte der Teller vor allem von Eiweiß und Fett bedeckt sein, nämlich zu zwei Dritteln, und der Rest – ein Drittel – sollten Kohlenhydrate sein, vor allem die stärkearmen.

Viele fragen sich, wie sie bei einer Mahlzeit 30 % Fett zu sich nehmen sollen. Sie sehen aber, dass die meisten Eiweiße in Ihrer Tabelle auch viel natürliche Fette und Öle enthalten. Sie können deshalb Ihren Fettbedarf relativ leicht decken, indem Sie Ihre eiweißreichen Nahrungsmittel essen und dazu großzügig Butter und Öl verwenden.

Menüvorschläge

Die nachfolgenden Menüs sind lediglich Vorschläge (vgl. S. 141). Sie sollen Ihnen einen ersten Eindruck davon vermitteln, wie Sie aus *Ihren* Nahrungsmitteln Mahlzeiten zusammenstellen können. Aber Sie sollten natürlich auch selbst kreativ werden und sich eigene Menüs nach Ihrem Geschmack zusammenstellen. Seien Sie sich dabei nur immer bewusst: Ihr Stoffwechseltyp braucht bei jeder Mahlzeit Eiweiß. Sie sollten Kohlenhydrate nicht ohne Fett und Eiweiß essen, selbst Zwischenmahlzeiten sollten immer auch Eiweiß enthalten. Guten Appetit!

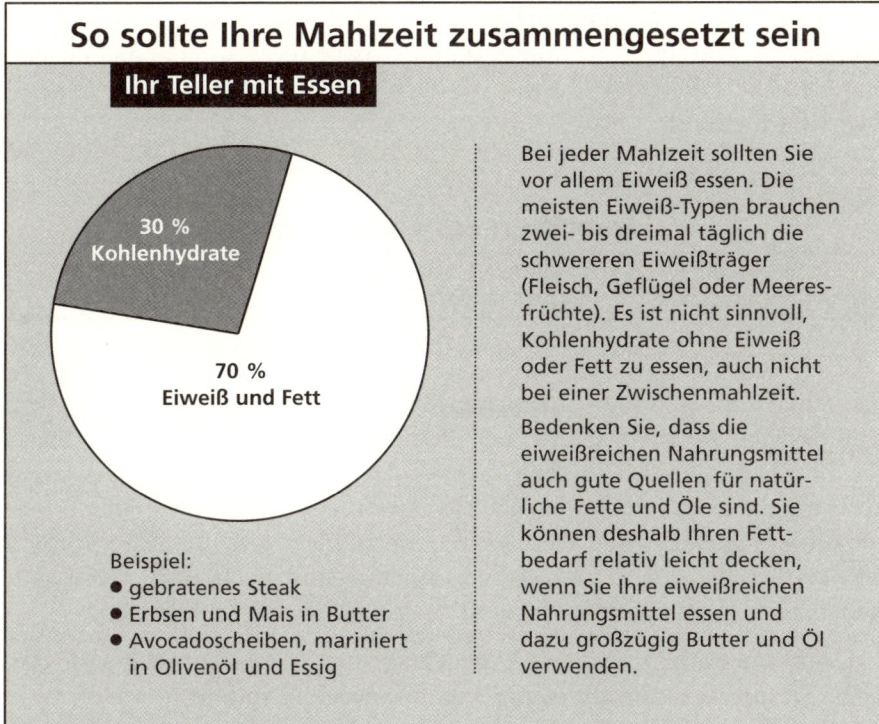

So sollte Ihre Mahlzeit zusammengesetzt sein

Ihr Teller mit Essen

30 %
Kohlenhydrate

70 %
Eiweiß und Fett

Beispiel:
- gebratenes Steak
- Erbsen und Mais in Butter
- Avocadoscheiben, mariniert
  in Olivenöl und Essig

Bei jeder Mahlzeit sollten Sie vor allem Eiweiß essen. Die meisten Eiweiß-Typen brauchen zwei- bis dreimal täglich die schwereren Eiweißträger (Fleisch, Geflügel oder Meeresfrüchte). Es ist nicht sinnvoll, Kohlenhydrate ohne Eiweiß oder Fett zu essen, auch nicht bei einer Zwischenmahlzeit.

Bedenken Sie, dass die eiweißreichen Nahrungsmittel auch gute Quellen für natürliche Fette und Öle sind. Sie können deshalb Ihren Fettbedarf relativ leicht decken, wenn Sie Ihre eiweißreichen Nahrungsmittel essen und dazu großzügig Butter und Öl verwenden.

Das Verhältnis 70 % zu 30 % ist für Sie als Eiweiß-Typ nur eine Richtschnur. Um die Anteile zu finden, die für Sie am besten sind, sollten Sie die 12 Schritte befolgen, die wir ab Seite 142 vorstellen.

Die richtige Mischung für Sie

Sie sollten immer daran denken, dass das Verhältnis von 70 % zu 30 % erst mal nur als allgemeine Richtschnur für den Eiweiß-Typ zu sehen ist, als ein erster Schritt in die richtige Richtung. Weil es aber unter den Angehörigen des Eiweiß-Typs unterschiedliche Bedürfnisse gibt, kann bei Ihnen durchaus ein etwas anderer Prozentsatz sinnvoll sein. Zum Beispiel brauchen einige weniger Eiweiß und können mehr Kohlenhydrate vertragen, selbst solche mit höherem Zucker- und Stärkegehalt. Andere reagieren darauf jedoch sehr empfindlich und brauchen eher mehr Eiweiß.

Letztendlich kommt es darauf an, wie stark der Typ ausgeprägt und wie stabil der Stoffwechsel ist und deshalb braucht nicht jeder genau gleiche Anteile. Die Übergänge vom stark zum schwach ausgeprägten Eiweiß-Typ sind fließend.

Spielarten des Eiweiß-Typs

Viel Eiweiß / wenig Kohlenhydrate	Mittlere Eiweißmenge / mittlere Kohlenhydratmenge	Wenig Eiweiß / viele Kohlenhydrate
◄────────────────	────────────────	────────────────►

Sie können für sich selbst herausfinden, welche Verhältnisse für Sie ideal sind, welche genau Ihren eigenen Bedürfnissen entsprechen. Nachdem Sie dies herausgefunden haben, können Sie Ihre Ernährung genau darauf abstimmen. Dadurch werden Sie sich nach jeder Mahlzeit deutlich besser fühlen: Ihre Energie wird steigen und länger anhalten, Sie können wieder klar denken, fühlen sich wohl und sind nach dem Essen satt, haben nicht mehr ständig Hunger, zum Beispiel auf Süßigkeiten.

Doch wie finden Sie die richtige Mischung? Es ist eigentlich ganz einfach. Sie müssen nur ein wenig experimentieren, indem Sie mehr oder weniger Kohlenhydrate essen. Sie wissen inzwischen, dass der Eiweiß-Typ Kohlenhydrate (vor allem die stärkereichen und zuckerhaltigen Sorten) in größeren Mengen nicht gut verträgt, weil sie die Energie verringern, zu Stimmungsschwankungen führen, den Blutzuckerspiegel stark schwanken lassen und Heißhungerattacken verursachen.

Als ersten Schritt sollten Sie für ein paar Tage so weit wie möglich auf Kohlenhydrate verzichten. Wenn Sie dann merken, wie es Ihnen mit sehr wenig Kohlenhydraten geht, können Sie langsam immer mehr davon essen, bis Sie den für Sie richtigen Anteil gefunden haben. Wenn Sie mehr essen, als für Sie gut ist, werden Sie es deutlich merken. Warum? Sie werden Energie verlieren, sich nicht mehr wohl fühlen und nach dem Essen bald wieder Hunger bekommen. Wenn Sie aber andererseits weniger Kohlenhydrate essen, als Sie eigentlich brauchen, werden Sie es auch merken – und zwar mit den gleichen Symptomen. Um die für Sie richtige Mischung zu finden, müssen Sie nur die folgenden einfachen Schritte befolgen.

Menüvorschläge

Mahlzeit	Erster Tag	Zweiter Tag	Dritter Tag	Vierter Tag	Fünfter Tag
Frühstück	Schinken, Rührei, etwas Bratkartoffeln, in Butter gebraten	2 pochierte Eier, Frühstückspeck, 1 Scheibe Dinkelbrot mit Butter	Würstchen (Schwein, Pute oder Huhn), Buchweizen gekocht, mit Butter	Gemüseomelett, Räucherlachs, Roggen-Backferment-brot mit Butter	2 Spiegeleier, 3 kleine Würstchen, etwas Haferbrei mit Butter oder Sahne
Mittagessen	dunkles Hühnerfleisch, rohe Karotten, Sellerie und Blumenkohl mit Olivenöl oder einer Soße auf Basis von Mayonnaise oder Joghurt	Thunfischsalat mit Sellerie und guter Mayonnaise, 1 Scheibe Dinkelbrot, etwas Linsensuppe	Frikadelle, gedünsteter Maiskolben mit Butter, Spinatsalat mit Artischocken und Pilzen, Olivenöl und Zitronensoße	Garnelensalat mit Sellerie und Mayonnaise, Avocado mit Olivenöl und Zitrone, etwas Wildreis und Vollkornreis	Schmorbraten mit wenig Kartoffeln und Karotten
Zwischen-mahlzeit	Hüttenkäse mit Leinöl und 1/2 klein geschnittener, nicht sehr reifer Apfel	Erdnussbutter oder Mandelmus mit Selleriestangen	Sahnequark, entweder mit 1/2 Birne oder Roggenknäcke	1/2 Banane mit Mandeln	Vollmilchjoghurt mit Sonnenblumenkernen und Cashewnüssen
Abendessen	gebratener Lachs, gedünstete grüne Bohnen, Quinoa und Butter, Spinatsalat mit Olivenvierteln und einer Essig-Öl-Soße	gebratene Lammkoteletts, gedünsteter Spargel, gebackener Kürbis mit Butter	gebratenes Steak, Erbsen und Mais mit Butter, Avocadoscheiben mariniert in Olivenöl und Essig	Hühnerschenkel, gedünstete Artischocke mit Butter oder Mayonnaise, Buschbohnen mit Butter und Mandelstücken	Roastbeef, gedünsteter Blumenkohl, Gerste, Spinatsalat mit Speck, Pilzen, Essig-Öl-Soße

12 einfache Schritte zur richtigen Mischung

1. Meiden Sie die ersten fünf bis sieben Tage alle Kohlenhydrate, die besonders stark wirken – Getreide, Getreideflocken, Brot, Nachtisch, Obst, stärkereiche Gemüse – und Milchprodukte.

2. Essen Sie dagegen vor allem die für Sie geeigneten eiweiß- und fettreichen Nahrungsmittel: Fleisch, Geflügel, Meeresfrüchte, Eier, Nüsse, Samen, Butter und pflanzliche Öle.

3. In diesen ersten Tagen sollten Sie nur die folgenden stärkearmen Gemüsesorten verwenden: Spargel, Sellerie, grüne Bohnen, Blumenkohl, Spinat und Pilze. Fangen Sie mit nur kleinen Gemüseportionen an, um einen Ausgangspunkt zu haben.

4. Essen Sie, bis Sie satt sind, aber überessen Sie sich nicht.

5. Essen Sie, wenn Sie möchten, zwischendurch etwas von den gleichen Nahrungsmitteln.

6. Die meisten Angehörigen des Eiweiß-Typs werden sich bei dieser Ernährung bald besser fühlen, werden mehr Energie haben, weniger Hunger zwischen den Mahlzeiten und den Heißhunger auf Süßigkeiten verlieren. Allerdings haben wir auch die Erfahrung gemacht, dass manche regelrechte „Entzugssymptome" zeigen, wenn sie Stärkereiches und Zuckerreiches weglassen. Dann fühlen sie sich für meist höchstens 48 Stunden schlechter und haben typischerweise Symptome wie Kopfschmerzen, ein sehr starkes Verlangen nach Süßem oder grippeartige Erscheinungen. Wenn es Ihnen auch so ergeht, sollten Sie bitte zwei bis drei Tage durchhalten, denn danach werden Sie sich deutlich besser fühlen als vor der Umstellung.

7. Die meisten fühlen sich die ersten fünf bis sieben Tage besser, nachdem sie fast alle Kohlenhydrate weggelassen haben. Manche merken danach aber, dass die Anteile noch nicht stimmen. Sie werden reizbar, nervös oder haben weniger Energie und sind müde, haben Hunger auf Süßes oder sind nach dem Essen nicht richtig satt. Jetzt wird es Zeit, wieder mehr von den stärkearmen Gemüsesorten zu essen – natürlich nur jene, die für Sie empfohlen sind – und weniger Eiweiß, bis Sie sich wieder besser fühlen.

8. Wenn Sie sich dann immer noch nicht besser fühlen, sollten Sie etwas Stärkereiches essen. Fangen Sie bei einem Abendessen mit nur

einem Esslöffel eines der stärkereichen Gemüse aus Ihrer Liste an, zum Beispiel mit Artischocke, Mais, Erbsen oder Kartoffeln.

9. Wenn es Ihnen damit weiterhin gut oder sogar noch besser geht, essen Sie auch beim Mittagessen einen Esslöffel eines stärkereichen Gemüses. Und wenn es Ihnen weiterhin gut geht, essen Sie beim Frühstück ebenfalls so viel davon.

10. Wenn es Ihnen damit nach wie vor gut oder sogar besser geht, erhöhen Sie die Menge auf zwei Esslöffel pro Mahlzeit.

11. Als nächsten Schritt – wenn es Ihnen weiterhin damit gut geht – probieren Sie aus, wie es Ihnen mit Vollkorngetreide statt mit stärkereichem Gemüse geht.

12. So können Sie Schritt für Schritt den Anteil der Kohlenhydrate erhöhen. Irgendwann werden Sie über das Ziel hinausschießen und mehr Kohlenhydrate essen, als es für Sie persönlich ideal ist. Dann werden Sie merken, dass die alten Symptome wieder auftauchen – Müdigkeit, Depression, Stimmungsschwankungen, Heißhunger auf Süßes, Verdauungsprobleme, usw. Dann wissen Sie, dass Sie den Anteil der Kohlenhydrate langsam etwas verringern müssen, bis Sie sich wieder gut fühlen. Wenn Sie sich nicht sicher sind, ob Sie die richtige Menge gefunden haben, können Sie noch einmal zum dritten Schritt zurückkehren und von dort neu beginnen.

Denken Sie dabei immer daran: Sowohl zu viele Kohlenhydrate als auch zu wenige Kohlenhydrate können die gleichen Symptome hervorrufen.

Wenn Sie es erst einmal so weit geschafft haben, werden Sie bereits ein Gefühl dafür entwickelt haben, wie Sie jede Mahlzeit auf Ihre Bedürfnisse abstimmen können. Es gibt allerdings noch weitere Möglichkeiten Ihre Mahlzeiten genauer an Ihren Bedarf anzupassen. In Kapitel 9 werden sie vorgestellt.

Die Ernährung für den Kohlenhydrat-Typ

Was ist typisch für den Kohlenhydrat-Typ?

Eine ganze Reihe von Merkmalen haben die meisten Vertreter des Kohlenhydrat-Typs gemeinsam. Aber seine Angehörigen sind nicht alle identisch. Ihre Reaktion auf die Ernährung, ihre Stärken und Schwächen, ihre Energie, ihr Appetit und anderes können sich unterscheiden. Mit anderen Worten, Sie sind einzigartig, aber als „Kohlenhydrat-Typ" haben Sie einige typische Tendenzen, die Sie mit anderen Vertretern dieses Typs teilen:

Verhältnismäßig geringer Appetit

Dem Kohlenhydrat-Typ reicht es meist, verhältnismäßig wenig zu essen. Vielleicht essen Sie zwar drei Mahlzeiten täglich, aber sehr groß werden sie nicht sein. Oder Ihnen reichen ein oder zwei Mahlzeiten und Sie essen nur ein paar kleine Zwischenmahlzeiten zusätzlich. Egal wie, meist spielt Essen für den Kohlenhydrat-Typ keine sehr große Rolle.

Süßigkeiten werden recht gut vertragen

Sofern Sie keine Probleme mit zu niedrigem Blutzuckerspiegel haben (Hypoglykämie), werden Sie Süßigkeiten lange Zeit ziemlich gut vertragen. Das ist aber auf lange Sicht nicht unbedingt ein Vorteil, denn wenn Sie es übertreiben, kann sich dies langfristig trotzdem sehr schlecht auswirken. Möglicherweise gewöhnen Sie es sich dann an, schnell mal zu Süßigkeiten zu greifen, wenn Sie hungrig sind oder zusätzlich Energie brauchen. Das kann schnell zur Gewohnheit werden und viele neigen bald dazu, es mit Süßem zu übertreiben. Auf Dauer geht das meist nicht gut, denn oft entstehen mit der Zeit Probleme wie Hypoglykämie, verringerte Wirksamkeit des körpereigenen Insulins und schließlich Diabetes.

Gewichtsprobleme

Kohlenhydrat-Typen sind oft eher schlank oder waren es früher zumindest. Dank ihrer Vorliebe für Süßigkeiten nehmen sie jedoch mit der Zeit oft zu. Verstärkt wird das Problem dadurch, dass sie meist wenig essen, öfter mal zwischendurch etwas Süßes mögen oder lange bis zur nächsten

Mahlzeit warten. Darauf stellt sich der Körper ein, indem er die Stoffwechselrate verringert, um Energie zu sparen, weil ihm oft zu wenig Nahrung angeboten wird. (Der Begriff Stoffwechselrate bezeichnet die Intensität, mit der der Stoffwechsel arbeitet, vor allem die Intensität, mit der Energie umgesetzt wird.)

Typ-A-Persönlichkeit

Eine Ausprägung des Kohlenhydrat-Typs, nämlich der „sympathikusdominante" Typ, zeigt oft die typischen Merkmale der Typ-A-Persönlichkeit: Er ist eher aggressiv, zielorientiert, sehr motiviert und manchmal sogar arbeitswütig. Er neigt dazu, abrupt zu reagieren, erscheint eher distanziert und ist leicht reizbar. Seine Energie kommt in Wellen und daher ist er körperlich nur begrenzt leistungsfähig, allerdings ist sein Konzentrationsvermögen ausgezeichnet. Er hat oft wenig Hunger und außerdem denkt er, dass er zum Essen keine Zeit erübrigen könne – eine Einstellung, die ein Eiweiß-Typ nie verstehen wird.

Unterschiedliche Energiemuster

Ein anderer Kohlenhydrat-Typ – der Langsamverbrenner – hat dagegen ein ganz anderes Energiemuster und auch seine Persönlichkeit unterscheidet sich deutlich von der des Sympathikus-Typs, obwohl er praktisch die gleiche Ernährung braucht. Langsamverbrenner haben meist weniger Energie, die ihnen allerdings gleichmäßiger zur Verfügung steht, ohne die ständigen Schwankungen, die „Sympathikus-Typen" mitmachen.

Abhängigkeit von Koffein

Sowohl der Sympathikus-Typ als auch der Langsamverbrenner verlassen sich oft auf Koffein, um den Tag zu meistern. Der Sympathikus-Typ setzt Koffein ein, um seine Nebennieren anzuregen, die bei ihm allerdings ohnehin recht stark sind. Koffein regt seine Hormone an und gibt ihm einen Energieschub. Übertreibt er es jedoch, dann nimmt sein Appetit noch mehr ab und seine Ernährungsgewohnheiten werden noch schlechter. Seine Nebennieren werden mit der Zeit erschöpft und sein Stoffwechseltyp kann sich verändern, wenn der Sympathikusanteil durch die ständige Anregung mit der Zeit erschöpft wird und an Stärke verliert.

Auch der Langsamverbrenner wird durch Koffein angeregt, wenn auch nicht so stark wie der Sympathikus-Typ. Doch viele Langsamverbrenner glauben, dass sie den Tag nicht ohne Kaffee bewältigen können. Im Gegensatz zum Sympathikus-Typ hat der Langsamverbrenner jedoch von Natur aus schwache Nebennieren, die eigentlich geschont und durch die richtige Ernährung gestärkt werden sollten. Koffein verstärkt eher noch das Ungleichgewicht im Stoffwechsel des Langsamverbrenners.

Wenn auch Sie Koffein brauchen, um den Tag zu bewältigen, so ist das ein deutliches Zeichen dafür, dass Sie sich nicht so ernähren, wie es Ihr Typ eigentlich verlangt.

Worauf es beim Kohlenhydrat-Typ vor allem ankommt

Als Kohlenhydrat-Typ brauchen Sie eine Ernährung, die in Relation zu den Kohlenhydraten *wenig* Eiweiß und Fett enthält. Aber Eiweiß ist nicht gleich Eiweiß. Sie sollten das *schwerere* Eiweiß vermeiden und *leichteres* Eiweiß bevorzugen – es sollte arm an Fett und Purinen sein.

Sie können im Gegensatz zu den anderen Stoffwechseltypen unter fast allen Kohlenhydraten frei wählen – Gemüse, Früchte und Getreide, sowohl die stärkereichen als auch die stärkearmen. Da Ihr Stoffwechsel die Kohlenhydrate nur langsam in Energie umwandelt, können Sie die stärkereichen und sogar die zuckerhaltigen Nahrungsmittel besser als die anderen Typen verarbeiten – wenngleich Sie es natürlich auch nicht übertreiben dürfen. Diese *langsame* Umwandlung der Nahrung in Energie ist auch der Grund dafür, dass Sie Eiweiß und Fett nur begrenzt vertragen, vor allem die schweren, purin- und fettreichen Eiweißträger, denn sie verlangsamen Ihre Energieproduktion noch mehr.

Als Kohlenhydrat-Typ brauchen Sie jedenfalls eine Ernährung, die *wenig* Eiweiß und Fett enthält, wenn Sie Übergewicht abbauen, körperlich und geistig fit sein und keinen Stimmungsschwankungen unterliegen möchten. Zu viel Eiweiß und Fett macht Sie schlapp und müde oder auch aufgedreht, hyperaktiv oder reizbar. Auf lange Sicht kann Sie diese Ernährung vor degenerativen Krankheiten bewahren, die ihre Wurzeln in einem Ungleichgewicht des Stoffwechsels haben: Herz-Kreislauf-Probleme, Immunschwäche, Blutzuckerschwankungen, Osteoporose, Arthritis, Verdauungsprobleme und viele andere chronische Krankheiten.

Diese Nahrungsmittel sind für den Kohlenhydrat-Typ am besten

Eiweißreiche Nahrungsmittel			Kohlenhydratreiche Nahrungsmittel				Fettreiche Nahrungsmittel	
Fleisch/Geflügel	Meeresfrüchte	Milchprodukte	Getreide	Gemüse		Früchte	Nüsse/Samen	Öle/Fette
Purin- und fettarm:	Purinarm:	Fettlos oder fettarm:	(nur Vollkorngetreide)	Stärkereich:	Stärkearm:	(Können alle gegessen werden)	(nur wenig)	(nur wenig)
Hühnerbrust	Wels	Käse	Stärkereich:	Kartoffeln	Blätter der Rote Bete	Äpfel	Walnüsse	Butter
Putenbrust	Kabeljau	Hüttenkäse	Amaranth	Kürbis	Brokkoli	Aprikosen	Kürbiskerne	Sahne
Schweinefleisch, mager	Dorsch	Sahne	Gerste	Gelbe Rüben	Rosenkohl	Kirschen	Erdnüsse	Ghee / Butterfett
Schinken	Flunder	Kefir	Vollkornreis	Süßkartoffeln	Kohl	Zitrusfrüchte	Sonnenblumenkerne	
Nur gelegentlich mageres rotes Fleisch (wie Rind, Lamm und Ähnliches), es kann aber auch darauf verzichtet werden.	Schellfisch	Milch	Buchweizen	Jamswurzel	Mangold	Trauben	Sesamsamen	Mandelöl
	Heilbutt	Joghurt	Mais	*Mittlerer Stärkegehalt:*	Salatgurke	Melone	Mandeln	Kokosöl / Kokosfett
	Flussbarsch	Eier	Couscous	Rote Beete	Knoblauch	Pfirsiche	Cashewnüsse	Leinöl
	Forelle	*Hülsenfrüchte* nur wenig	Kamut	Mais	Wirsing	Birnen	Paranüsse	Olivenöl
	Thunfisch (das helle Fleisch)	*Stärkereich:*	Kasha	Auberginen	Zwiebeln	Ananas	Haselnüsse	Erdnussöl
	Steinbutt	Bohnen, getrocknet	Hirse	Okra	Petersilie	Pflaumen	Pekaniennuss	Sesamöl
		Linsen	Hafer	Pastinaken	Paprika	Zwetschgen	Kastanien	Sonnenblumenöl
		Stärkearm:	Quinoa	Rettich	Lauch	Tomaten	Pistazien	Walnussöl
		Tempeh	Roggen	Kohlrüben	Frühlingszwiebeln	tropische Früchte	Kokosnuss	
		Tofu	Dinkel	Zucchini	Sprossen	*Hülsenfrüchte:*	Hickorynüsse	
		Nüsse nur wenig	Tritikale		Tomaten	*Stärkereich:*	Makademianüsse	
			Weizen		Wasserkresse	getr. Bohnen		
						getr. Erbsen		
						Linsen		

Wichtige Hinweise für den Kohlenhydrat-Typ

Essen Sie fett- und purinarme Eiweißträger

Ihrem Stoffwechseltyp geht es mit fettarmen Eiweißträgern am besten. Fettreiche Eiweißträger sollten Sie meiden, da Ihr Stoffwechsel aus ihnen nicht optimal Energie produzieren kann. Purinreiches Eiweiß hat die gleiche Wirkung und sollte deshalb auch gemieden werden. Purine sind bestimmte Eiweiße, die bei der Energieerzeugung im Körpergewebe eine Rolle spielen, für Sie aber nicht gut geeignet sind. Fett- und purinreiche Eiweißträger machen Sie eher müde, deprimiert oder lethargisch. Meiden Sie daher alle Fleisch- und Geflügelsorten sowie alle Meeresfrüchte, die nicht bei den für Sie empfohlenen Nahrungsmitteln aufgelistet sind, denn sie enthalten für Ihren Typ zu viel Fett und Purine. Ab und zu können Sie diese zwar essen, aber wirklich nur selten.

Essen Sie bei den meisten Mahlzeiten Eiweiß

Zwar braucht Ihr Stoffwechsel an erster Stelle viele Kohlenhydrate, aber Sie brauchen auch Eiweiß und sollten daher bei den meisten Mahlzeiten Eiweiß essen. Viele machen den Fehler, oft ausschließlich Kohlenhydrate zu essen. Im Laufe der Zeit kann dies jedoch die Energieproduktion des Stoffwechsels empfindlich stören und außerdem Probleme bei der Regulierung des Blutzuckerspiegels verursachen.

Wenn Sie zu Ihren Hauptmahlzeiten ausreichend Eiweiß essen, dann können Sie durchaus bei Zwischenmahlzeiten mal nur Kohlenhydra-

Eiweißreiche Nahrungsmittel		
Fleisch/Geflügel	**Meeresfrüchte**	**Milchprodukte**
Purin- und fettarm:	*Purinarm:*	*Fettlos oder fettarm:*
	Wels	
Hühnerbrust	Kabeljau	Käse
Putenbrust	Dorsch	Hüttenkäse
Schweinefleisch, mager	Flunder	Sahne
	Schellfisch	Kefir
Schinken	Heilbutt	Milch
Nur gelegentlich mageres rotes Fleisch (wie Rind, Lamm und Ähnliches), es kann aber auch darauf verzichtet werden.	Flussbarsch	Joghurt
	Forelle	Eier
	Thunfisch (das helle Fleisch)	
		Hülsenfrüchte
	Steinbutt	nur wenig
		Stärkereich:
		Bohnen, getrocknet
		Linsen
		Stärkearm:
		Tempeh
		Tofu
		Nüsse
		nur wenig

te (wie Früchte) essen. Wenn Sie jedoch unter zu niedrigem Blutzucker (Hypoglykämie) leiden oder merken, dass Sie nach dem Essen noch hungriger sind oder einen Heißhunger auf Zucker haben, sollten Sie zu jeder Mahlzeit Eiweiß essen, auch zu jeder Zwischenmahlzeit.

Beobachten Sie, ob Sie Milchprodukte vertragen

Milchprodukte haben für Ihren Stoffwechseltyp Vor- und Nachteile. Auf der einen Seite brauchen Sie die leichteren, purin- und fettarmen Eiweißträger. Fettarme Milchprodukte wie etwa Joghurt oder Hüttenkäse erfüllen diese Bedingung sehr gut. Andererseits geht es Ihrem Typ jedoch am besten, wenn Sie nur wenig Kalzium zu sich nehmen, und unter diesem Gesichtspunkt sind Milchprodukte für Sie nicht ideal. Meist ist es am besten, wenn Sie beobachten, wie Sie auf Milchprodukte reagieren. Wenn Sie merken, dass Ihre Energie nach Milchprodukten abfällt oder sich Ihre Stimmung dadurch ändert, sollten Sie Milchprodukte einschränken oder meiden.

Achten Sie auf ausgewogene Auswahl der Kohlenhydrate

Alle pflanzlichen Nahrungsmittel – Getreide, Gemüse und Obst – bestehen vor allem aus Kohlenhydraten. Aber es gibt stärkereiche und stärkearme Kohlenhydrate und je nach Stärkegehalt wirken sie sich unterschiedlich aus, denn stärkereiche Kohlenhydrate werden relativ schnell zu Zucker abgebaut und gelangen deshalb schnell ins Blut. Darauf reagiert die Bauchspeicheldrüse mit einer verstärkten Ausschüttung von Insulin, wodurch vermehrt Fett eingelagert wird und langfristig Probleme mit der Regulierung des Blutzuckerspiegels entstehen können (zum Beispiel Hypoglykämie, eine Neigung zu niedrigem Blutzucker).

Deshalb sollte man mit Getreide, stärkereichem Gemüse und Früchten vorsichtig sein und nicht zu viel davon essen. Im Lauf der Zeit kann nämlich die vermehrte Insulinausschüttung zum Entstehen anderer Probleme beitragen wie etwa Allergien, Asthma, Alkoholismus, Arteriosklerose, Krebs, Sucht nach Kohlenhydraten, Herz-Kreislauf-Problemen, chronischer Erschöpfung, Depression, Diabetes, Syndrom X, Bluthochdruck, Übergewicht und Magengeschwüren. Und obwohl Ihr Stoffwechseltyp besser als andere mit Kohlenhydraten zurechtkommt, sollten Sie trotzdem darauf achten, dass Sie sowohl stärkereiche als auch stärkearme Kohlenhydrate essen.

Besonders wichtig ist dies, wenn Sie auf Ihre Figur achten wollen. Von den stärkearmen Gemüsesorten können Sie so viel essen, wie Sie möchten, aber von den Sorten mit mittlerem und hohem Stärkegehalt sollten Sie bei jeder Mahlzeit nur je eine essen. Wenn Sie zum Beispiel ein stärkereiches Gemüse essen, sollten Sie bei der gleichen Mahlzeit kein Getreide essen. Wenn Sie also zum Beispiel eine Kartoffel essen, essen Sie bei dieser Mahlzeit nicht auch noch Brot dazu.

Kohlenhydratreiche Nahrungsmittel			
Getreide	*Gemüse*		*Früchte*
(nur Vollkorn-getreide)	*Stärkereich:* Kartoffeln	*Stärkearm:* Blätter der Rote Bete	(Können alle ge-gessen werden)
Stärkereich:	Kürbis		Äpfel
Amaranth	Gelbe Rüben	Brokkoli	Aprikosen
Gerste	Süßkartoffeln	Rosenkohl	Kirschen
Vollkornreis	Jamswurzel	Kohl	Zitrusfrüchte
Buchweizen		Mangold	Trauben
Mais	*Mittlerer*	Salatgurke	Melone
Couscous	*Stärkegehalt:*	Knoblauch	Pfirsiche
Kamut	Rote Beete	Wirsing	Birnen
Kasha	Mais	Zwiebeln	Ananas
Hirse	Auberginen	Petersilie	Pflaumen
Hafer	Okra	Paprika	Zwetschgen
Quinoa	Pastinaken	Lauch	Tomaten
Roggen	Rettich	Frühlings-zwiebeln	tropische Früchte
Dinkel	Kohlrüben		
Tritikale	Zucchini	Sprossen	
Weizen		Tomaten	*Hülsenfrüchte*
		Wasserkresse	*Stärkereich:*
			getr. Bohnen
			getr. Erbsen
			Linsen

Essen Sie Getreide (– das ist kein Widerspruch!)

An sich ist Getreide für Sie sehr gut. Trotzdem sollten Sie immer daran denken, dass Getreide reich an Stärke ist und man es damit nicht übertreiben sollte. Sie können jedoch leicht merken, wenn Sie zu viel davon gegessen haben: Wenn Sie zum Beispiel ein Stück Hühnerbrust essen, mit einem kleinen Salat und dazu viel Reis, merken aber nach dem Essen, dass Sie noch hungrig oder müde sind oder gerne noch etwas Süßes hätten, so kann all dies ein Zeichen dafür sein, dass Sie zu viele Kohlenhydrate – also zu viel Reis – gegessen haben. Dann sollten Sie beim nächsten Mal den Eiweißanteil erhöhen und weniger Kohlenhydrate essen, also zum Beispiel mehr Huhn und weniger Reis essen. Weiter unten gehe ich genauer darauf ein, wie Ihnen Ihr Körper zeigt, ob Sie die richtige Mischung aus Kohlenhydraten und Eiweiß gefunden haben.

Wenn Sie Getreide essen, sollten Sie auf jeden Fall darauf achten, dass Sie nur Vollkornprodukte verwenden, kein weißes Mehl, keine Produkte aus weißem Mehl, keine Backwaren oder Ähnliches, die nicht aus Vollkornmehl sind.

Trinken Sie frische Säfte

Gemüsesäfte sind bei Ihrem Stoffwechseltyp sehr gut, sollten aber frisch sein. Sie können daher mehrmals täglich einen Saft trinken, der allerdings nur aus den Gemüsesorten hergestellt werden sollte, die wir Ihnen empfohlen haben. Die einzige Ausnahme sind Karotten; diese stehen zwar nicht auf Ihrer Liste, trotzdem können Sie ab und zu Karottensaft trinken. Es ist am besten, wenn Sie die Säfte frisch herstellen – ein Entsafter ist nicht teuer und die Qualität ist wesentlich besser als bei gekauften Säften.

Fruchtsäfte sollten generell gemieden werden, denn sie enthalten sehr viel Zucker. Es ist besser, die ganze Frucht zu essen. Fruchtsäfte sollten allenfalls aus therapeutischen Gründen gelegentlich getrunken werden. Zum Löschen des Durstes sind sie nicht geeignet. Dann sollten Sie besser die ganze Frucht in einem Mixer verarbeiten und dies trinken. Wenn Sie durstig sind, sollten Sie Wasser trinken – nicht Saft, Tee oder Milch.

Nicht zu viele Hülsenfrüchte

Hülsenfrüchte – getrocknete Bohnen, Erbsen, Linsen – haben für Ihren Stoffwechseltyp gute und schlechte Seiten. Auf der einen Seite sind sie eine gute Quelle für Kohlenhydrate und pflanzliches Eiweiß. Auf der anderen Seite enthalten sie auch Purine, und diese sind für Ihren Stoffwechseltyp nicht geeignet. Allerdings enthalten Hülsenfrüchte nicht so viel an Purinen wie zum Beispiel ein Steak oder Lachs und daher können

Sie sie ab und zu essen, besonders im Rahmen einer vegetarischen Mahlzeit. Sie sollten allerdings darauf achten, nicht zu viel davon zu essen und sie auch nicht zu oft zu essen.

Nur wenig Fett und Öl

Fette und Öle und ihre Wirkung auf den menschlichen Stoffwechsel wurden ausgiebig erforscht. Es würde zu weit führen, hier genauer darauf einzugehen. Fest steht jedenfalls, dass natürliche Fette und Öle nicht ungesünder sind als andere natürliche Nahrungsmittel, dass sie nicht den Cholesterinspiegel anheben und nicht zu Herz-Kreislauf-Krankheiten führen. (Näheres finden Sie in dem empfehlenswerten Buch von Udo Erasmus: *Fats and Oils*.)

Zwar sollten Sie nicht viel Fett und Öl zu sich nehmen, doch sollten Sie diese auch nicht ganz meiden. Sie brauchen gute, natürliche Fette. Fette enthalten Fettsäuren, die wir für eine gute Gesundheit brauchen, die für unser Immunsystem, für normale Hormonproduktion, für die Energieerzeugung in den Zellen, für gesunde Zellwände und für viele andere lebenswichtige Funktionen nötig sind.

Verwenden Sie jedoch nur natürliche, kaltgepresste Öle und gute Butter. Meiden Sie Fette schlechter Qualität (alle Margarinen und durch chemische Einflüsse oder durch Hitze veränderte Öle oder Fettersatzstoffe), weil sich diese drastisch auf die Gesundheit auswirken. Wenn Sie einmal Fertiggerichte kaufen müssen, schauen Sie auf dem Etikett nach, ob diese Stoffe darin enthalten sind.

Halten Sie sich bei Nüssen und Samen zurück

Nüsse enthalten zwar purinfreies Eiweiß, aber auch sehr viel Öl und sind daher für Sie nicht uneingeschränkt geeignet. Wenn Sie aber zum Beispiel Obst (reines Koh-

Fettreiche Nahrungsmittel	
Nüsse / Samen	*Öle / Fette*
(nur wenig)	(nur wenig)
Walnüsse	Butter
Kürbiskerne	Sahne
Erdnüsse	Ghee / Butterfett
Sonnenblumenkerne	
Sesamsamen	*Öle:*
Mandeln	Mandelöl
Cashewnüsse	Kokosöl / Kokosfett
Paranüsse	
Haselnüsse	Leinöl
Pekaniennuss	Olivenöl
Kastanien	Erdnussöl
Pistazien	Sesamöl
Kokosnuss	Sonnenblumenöl
Hickorynüsse	
Makademianüsse	Walnussöl

lenhydrat) essen und bemerken, dass dies Ihnen als Zwischenmahlzeit nicht ausreicht und dass Sie dazu noch etwas Eiweiß brauchen, so können Nüsse oder Nussmus dafür bestens geeignet sein. Auf der anderen Seite sollten Sie nicht sehr viel davon essen, vor allem dann nicht, wenn Sie am gleichen Tag auch noch tierisches Eiweiß essen.

Zwischenmahlzeiten nach Bedarf

Von allen Stoffwechseltypen braucht der Kohlenhydrat-Typ am seltensten Zwischenmahlzeiten. Wenn Sie zwischendurch etwas essen möchten, spricht allerdings nichts dagegen, solange Sie darauf achten, es mit den Kohlenhydraten nicht zu übertreiben. Wenn Sie Heißhunger auf Süßigkeiten entwickeln, haben Sie wahrscheinlich beim letzten Mal zu viele Kohlenhydrate und zu wenig Eiweiß gegessen.

Vollkornbrot ist gut für Sie

Mit Ihrem Stoffwechseltyp können Sie Brot problemlos essen, es muss allerdings Vollkornbrot sein. Brot aus raffiniertem Mehl, also ohne Ballaststoffe, sollten Sie meiden. Am besten sind die Brote, die mit echter Sauerteiggärung oder mit Backferment hergestellt wurden. Da Sie nicht viel Fett und Öl zu sich nehmen dürfen, sollten Sie auch mit Butter sparsam sein.

Blutzuckersteigernde Nahrungsmittel

Alle Kohlenhydrate – Obst, Gemüse, Getreide – werden im Körper in Zucker umgewandelt, allerdings nicht mit gleicher Geschwindigkeit. Im „glykämischen Index" (GI) sind sie danach geordnet, wie schnell bei ihnen diese Umwandlung stattfindet. Nahrungsmittel mit hohem GI wie Getreide und stärkereiche Gemüse steigern den Blutzuckerspiegel viel schneller als jene mit niedrigem GI wie Eiweiße und Fette. Obwohl Sie als Kohlenhydrat-Typ Nahrungsmittel mit hohem GI besser als andere vertragen, sollten Sie es trotzdem nicht übertreiben. Deshalb sollten Sie vor allem jene vom unteren Ende der Liste essen. Und wenn Sie einmal jene mit hohem GI wollen, sollten Sie gleichzeitig etwas Eiweiß essen, um die Umwandlung in Zucker zu verlangsamen. (In Kapitel 9 finden Sie mehr zu diesem Thema, einschließlich der kompletten Index-Tabelle. Sie ist für alle Typen wichtig.)

Manches ist für Sie nicht geeignet

Bestimmte Nahrungsmittel verschlechtern Ihr Stoffwechselgleichgewicht deutlich und sollten deshalb gemieden werden. Manche Menschen reagieren sehr stark darauf, andere weniger deutlich, je nach Empfindlichkeit. Ihre Reaktion kann auch vom einen zum anderen Mal anders sein. Das zeigt einmal mehr, wie individuell jeder Stoffwechsel reagiert. Sie sollten immer bedenken, dass die Nahrungsmittel ständig auf Ihren Stoffwechsel wirken. Je mehr Sie davon im Laufe der Zeit essen, umso stärker ist die Wirkung. Selbst falls Sie also bei den im Folgenden genannten Nahrungs- und Genussmitteln nichts bemerken, sollten Sie möglichst wenig davon zu sich nehmen.

Am besten halten Sie sich an die Nahrungsmittel, die wir Ihnen empfehlen. Wenn Sie unbedingt etwas essen möchten, das nicht auf Ihrer Liste steht, dann sollten Sie zumindest die folgenden Nahrungs- und Genussmittel meiden.

Alkohol

Alkohol in jeder Form (Bier, Wein, Spirituosen aller Art) ist giftig. Ihr Körper muss das Gift abbauen und dessen negative Wirkungen neutralisieren. Deshalb ist Alkohol für keinen Stoffwechseltyp zuträglich, auch wenn Ihr Typ ihn noch am besten verträgt. Aber verstehen Sie mich nicht falsch, er gehört nun einmal zu den Einfachzuckern und kann daher selbst Ihren Stoffwechsel durcheinander bringen. Neben anderen negativen Wirkungen regt er die Ausschüttung von zu viel Insulin an, erhöht damit die Einlagerung von Fett und die Entwicklung chronisch-degenerativer Krankheiten. Deshalb empfehlen wir dringend, dass Sie sich bei Alkohol zurückhalten.

Nahrungsmittel, auf die Sie empfindlich reagieren oder allergisch sind

In Ihren Listen finden Sie die Nahrungsmittel, die für Ihren Stoffwechseltyp geeignet sind, weil sie die für Sie passenden Nährstoffmischungen enthalten. Es ist jedoch trotzdem möglich, dass Sie auf einige dieser Nahrungsmittel zur Zeit allergisch oder überempfindlich reagieren. In diesem Fall meiden Sie bitte diese Nahrungsmittel vorerst. Von Zeit zu Zeit sollten Sie allerdings probieren, ob Sie sie inzwischen wieder gut vertragen, denn oft verschwindet diese Empfindlichkeit nach einiger Zeit, wenn der Stoffwechsel wieder ins Gleichgewicht kommt.

Koffein

Meiden Sie am besten alles, was Koffein enthält: Kaffee, schwarzen und grünen Tee, koffeinhaltige Kräuter, Cola-Getränke, Energy-Drinks und Ähnliches. Da Ihr Stoffwechseltyp Koffein besser als andere Typen vertragen kann, neigen Sie auch leichter dazu, zu viel davon zu sich zu nehmen.

Wenn Sie auf Kaffee nicht verzichten möchten, sollten Sie nur solchen aus biologisch-organischem Anbau trinken und auf keinen Fall mehr als zwei Tassen pro Tag. Wenn Sie etwas Eiweiß dazu essen, können Sie seine negative Wirkung abmildern. Aber schlecht ist Koffein für Sie auf jeden Fall, egal ob Sie Sympathikus-Typ oder Langsamverbrenner sind.

Viele Langsamverbrenner sind so erschöpft und energielos, dass sie das Gefühl haben den ganzen Tag Kaffee zu brauchen. Aber zu viel Koffein wird ihr System nur noch mehr ermüden, so als würde man einem lahmen Gaul mit der Peitsche mehr Leistung abverlangen. Für kurze Zeit ist die Anregung erfolgreich, aber auf lange Sicht wird die Schwäche der Nebennieren dadurch nur noch größer.

Beim Sympathikus-Typ wirkt das Koffein direkt auf das Stoffwechselgleichgewicht und verschlechtert es noch mehr.

Zucker

Zucker in großen Mengen ist für niemanden gesund. Wenn Sie aber nicht gerade unter Hypoglykämie (Neigung zu niedrigem Blutzuckerspiegel) oder Diabetes leiden, kann Ihr Stoffwechseltyp Zucker noch am besten von allen vertragen. Das hat Vor- und Nachteile, denn Sie merken es nicht so leicht, wenn Sie zu viel Zuckerhaltiges essen. Doch wenn sich bei Ihnen ein starkes Verlangen nach Süßem entwickelt, so ist das ein klares Zeichen, dass Sie zu viele Kohlenhydrate und zu wenig Eiweiß essen.

Zucker wirkt bei Ihnen anregend und daher können Sie ihm leicht verfallen, wenn Sie nicht aufpassen. Dann greifen Sie immer häufiger zu Zucker, um sich einen Energieschub zu gönnen. Aber weder enthält Zucker gute Nährstoffe, noch stellt er die Energie so zur Verfügung, wie Sie diese eigentlich brauchen, nämlich langfristig und gleichmäßig.

Und falls Sie von Zucker abhängig werden, entwickeln Sie im Laufe der Zeit unweigerlich größere Probleme in Ihrem Stoffwechsel.

Wenn Sie Energie brauchen, sollten sich weniger auf Zucker verlassen, sondern es erst einmal mit etwas mehr Eiweiß probieren. Achten Sie deshalb beim Einkauf besonders auf versteckte Zucker in den Nahrungsmitteln. Wenn Sie nicht aufpassen, kann es schnell zu viel werden und dazu führen, dass alle Ihre Bemühungen umsonst sind.

Fettreiche Nahrungsmittel

Fett hat zwar oft einen schlechten Ruf, aber trotzdem brauchen wir alle gute, natürliche Fette und Öle. Ohne sie laufen wir Gefahr unsere Gesundheit ernsthaft zu gefährden. Allerdings brauchen Sie als Kohlenhydrat-Typ am wenigsten Fett von allen Typen. Daher sollten Sie sich fettarm ernähren. Das bedeutet aber nicht, dass Sie ganz auf Fett verzichten dürfen. So können Sie neben den natürlichen Fettsäuren, die ohnehin in Ihren Nahrungsmitteln vorkommen, zusätzlich ein wenig Butter und kaltgepresste Öle verwenden.

Wenn Sie zu wenig Fettsäuren essen, können recht schnell Probleme auftreten, wie zum Beispiel zunehmende Müdigkeit, verringerte Leistungsfähigkeit, Hunger kurz nach dem Essen, brüchige Fingernägel und Haare, Verstopfung, erhöhter Schlafbedarf, Müdigkeit direkt nach dem Aufstehen, verringertes Wohlgefühl, geringes Konzentrationsvermögen und trockene Haut. Dummerweise können die gleichen Symptome sowohl bei zu viel wie auch bei zu wenig Fettkonsum auftreten. Deshalb sollten Sie bei Ihrem Stoffwechseltyp den Konsum von Fett auf ein Minimum beschränken. Wenn Sie sich aber mit sehr wenig Fett schlecht fühlen, sollten Sie etwas mehr davon essen, bis Sie sich besser fühlen.

Purinreiche Nahrungsmittel

Im Prinzip haben alle Eiweißträger, die in Ihren Listen nicht aufgeführt sind, einen hohen Puringehalt. Diese besondere Eiweißart ist zwar für einige Stoffwechseltypen sehr gut, für Ihren Typ aber nicht. Purine werden nur langsam in Energie umgewandelt und verlangsamen daher den Stoffwechsel des Langsamverbrenners noch mehr. Und sie bringen den Stoffwechsel des Sympathikus-Typs noch mehr aus dem Gleichgewicht. Daher sollten Sie Purine allenfalls selten essen, wenn überhaupt.

Nahrungsmittel, die die Schilddrüse beeinträchtigen

Bestimmte Nahrungsmittel enthalten so genanntes Thiocyanat, das die Arbeit der Schilddrüse stört. Es gehört zu einer Stoffklasse, die auch als Goiterogene bezeichnet wird, da sie die Produktion des Schilddrüsenhormons unterdrücken, das bei sehr vielen Stoffwechselvorgängen eine wichtige Rolle spielt.

Goiterogene finden sich in den folgenden (rohen) Gemüsesorten: Brokkoli, Rosenkohl, Weißkohl, Blumenkohl, Wirsing, Senfsamen, Gelben Kohlrüben und Brunnenkresse. Wenn Sie dieses Gemüse oft roh essen, sollten Sie für eine erhöhte Jodzufuhr sorgen, denn diese Stoffe erschweren die Aufnahme von Jod durch die Schilddrüse. Eine gute Jodquelle ist Kelp (Meeresalge). Sie kann zu Pulver verarbeitet werden (zum Beispiel in einer Reibschale oder einer elektrischen Kaffeemühle) und dann über das Essen gestreut oder beim Kochen verwendet werden. Die Goiterogene werden außerdem durch Kochen teilweise zerstört. Am besten werden diese Nahrungsmittel also gekocht und zusätzlich sollte man Kelp verwenden. Und falls bei Ihnen eine Schilddrüsen-Unterfunktion festgestellt wurde, sollten Sie diese Nahrungsmittel ganz meiden.

Auf die richtige Mischung kommt es an

Unsere Ernährungsempfehlungen lassen sich ganz leicht umsetzen. Sie müssen dabei nur zwei Dinge beachten:

1. Essen Sie nur Nahrungsmittel, die zu Ihrem Typ passen, und meiden Sie nach Möglichkeit solche, die nicht dazu passen – halten Sie sich also mit anderen Worten an die Nahrungsmittel, die wir Ihnen empfehlen.

2. Essen Sie bei jeder Mahlzeit die richtigen Anteile aus den drei Nahrungsmittelgruppen (Eiweiße, Kohlenhydrate und Fette).

Wenn Sie sich vorstellen, dass Ihr Essen ein Treibstoff ist, dann setzen sich aus verschiedenen Anteilen an Eiweißen, Kohlenhydraten und Fetten unterschiedliche Treibstoffmischungen zusammen. Wenn Sie die Mischung herausfinden, die für Sie genau richtig ist, dann ist Ihre Energieausbeute am größten. Und Ihre Nahrung wird effizient in Energie umgewandelt, statt als Fett abgelagert zu werden. Die richtigen Anteile für Ihren Typ sehen so aus:

Eiweiße & Fette		Kohlenhydrate
40 %		60 %
(ungefähr 25 % Eiweiß)	(ungefähr 15 % Fett)	
Wenig Eiweiß und Fett		*Viel Kohlenhydrate*
Fett u. purinarmes Fleisch, Geflügel u. Meeresfrüchte; fettarme Milchprodukte, wenig Hülsenfrüchte, wenig Nüsse	wenig pflanzliche Öle und Butter	Früchte, Gemüse, Getreide

Halten Sie sich bei jeder Mahlzeit an dieses Verhältnis von 40 zu 60. Ungefähr 60 % der Kalorien sollten von Kohlenhydraten stammen und ungefähr 40 % von Eiweiß und Fett. Beachten Sie bitte, dass mehr Kalorien vom Eiweiß als vom Fett stammen sollten.

Die Prozente müssen aber nicht ganz exakt eingehalten werden; es genügt, wenn sie ungefähr stimmen. Sie müssen daher nicht alles auswiegen oder die Kalorien in jeder Mahlzeit berechnen, denn mit der Zeit werden Sie ein Gefühl dafür bekommen, wie die Anteile sein sollen. Es macht deshalb auch nichts, ob Sie insgesamt viel oder wenig essen. Wenn Sie bei jeder Mahlzeit die richtigen Nahrungsmittel essen und mit der Zeit ein Gefühl für die richtigen Anteile bekommen, reguliert sich Ihr Hungergefühl von selbst auf dem richtigen Niveau.

Sollten Sie sich allerdings besonders um Übergewicht sorgen oder schnell Übergewicht abbauen müssen, finden Sie Einzelheiten zu Kalorien und Mengen in Kapitel 10. Auf jeden Fall sollte klar sein:

Ihr Gewicht wird sich automatisch regulieren, sofern Sie die richtigen Nahrungsmittel in den richtigen Mengenverhältnissen essen. Wenn die Anteile stimmen, nehmen Sie bei Übergewicht ab und Sie nehmen zu, wenn Sie untergewichtig sind.

Versuchen Sie regelmäßig und möglichst jeden Tag zur gleichen Zeit zu essen. Außerdem sollten Sie immer dann essen, wenn Sie hungrig sind, oder besser noch, bevor Sie so richtig hungrig werden. Essen Sie also besser immer mal wieder eine Zwischenmahlzeit. Dann essen Sie bei den Hauptmahlzeiten nicht so viel und außerdem bleibt dann Ihr Blutzuckerspiegel viel gleichmäßiger.

Sie können sich die Anteile auch bildlich vorstellen, auf Ihrem Teller. Dann sollte der Teller vor allem von Kohlenhydraten bedeckt sein und der Rest sollte Eiweiß und ein wenig Fett sein.

Viele fragen sich, wie sie bei einer Mahlzeit 15 % Fett zu sich nehmen sollen. Die Ernährung für den Kohlenhydrat-Typ ist vergleichsweise fettarm. Sie müssen sich nicht besonders anstrengen, um die richtige Fettmenge zu essen. Halten Sie sich einfach an die für Sie empfohlenen Nahrungsmittel, und wenn Sie doch einmal zusätzlich Fett wie Butter oder Öl verwenden wollen, nehmen Sie nur wenig.

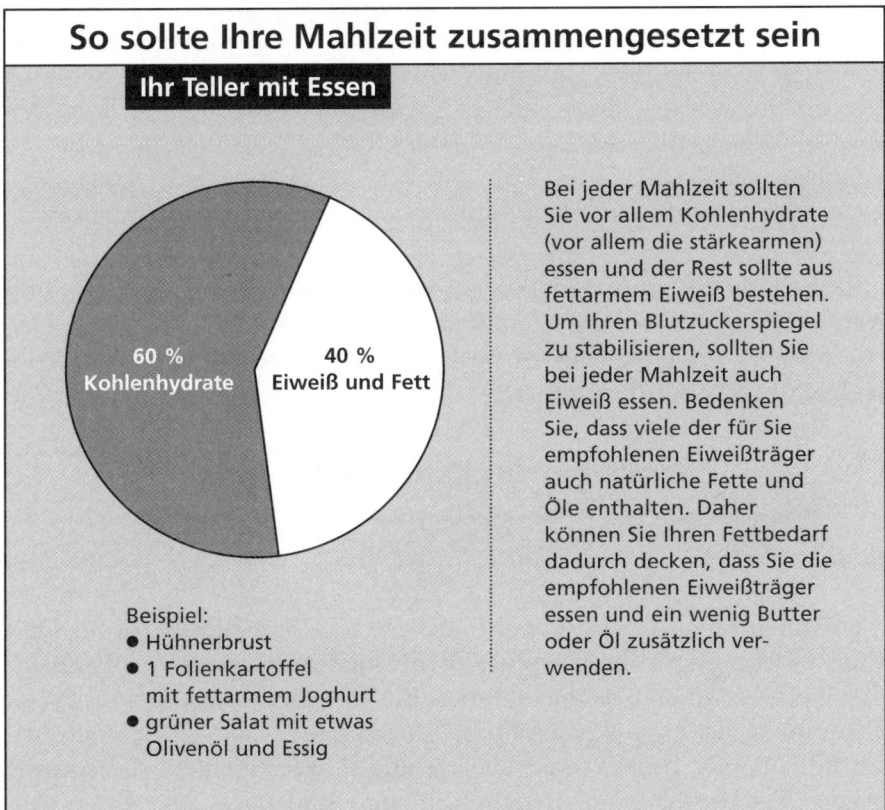

So sollte Ihre Mahlzeit zusammengesetzt sein

Ihr Teller mit Essen

60 %
Kohlenhydrate

40 %
Eiweiß und Fett

Bei jeder Mahlzeit sollten Sie vor allem Kohlenhydrate (vor allem die stärkearmen) essen und der Rest sollte aus fettarmem Eiweiß bestehen. Um Ihren Blutzuckerspiegel zu stabilisieren, sollten Sie bei jeder Mahlzeit auch Eiweiß essen. Bedenken Sie, dass viele der für Sie empfohlenen Eiweißträger auch natürliche Fette und Öle enthalten. Daher können Sie Ihren Fettbedarf dadurch decken, dass Sie die empfohlenen Eiweißträger essen und ein wenig Butter oder Öl zusätzlich verwenden.

Beispiel:
- Hühnerbrust
- 1 Folienkartoffel
  mit fettarmem Joghurt
- grüner Salat mit etwas
  Olivenöl und Essig

Das Verhältnis 60 % zu 40 % ist für Sie als Kohlenhydrat-Typ nur eine Richtschnur. Um die Anteile zu finden, die für Sie am besten sind, sollten Sie die 12 Schritte befolgen, die wir ab Seite 162 vorstellen.

Menüvorschläge

Die Menüs auf S. 161 sind lediglich Vorschläge. Sie sollen Ihnen einen ersten Eindruck davon vermitteln, wie Sie aus *Ihren* Nahrungsmitteln Mahlzeiten zusammenstellen können; Sie sollten jedoch selbst kreativ werden und sich eigene Menüs nach Ihrem Geschmack zusammenstellen. Guten Appetit!

Die richtige Mischung für Sie

Sie sollten immer daran denken, dass das Verhältnis von 60 % zu 40 % erst einmal nur als allgemeine Richtschnur für den Kohlenhydrat-Typ zu sehen ist, als erster Schritt in die richtige Richtung. Weil es aber unter den Angehörigen dieses Typs unterschiedliche Bedürfnisse gibt, kann bei Ihnen durchaus ein etwas anderer Prozentsatz sinnvoll sein. Zum Beispiel brauchen einige weniger Kohlenhydrate und können mehr Eiweiß vertragen, selbst solches mit höherem Fett- und Puringehalt. Andere reagieren darauf jedoch sehr empfindlich und brauchen eher mehr Kohlenhydrate.

Letztendlich kommt es darauf an, wie stark der Typ ausgeprägt ist und wie stabil der Stoffwechsel ist und deshalb braucht nicht jeder genau gleiche Anteile. Die Übergänge vom stark zum schwach ausgeprägten Kohlenhydrat-Typ sind fließend.

Spielarten des Kohlenhydrat-Typs

Wenig Eiweiß / viel Kohlenhydrate	Mittlere Eiweißmenge / mittlere Kohlenhydratmenge	Viel Eiweiß / wenig Kohlenhydrate

Sie können für sich selbst herausfinden, welche Verhältnisse für Sie ideal sind, welche genau Ihren eigenen Bedürfnissen entsprechen. Wenn Sie dies herausgefunden haben, können Sie Ihre Ernährung genau darauf abstimmen. Dadurch werden Sie sich nach jeder Mahlzeit deutlich besser fühlen: Ihre Energie wird steigen und länger anhalten, Sie können wieder klar denken, fühlen sich wohl und sind nach dem Essen satt, haben nicht mehr ständig Hunger, zum Beispiel auf Süßigkeiten.

Doch wie finden Sie die richtige Mischung? Es ist eigentlich ganz einfach. Sie müssen nur ein wenig experimentieren, indem Sie mehr oder

Menüvorschläge

Mahlzeit	Erster Tag	Zweiter Tag	Dritter Tag	Vierter Tag	Fünfter Tag
Frühstück	Ein weich gekochtes Ei (oder zwei), Vollkornbrot, ein Teelöffel Butter, ein Apfel	Getreidemüsli, fettarme Milch, Trauben	Eiweißdrink (Molke oder Eiklar, flüssig) in fettarmer Milch mit frischem oder tiefgek. Obst, Vollkornbrot, Teelöffel Butter	Pochiertes Ei (oder zwei), Vollkornmüsli mit fettarmer Milch und Obst	fettarmer Hütten-käse oder fettarmer Joghurt mit Obst, Vollkornbrot, Teelöffel Butter
Mittagessen	Vollkornbrot mit hellem Thunfisch-fleisch, Tomate, Sprossen, Sellerie, Zwiebeln, Mayonnaise, kleine Schüssel Gemüsesuppe	Suppe aus Huhn, Brokkoli, Kohl, Kartoffeln, Zwiebeln, Reis	Kopfsalat, Tomaten, Zwiebeln, Rettich, Paprika, Olivenöl, Zitronensaft, gegrillt. Hühnchen od. Pute od. Schinken, Vollkorn-brot u. etwas Butter	Schinkenbrot mit Tomaten, Sprossen, Zwiebeln und Mayonnaise oder Senf, kleine Schüssel Gemüsesuppe	Gemüsesuppe mit Pute und Gerste
Zwischen-mahlzeit	Ananas mit Hütten-käse, Vollkornbrot	Apfel und Mandeln	Fettarmer Joghurt mit frischem Obst	Fettarmer Schweizer Käse oder Mozzarella, mit Knäckebrot	Knäckebrot mit Cashewmus (nur 1-2 Teelöffel)
Abendessen	Hühnerbrust, Folien-kartoffel mit fett-armem Joghurt, gedünsteter Brokkoli und Rote Bete, grüner Salat mit Olivenöl und Essig	Gebackener Dorsch, grüner Salat, Tomaten, Petersilie, Zwiebeln, mit Soße aus Zitro-nensaft und Olivenöl, dazu Hirse, gedünste-te Zucchini mit einem Teelöffel Butter	Gebackene oder gegrillte Koteletts mit Reis, Maiskolben, grünem Salat mit Paprika, Gurke und Frühlingszwiebeln, mit Soße aus Essig und Öl	Gebackene Forelle mit Zitrone, gedünstetem Brokkoli, gebackener Jamswurzel mit 1 Teelöffel Butter, Gurkenscheiben mit klein gehackten Paprika, mit Soße aus Essig und Öl	Brathuhn mit Füllung, dazu Rosenkohl, Weißkrautsalat mit gehackten Frühlings-zwiebeln und grünen Paprika, mit Soße aus Essig und Öl

weniger Kohlenhydrate essen. Sie wissen inzwischen, dass selbst der Kohlenhydrat-Typ zu viele Kohlenhydrate nicht gut verträgt – vor allem die stärkereichen und zuckerhaltigen Sorten –, weil sie die Energie verringern, zu Stimmungsschwankungen führen, den Blutzuckerspiegel stark schwanken lassen und Heißhungerattacken verursachen.

Als ersten Schritt sollten Sie für ein paar Tage so weit wie möglich auf Kohlenhydrate verzichten. Wenn Sie dann merken, wie es Ihnen mit nur sehr wenig Kohlenhydraten geht, können Sie langsam immer mehr davon essen, bis Sie den für Sie richtigen Anteil gefunden haben.

Wenn Sie mehr essen, als für Sie gut ist, werden Sie es deutlich merken. Warum? Sie werden Ihre Energie verlieren, sich nicht mehr wohlfühlen und nach dem Essen bald wieder Hunger bekommen. Wenn Sie aber andererseits weniger Kohlenhydrate essen, als Sie eigentlich brauchen, werden Sie das auch merken – und zwar an denselben Symptomen.

Um die für Sie richtige Mischung zu finden, brauchen Sie nur die folgenden Schritte zu tun.

12 einfache Schritte zur richtigen Mischung

1. Meiden Sie die ersten fünf bis sieben Tage alle Kohlenhydrate, die besonders stark wirken – Getreide, Getreideflocken, Brot, Nachtisch, Obst, stärkereiche Gemüse – und Milchprodukte.

2. Essen Sie dagegen vor allem die für Sie geeigneten eiweiß- und fettreichen Nahrungsmittel: Fleisch, Geflügel, Meeresfrüchte, Eier, Nüsse, Samen, Butter und pflanzliche Öle.

3. In diesen ersten Tagen sollten Sie nur die stärkearmen Gemüsesorten aus Ihrer Liste verwenden. Fangen Sie mit kleinen Gemüseportionen an, um einen Ausgangspunkt zu haben.

4. Essen Sie, bis Sie satt sind, aber überessen Sie sich nicht.

5. Essen Sie, wenn Sie möchten, zwischendurch etwas von den gleichen Nahrungsmitteln.

6. Manche Angehörige des Kohlenhydrat-Typs – besonders alle diejenigen, die Probleme mit dem Blutzuckerspiegel haben – werden sich bei dieser Ernährung bald besser fühlen, werden mehr Energie

haben, weniger Hunger zwischen den Mahlzeiten und sie werden den Heißhunger auf Süßigkeiten verlieren. Allerdings haben wir auch die Erfahrung gemacht, dass einige regelrechte „Entzugssymptome" zeigen, wenn sie Stärkereiches und Zuckerreiches weglassen. Dann fühlen sie sich meist für (höchstens) zwei bis drei Tage schlechter und haben typischerweise Symptome wie Kopfschmerzen, ein sehr starkes Verlangen nach Süßem oder grippeartige Erscheinungen. Wenn es Ihnen auch so ergeht, sollten Sie diese zwei bis drei Tage durchhalten, denn danach werden Sie sich deutlich besser fühlen als vor der Umstellung.

7. Echte „Kohlenhydrat-Typen", die sich bereits für ihren Typ richtig ernährt hatten, werden sich allerdings nicht besser fühlen, wenn sie ihren Kohlenhydratverbrauch so stark verringern. Vielen von ihnen wird es zumindest für ein paar Tage besser gehen, wenn sie besonders die stärkereichen Kohlenhydrate meiden. Doch schon bald werden sie sich nicht mehr wohlfühlen, werden reizbar, nervös oder haben weniger Energie und sind müde, haben Hunger auf Süßes oder sind nach dem Essen nicht richtig satt. Jetzt wird es Zeit, wieder mehr von den stärkearmen Gemüsesorten zu essen – natürlich nur jene, die für Sie empfohlen sind – und weniger Eiweiß, bis Sie sich wieder besser fühlen.

8. Wenn Sie sich dann immer noch nicht besser fühlen, sollten Sie etwas Stärkereiches essen. Fangen Sie bei einem Abendessen mit nur einem Esslöffel eines der stärkereichen Gemüse aus Ihrer Liste an, zum Beispiel mit Kartoffeln, Gelben Kohlrüben, Süßkartoffeln oder Jamswurzel.

9. Wenn es Ihnen damit weiterhin gut oder sogar noch besser geht, essen Sie auch beim Mittagessen einen Esslöffel stärkereiches Gemüse. Und wenn es Ihnen weiterhin gut geht, essen Sie beim Frühstück ebenfalls so viel davon.

10. Falls es Ihnen damit nach wie vor gut oder sogar besser geht, erhöhen Sie die Menge auf zwei Esslöffel pro Mahlzeit.

11. Als nächsten Schritt – wenn es Ihnen weiterhin damit gut geht – probieren Sie aus, wie es Ihnen mit Vollkorngetreide statt mit stärkereichem Gemüse geht.

12. So können Sie Schritt für Schritt den Anteil der Kohlenhydrate erhöhen. Irgendwann werden Sie über das Ziel hinausschießen und mehr Kohlenhydrate essen, als es für Sie persönlich ideal ist. Dann werden Sie merken, dass die alten Symptome wieder auftauchen – Müdigkeit, Depression, Stimmungsschwankungen, Heißhunger auf Süßes, Verdauungsprobleme, usw. Dann wissen Sie, dass Sie den Anteil der Kohlenhydrate langsam etwas verringern müssen, bis Sie sich wieder gut fühlen. Wenn Sie sich nicht sicher sind, ob Sie die richtige Menge gefunden haben, können Sie zum dritten Schritt zurückkehren und von dort neu beginnen.

Denken Sie dabei immer daran: Sowohl zu viele Kohlenhydrate als auch zu wenige Kohlenhydrate können die gleichen Symptome hervorrufen.

Wenn Sie es so weit geschafft haben, werden Sie bereits ein Gefühl dafür entwickelt haben, wie Sie jede Mahlzeit auf Ihre Bedürfnisse abstimmen können. Es gibt allerdings noch weitere Möglichkeiten, Ihre Mahlzeiten genauer an Ihren Bedarf anzupassen. In Kapitel 9 werden sie vorgestellt.

Die Ernährung für den Misch-Typ

Was ist typisch für den Misch-Typ?

Der Misch-Typ liegt mit seinen Eigenschaften und Bedürfnissen zwischen dem Eiweiß-Typ und dem Kohlenhydrat-Typ, ist also in gewissem Sinne eine Mischung aus beiden. Es gibt allerdings zwei Arten des Misch-Typs.

Die erste Art wollen wir als E-Typ bezeichnen, als „echten" Misch-Typ. Die Charakteristika des E-Typs zeigen weder ein Übergewicht der Merkmale des Eiweiß-Typs noch der des Kohlenhydrat-Typs, sondern liegen wirklich in der Mitte zwischen beiden. Der E-Typ hat im Fragebogen (Kapitel 6) die meisten Punkte in der Spalte B erhalten.

Die zweite Art ist der so genannte R-Typ, der „relative" Typ. Bei ihm finden sich ungefähr gleich viele Merkmale des Eiweiß-Typs wie des Kohlenhydrat-Typs. Sie halten sich die Waage, sodass insgesamt weder die eine noch die andere Seite stärkeren Einfluss hat. Aber bei diesem Typ finden sich *ausgeprägte* Merkmale sowohl der einen wie der anderen Seite, anders als beim E-Typ, wo die meisten Merkmale „ausgewogen" (durchschnittlich) sind. Der R-Typ hat in Spalte A und C des Fragebogens ungefähr gleich viele Punkte.

Eine ganze Reihe von Merkmalen haben die *meisten* Vertreter des Misch-Typs gemeinsam. Aber die Angehörigen dieses Typs sind nicht alle identisch. Ihre Reaktion auf die Ernährung, ihre Stärken und Schwächen, ihre Energie, ihr Appetit und anderes können sich unterscheiden. Mit anderen Worten, Sie sind einzigartig, aber als „Misch-Typ" haben Sie einige typische Tendenzen, die Sie mit anderen Vertretern dieses Typs teilen:

Der Appetit ist nicht immer gleich

Die E-Typen haben eher einen mittleren Appetit, sind meist zu den normalen Mahlzeiten hungrig, aber selten zwischendurch. Bei den R-Typen schwankt der Appetit dagegen stärker – manchmal sind sie sehr hungrig, manchmal können sie auch ganz auf eine Mahlzeit verzichten.

Heißhunger auf Süßigkeiten und Kohlenhydrate

Normalerweise entwickeln Misch-Typ-Angehörige keinen Heißhunger. Wenn sie allerdings nicht dafür sorgen, dass sie sich ausgewogen ernähren, kann ihr Gleichgewicht sich verschieben und sie werden entweder zu einem Eiweiß-Typ oder einem Kohlenhydrat-Typ – und diese können durchaus Heißhunger entwickeln, sowohl auf Süßigkeiten als auch auf anderes.

Gewichtsprobleme?

Die „Misch-Typen" vertragen eigentlich alle Nahrungsmittel gut und neigen daher nicht zu Gewichtsproblemen. Aber diese Freiheit fast alles gut zu vertragen ist nicht nur ein Segen, denn gleichzeitig brauchen sie auch alles. Wenn sich ein Misch-Typ einseitig ernährt, also sein Schwergewicht auf die Eiweiß-Typ-Ernährung oder auf die für den Kohlenhydrat-Typ legt, kann er durchaus Gewichtsprobleme bekommen.

Erschöpfung, Ängstlichkeit, Nervosität

Auf der einen Seite hat es der Misch-Typ am besten, weil er Zugang zu den guten Eigenschaften sowohl des Eiweiß-Typs als auch des Kohlenhydrat-Typs hat. Auf der anderen Seite kann er deshalb aber auch die Probleme beider Typen entwickeln.

Je nachdem, in welche Richtung sein Stoffwechsel tendiert, kann der Misch-Typ energielos, müde, lethargisch oder depressiv werden, er kann aber ebenso hyperaktiv, nervös und ängstlich werden. Doch obwohl Misch-Typen deshalb eher als andere Typen Probleme entwickeln *könnten*, sind sie meist stabiler und haben weniger Probleme.

Worauf es beim Misch-Typ vor allem ankommt

In gewissem Sinne hat der Misch-Typ die größten Freiheiten bei der Auswahl seiner Ernährung, weil sein Bedarf sowohl die Ernährung des Eiweiß-Typs als auch die des Kohlenhydrat-Typs umfasst. Er braucht also eine ausgewogene Mischung aus purin- und fettreichen wie auch purin- und fettarmen Eiweißen. Und er braucht eine gute Mischung der Gemüsesorten und der Früchte, die für den Eiweiß-Typ und für den Kohlenhydrat-Typ empfohlen werden.

Mit anderen Worten: Der Misch-Typ darf sich nicht einseitig mit den Nahrungsmitteln des Eiweiß-Typs oder denen des Kohlenhydrat-Typs ernähren, sondern braucht jeden Tag Nahrungsmittel aus beiden Gruppen. Deshalb sollten Sie sich sowohl mit den Empfehlungen und Tabellen für den Eiweiß-Typ (Seite 125 ff.) als auch mit denen für den Kohlenhydrat-Typ (Seite 144 ff.) vertraut machen.

Als Erstes sollten Sie wissen: Eiweiß ist nicht gleich Eiweiß. Manches Eiweiß ist reich an Fett und Purinen, anderes enthält nur wenig davon. Die fett- und purinreichen Eiweiße verschieben Ihr Stoffwechselgleichgewicht mehr zum Kohlenhydrat-Typ, während die fett- und purinarmen Sie mehr in Richtung Eiweiß-Typ verschieben. Deshalb sollten Sie darauf achten, beide zu essen, damit Sie nicht zu sehr in eine Richtung und damit aus dem Gleichgewicht geschoben werden.

Auf der anderen Seite gibt es die Kohlenhydrate. Je nach ihrem Gehalt an Mineralien, Stärke, Fett, Eiweiß und Purinen verschieben zum Beispiel Gemüse das Gleichgewicht ebenfalls in die eine oder andere Richtung und auch hier brauchen Sie eine ausgewogene Mischung.

Während also der Eiweiß-Typ mehr Eiweiß und Fett braucht und der Kohlenhydrat-Typ mehr Kohlenhydrate, geht es dem Misch-Typ am besten, wenn er von beiden Seiten gleich viel bekommt, sich also „ausgewogen" ernährt. Auf den nächsten Seiten zeige ich Ihnen, wie Sie genau die Mischung finden, die für Sie ideal ist, damit Sie Übergewicht abbauen können, körperlich und geistig fit sind und keinen Stimmungsschwankungen unterliegen.

Auf lange Sicht kann Sie diese Ernährung vor degenerativen Krankheiten bewahren, die ihre Wurzeln in einem Ungleichgewicht des Stoffwechsels haben: Herz-Kreislauf-Probleme, Immunschwäche, Blutzuckerschwankungen, Osteoporose, Arthritis, Verdauungsprobleme und viele andere chronische Krankheiten.

Diese Nahrungsmittel sind für den Misch-Typ am besten

Eiweißreiche Nahrungsmittel			Kohlenhydratreiche Nahrungsmittel			Fettreiche Nahrungsmittel	
Fleisch/Geflügel	**Meeresfrüchte**	**Milchprodukte**	**Getreide**	**Gemüse**	**Früchte**	**Nüsse/Samen**	**Öle/Fette**
Purinreich:	*Purinreich:*	*Purinarm:*	(Brot aus gekeimtem Getreide oder mit Sauerteig oder Backferment. Nur Vollkorngetreide.)	*Stärkearm:*	Avocados	Walnüsse	Butter
Innereien	Anchovis	Käse		Blätter der Rote Bete	Oliven	Kürbiskerne	Sahne
Kalbs- und Rinderleber	Kaviar	Hüttenkäse		Brokkoli	Äpfel (in Maßen)	Erdnüsse	Ghee / Butterfett
Hühnerleber	Hering	Sahne		Rosenkohl	Birnen (in Maßen)	Sonnenblumenkerne	
	Muscheln	Eier		Kohl	Aprikosen	Sesamsamen	
	Sardinen	Kefir		Mangold	Kirschen	Mandeln	
		Milch		Salatgurke	Zitrusfrüchte	Cashewnüsse	
Mittlerer Puringehalt:	*Mittlerer Puringehalt:*	Joghurt	*Stärkereich:*	Knoblauch	Trauben	Paranüsse	
			Amaranth	Wirsing	Melone	Haselnüsse	
Rind	Abalone	*Fettlos oder fettarm:*	Gerste	Zwiebeln	Pfirsiche	Pekaniennuss	
Speck	Venusmuscheln		Vollkornreis	Petersilie	Birnen	Kastanien	
Huhn (dunkles Fleisch)	Krabben	Käse	Buchweizen	Paprika	Ananas	Pistazien	
Ente	Flusskrebs	Hüttenkäse	Mais	Lauch	Pflaumen	Kokosnuss	
Geflügel	Hummer	Kefir	Couscous	Frühlingszwiebeln	Zwetschgen	Hickorynüsse	
Gans	Makrele	Milch	Kamut	Sprossen	Tomaten	Makademianüsse	
Nieren	Oktopus	Joghurt	Kasha	Tomaten	tropische Früchte		
Lamm	Austern	Eier	Hirse	Kresse			
Schweinekotelett	Lachs		Hafer		*Stärkereich:*		
Rippenspeer	Kammmuschel	*Hülsenfrüchte*	Quinoa	*Mittlerer Stärkegehalt:*	Bananen		
Pute, Truthahn (dunkles Fleisch)	Garnelen	*Purinarm:*	Roggen	Rote Bete			
Kalbfleisch	Schnecken	Tempeh	Dinkel	Mais			
Wildfleisch (dunkles Fleisch)	Tintenfisch	Tofu	Tritikale	Auberginen			
	Thunfisch (dunkles Fleisch)			Okra			
				Pastinaken			
				Rettich			
				Kohlrüben			
				Zucchini			
				Stärkereich:			
				Artischocken			
				Karotten			
				Erbsen			
				Kartoffeln			
				Kürbis			
				Süßkartoffeln			
				Jamswurzel			

Fortsetzung der Tabelle von Seite 168

Diese Nahrungsmittel sind für den Misch-Typ am besten

Eiweißreiche Nahrungsmittel			Kohlenhydratreiche Nahrungsmittel			Fettreiche Nahrungsmittel	
Fleisch/Geflügel	Meeresfrüchte	Hülsenfrüchte	Getreide	Gemüse	Hülsenfrüchte	Früchte	Nüsse/Samen	Öle/Fette
Purin- und fettarm:	*Purinarm:*	*Mittlerer Puringehalt:*		*Stärkearm:*	*stärkearm:*		(Die Nüsse sind nach ihrem Eiweißgehalt geordnet, beginnend mit dem höchsten.)	*Öle:*
Hühnerbrust	Wels	Bohnen, getrocknet		Spargel	Tempeh			Mandelöl
Putenbrust	Kabeljau	Linsen		Bohnen, frisch	Tofu			Kokosöl / Kokosfett
Schweinefleisch, mager	Dorsch			Blumenkohl	*Stärkereich:*			Leinöl
	Flunder	*Stärkereich:*		Sellerie	Bohnen, getr.			Olivenöl
Schinken	Schellfisch	Bohnen, getrocknet		Pilze	Erbsen, getr.			Erdnussöl
	Heilbutt	Linsen		Spinat	Linsen			Sesamöl
(Bei jeder Mahlzeit sollte ein Eiweiß gegessen werden; bei den Hauptmahlzeiten sollten Milchprodukte, Hülsenfrüchte oder Nüsse nicht Fleisch, Geflügel oder Meeresfrüchte ersetzen.)	Flussbarsch							Sonnenblumenöl
	Forelle	*Stärkearm:*						Walnussöl
	Thunfisch (helles Fleisch)	Tempeh						
	Steinbutt	Tofu						
		Nüsse						
		alle geeignet						

Wichtige Hinweise für den Misch-Typ

Essen Sie bei jeder Mahlzeit Eiweiß

Wenn Sie bei allen Mahlzeiten genügend Eiweiß essen, werden Sie ...
– ein Höchstmaß an Energie haben
– schlank werden und bleiben
– Ihre höchste Leistungsfähigkeit erreichen.

Essen Sie jedoch nicht genug Eiweiß, dann werden Sie stattdessen ...
– chronisch erschöpft sein
– sich nicht wohl fühlen
– zu Stimmungsschwankungen wie etwa Depressionen, Ängstlichkeit oder Melancholie neigen.

Viele machen den Fehler, eine große Mahlzeit oder auch eine Zwischenmahlzeit zu essen, die fast nur aus Kohlenhydraten besteht. Dadurch wird jedoch die Bauchspeicheldrüse verstärkt zur Ausschüttung von Insulin angeregt, wodurch bald auch der Hunger wieder geweckt wird, besonders auf Zucker oder anderes Süßes. Außerdem führt dies auf Dauer zu Problemen in der Regulierung des Blutzuckerspiegels, zur verstärkten Einla-

Eiweiß		
Fleisch/Geflügel	Meeresfrüchte	Milchprodukte
Purinreich:	Purinreich:	Purinarm:
Innereien	Anchovis	Käse
Kalbs- und Rinderleber	Kaviar	Hüttenkäse
	Hering	Sahne
Hühnerleber	Muscheln	Eier
	Sardinen	Kefir
Mittlerer Puringehalt:		Milch
	Mittlerer Puringehalt:	Joghurt
Rind		
Speck	Abalone	Fettlos oder fettarm:
Huhn (dunkles Fleisch)	Venusmuscheln	
	Krabben	Käse
Ente	Flusskrebs	Hüttenkäse
Geflügel	Hummer	Kefir
Gans	Makrele	Milch
Nieren	Oktopus	Joghurt
Lamm	Austern	Eier
Schweinekotelett	Lachs	
Rippenspeer	Kammmuschel	Hülsenfrüchte
Pute, Truthahn (dunkles Fleisch)	Garnelen	Purinarm:
	Schnecken	Tempeh
Kalbfleisch	Tintenfisch	Tofu
Wildfleisch	Thunfisch (dunkles Fleisch)	
Purin- und fettarm:		Mittlerer Puringehalt:
Hühnerbrust	Purinarm:	Bohnen, getrocknet
Putenbrust	Wels	
Schweinefleisch, mager	Kabeljau	Linsen
	Dorsch	
Schinken	Flunder	Stärkereich:
(Bei jeder Mahlzeit sollte ein Eiweiß gegessen werden; bei den Hauptmahlzeiten sollten Milchprodukte, Hülsenfrüchte oder Nüsse nicht Fleisch, Geflügel oder Meeresfrüchte ersetzen.	Schellfisch	Bohnen, getrocknet
	Heilbutt	
	Flussbarsch	
	Forelle	Stärkearm:
	Thunfisch (helles Fleisch)	Tempeh
		Tofu
	Steinbutt	
		Nüsse
		alle geeignet

gerung von Fett und zu degenerativen Krankheiten. Durch zu viele Kohlenhydrate kann außerdem Ihr Stoffwechsel-Gleichgewicht zum Eiweiß-Typ hin verschoben werden.

Sie können gerne auch zwischendurch essen

Normalerweise möchte der Misch-Typ zwar selten etwas *zwischen* den Hauptmahlzeiten essen, doch Sie können es gerne tun, wenn Sie wollen. Achten Sie darauf, dass Sie auch bei jeder Zwischenmahlzeit etwas Eiweiß bekommen, damit Sie die Insulinproduktion nicht zu sehr anregen. Ab und zu können Sie allerdings auch nur Kohlenhydrate – zum Beispiel Obst – essen.

Für den Misch-Typ ist an sich jede Art von Zwischenmahlzeit in Ordnung. Trotzdem sollten Sie herausfinden, was für Sie am besten ist. Sie sollten lernen auf Ihren Körper zu hören. Am besten ist für Sie, was Ihnen viel Energie gibt, was Ihren Hunger stillt, womit Sie sich am besten fühlen, ohne Heißhunger auf Süßes hervorzurufen.

Beobachten Sie, ob Sie Milchprodukte vertragen

Bei Ihrem Stoffwechseltyp können Sie gerne Milchprodukte essen, falls Sie darauf nicht negativ reagieren, also zum Beispiel keine Nahrungsmittelallergie dagegen haben. Wenn Sie großen Hunger haben, werden Milchprodukte allerdings meist nicht ausreichen, Ihren Hunger zu stillen, da sollten Sie eher zu den „schwereren", purinreicheren Eiweißträgern greifen. Wenn Sie aber gerade nicht ganz so hungrig sind, können die Milchprodukte durchaus das Richtige sein.

Achten Sie auf ausgewogene Auswahl der Kohlenhydrate

Alle pflanzlichen Nahrungsmittel – Getreide, Gemüse und Obst – bestehen vor allem aus Kohlenhydraten. Aber es gibt stärkereiche und stärkearme Kohlenhydrate und je nach Stärkegehalt wirken sie sich unterschiedlich aus, denn stärkereiche Kohlenhydrate werden schneller zu Zucker abgebaut und gelangen deshalb schneller ins Blut. Darauf reagiert die Bauchspeicheldrüse mit einer verstärkten Ausschüttung von Insulin, wodurch vermehrt Fett eingelagert wird und langfristig Probleme mit der Regulierung des Blutzuckerspiegels entstehen können (wie zum Beispiel Hypoglykämie, eine Neigung zu niedrigem Blutzucker).

Kohlenhydrate			
Getreide	**Gemüse**		**Früchte**
(Brot aus	*Stärkearm:*	*Mittlerer*	Avocados
gekeimtem	Blätter der	*Stärkegehalt:*	Oliven
Getreide oder	Rote Bete	Rote Bete	Äpfel
mit Sauerteig	Brokkoli	Mais	(in Maßen)
oder Backferment. Nur Voll-	Rosenkohl	Auberginen	Birnen
korngetreide.)	Kohl	Okra	(in Maßen)
	Mangold	Pastinaken	Aprikosen
Stärkereich:	Salatgurke	Rettich	Kirschen
Amaranth	Knoblauch	Kohlrüben	Zitrusfrüchte
Gerste	Wirsing	Zucchini	Trauben
Vollkornreis	Zwiebeln		Melone
Buchweizen	Petersilie	*Stärkereich:*	Pfirsiche
Mais	Paprika	Artischocken	Ananas
Couscous	Lauch	Karotten	Pflaumen
Kamut	Frühlings-	Erbsen	Zwetschgen
Kasha	zwiebeln	Kartoffeln	Tomaten
Hirse	Sprossen	Kürbis	tropische
Hafer	Tomaten	Süßkartoffeln	Früchte
Quinoa	Kresse	Jamswurzel	*Stärkereich:*
Roggen			Bananen
Dinkel	*Stärkearm:*	**Hülsenfrüchte**	
Tritikale	Spargel	*stärkearm:*	
	Bohnen, frisch	Tempeh	
	Blumenkohl	Tofu	
	Sellerie	*Stärkereich:*	
	Pilze	Bohnen, getr.	
	Spinat	Erbsen, getr.	
		Linsen	

Deshalb sollte man mit Getreide, stärkereichem Gemüse und Früchten vorsichtig sein und nicht zu viel davon essen. Im Laufe der Zeit kann nämlich die vermehrte Insulinausschüttung auch mit zur Entstehung anderer Probleme beitragen: Allergien, Asthma, Alkoholismus, Arteriosklerose, Krebs, Sucht nach Kohlenhydraten, Herz-Kreislauf-Probleme, chronische Erschöpfung, Depression, Diabetes, Syndrom X, Bluthochdruck, Übergewicht und Magengeschwüre. Und obwohl Ihr Stoffwechseltyp insgesamt gut mit Kohlenhydraten zurechtkommt, sollten Sie trotzdem darauf achten, dass Sie sowohl stärkereiche als auch stärkearme Kohlenhydrate essen.

Seien Sie maßvoll bei Getreide

Wenn Sie Getreide essen, sollten Sie auf jeden Fall nur Vollkornprodukte verwenden, kein weißes Mehl und keine Produkte aus weißem Mehl, keine Backwaren oder Ähnliches, die nicht aus Vollkornmehl sind.

Falls Sie empfindlich auf Kohlenhydrate reagieren oder Probleme mit dem Blutzuckerspiegel haben, sollten Sie vor allem Weizen und Weizenprodukte so weit wie möglich meiden, da sie besonders schnell in Zucker umgewandelt werden und deshalb den Insulinstoffwechsel besonders stark stören. Allerdings bietet Dinkel hier eine gute Alternative, da er weniger problematisch ist und trotzdem viele fürs Backen gute Eigenschaften hat.

Statt in Form von Brot, Gebäck und Ähnlichem sollten Getreide besser in Form ganzer, gekochter Körner gegessen werden, denn auch dann werden sie nicht so schnell in Zucker umgewandelt. Am schlechtesten sind für Sie jedenfalls alle raffinierten Getreide.

Wenn Sie nach einer Mahlzeit mit Getreide merken, dass Sie Heißhunger auf Süßes bekommen, haben Sie wahrscheinlich zu viel davon gegessen und sollten beim nächsten Mal mehr Eiweiß zu sich nehmen.

Seien Sie vorsichtig mit Brot

Brot aus raffiniertem Getreide (bzw. Weißmehl) sollten Sie natürlich ebenfalls meiden. Und wenn Sie Probleme mit Ihrem Blutzuckerspiegel haben oder überhaupt mit Kohlenhydraten, sollten Sie eventuell auf Brot weitgehend verzichten.

Am besten sind Brote, die mit einer echten Sauerteiggärung oder mit Backferment hergestellt wurden. Zum Brot sollten Sie immer Butter essen, denn dadurch werden Schwankungen des Blutzuckerspiegels verringert.

Achten Sie auf Ihre Reaktionen bei Früchten

Der Misch-Typ liegt, auch in seiner Reaktion auf Früchte, zwischen dem Eiweiß-Typ und dem Kohlenhydrat-Typ. Eiweiß-Typen neigen zu einem niedrigen Blutzuckerspiegel. Deshalb geht es ihnen mit Obst meist nicht besonders gut, weil es reich an Kalium und Zucker ist, und sie sollten daher nicht viel davon essen. Kohlenhydrat-Typen geht es dagegen mit Früchten im Allgemeinen gut.

Normalerweise vertragen Misch-Typen Früchte gut, sollten es damit aber auch nicht übertreiben, denn sonst kann sich ihr Stoffwechsel zum Eiweiß-Typ hin verschieben, mit den entsprechenden Folgen. Wenn Sie sehr hungrig sind, sollten Sie eher etwas Eiweiß statt Früchte essen, und wenn Sie nach dem Verzehr von Früchten Heißhunger auf Süßes entwickeln, so ist das meist ein sicheres Zeichen dafür, dass Sie zu viele Kohlenhydrate und nicht genug Eiweiß gegessen haben.

Trinken Sie frische Säfte

Gemüsesäfte sind für Ihren Stoffwechseltyp in Maßen durchaus geeignet, solange sie frisch zubereitet werden. Am besten verwenden Sie eine Mischung aus stärkereichen und stärkearmen Gemüsesorten wie Karotten, Sellerie und Spinat und nehmen dabei aber nicht zu viele der stärkereichen Gemüse. Es ist auf jeden Fall am besten, wenn Sie die Säfte frisch herstellen – ein Entsafter ist nicht teuer und die Qualität ist wesentlich besser als bei gekauften Säften.

Im Allgemeinen sollten Sie keine Fruchtsäfte trinken, denn diese enthalten sehr viel Zucker. Da ist es besser, die ganze Frucht zu essen; Fruchtsäfte sollten Sie allenfalls aus therapeutischen Gründen gelegentlich trinken, aber nicht tagtäglich, um den Durst zu löschen. Stattdessen sollten Sie besser die ganze Frucht in einem Mixer verarbeiten und dies trinken. Wenn Sie durstig sind, sollten Sie Wasser trinken – nicht Saft, Tee oder Milch.

Keine Angst vor Fett und Öl

Fette und Öle und ihre Wirkungen auf den menschlichen Stoffwechsel wurden ausgiebig erforscht. Es würde zu weit führen, hier genauer darauf einzugehen. Fest steht jedenfalls, dass natürliche Fette und Öle nicht ungesünder als andere natürliche Nahrungsmittel sind, nicht den Cholesterinspiegel heben und nicht zu Herz-Kreislauf-Krankheiten führen. (Näheres finden Sie in dem Buch von Udo Erasmus: *Fats and Oils*.)

Fette enthalten Fettsäuren, die wir für eine gute Gesundheit brauchen, weil sie für unser Immunsystem, für die normale Hormonproduktion, für die Energieerzeugung in den Zellen, für gesunde Zellwände und für viele andere lebenswichtige Funktionen nötig sind.

Wie immer gilt auch hier: Ob ein Nahrungsmittel für Sie geeignet ist oder nicht, das hängt zum einen natürlich von der Qualität dieses Nahrungsmittels ab, zum anderen aber davon, wie gut es zu Ihrem Stoffwechseltyp passt. Fett macht da keine Ausnahme und als Misch-Typ brauchen Sie durchaus auch Fett. Sie sollten es damit natürlich nicht übertreiben, sich aber auch nicht besonders zurückhalten. Durch Verwendung fettreicher Eiweißträger (Butter und pflanzliche Öle, besonders Olivenöl) erhalten Sie ausreichend Fettsäuren.

Allerdings sollten Sie nie Fette schlechter Qualität verwenden (Margarinen, durch chemische Einflüsse oder durch Hitze veränderte Öle oder Fettersatzstoffe), weil sich diese wirklich drastisch auf die Gesundheit auswirken. Wenn Sie einmal Fertiggerichte kaufen müssen, schauen Sie auf dem Etikett nach, ob solche Stoffe darin enthalten sind. Am besten verwenden Sie nur Butter aus biologisch-organischer Landwirtschaft und sorgfältig hergestellte, kalt gepresste Öle. Auch Nüsse, Nussbutter und natürlich die fettreichen tierischen Nahrungsmittel auf Ihrer Liste sind für Sie geeignet.

Öle / Fette	
Nüsse / Samen	**Öle / Fette**
Walnüsse	Butter
Kürbiskerne	Sahne
Erdnüsse	Ghee / Butterfett
Sonnenblumen-kerne	
Sesamsamen	**Öle:**
Mandeln	Mandelöl
Cashewnüsse	Kokosöl / Kokosfett
Paranüsse	
Haselnüsse	Leinöl
Pekaniennuss	Olivenöl
Kastanien	Erdnussöl
Pistazien	Sesamöl
Kokosnuss	Sonnen-blumenöl
Hickorynüsse	
Makademia-nüsse	Walnussöl
(Die Nüsse sind nach ihrem Eiweißgehalt geordnet, beginnend mit dem höchsten.)	

Vorsicht bei blutzuckersteigernden Nahrungsmitteln

Alle Kohlenhydrate – Obst, Gemüse, Getreide – werden im Körper in Zucker umgewandelt, allerdings nicht mit gleicher Geschwindigkeit. Im glykämischen Index (GI) sind sie danach geordnet, wie schnell bei ihnen diese Umwandlung stattfindet. Nahrungsmittel mit hohem GI wie

Getreide und stärkereiche Gemüse steigern den Blutzuckerspiegel viel schneller als jene mit niedrigem GI wie Eiweiße und Fette.

Als Misch-Typ sollten Sie eher solche Nahrungsmittel essen, die einen niedrigen GI-Wert haben. Und wenn Sie einmal jene mit hohem GI essen, sollten Sie gleichzeitig genug Eiweiß und Fett essen, um die Umwandlung in Zucker zu verlangsamen. (In Kapitel 9 finden Sie Näheres zu diesem Thema, einschließlich der kompletten Tabelle. Sie ist für alle Typen wichtig, besonders jedoch für Ihren.

Manches ist für Sie nicht geeignet

Bestimmte Nahrungsmittel beeinträchtigen Ihr Stoffwechsel-Gleichgewicht deutlich und sollten deshalb gemieden werden. Manche Menschen reagieren sehr stark darauf, andere weniger deutlich, je nach Empfindlichkeit. Ihre Reaktion kann auch von Mal zu Mal anders sein. Das zeigt einmal mehr, wie individuell der Stoffwechsel reagiert. Sie sollten bedenken, dass diese Nahrungsmittel *ständig* auf Ihren Stoffwechsel einwirken. Je mehr Sie davon im Laufe der Zeit zu sich nehmen, desto stärker ist die Wirkung. Selbst falls Sie also bei den im Folgenden genannten Nahrungs- und Genussmitteln zunächst nichts bemerken, sollten Sie möglichst wenig davon zu sich nehmen.

Am besten halten Sie sich an diejenigen Nahrungsmittel, die wir Ihnen empfehlen. Wenn Sie unbedingt etwas essen (oder trinken) möchten, das *nicht* auf Ihrer Liste steht, dann sollten Sie zumindest die hier folgenden Nahrungs- und Genussmittel meiden.

Alkohol

Alkohol in jeder Form (Bier, Wein, Spirituosen usw.) ist giftig. Ihr Körper muss das Gift abbauen und dessen negative Wirkungen neutralisieren. Deshalb ist Alkohol für *keinen* Stoffwechseltyp zuträglich. Er gehört nun einmal zu den Einfachzuckern und kann daher Ihren Stoffwechsel leicht durcheinander bringen. Neben anderen negativen Wirkungen regt er die Ausschüttung von zu viel Insulin an, erhöht damit die Einlagerung von Fett und die Entwicklung chronisch-degenerativer Krankheiten. Deshalb empfehlen wir Ihnen dringend, sich bei Alkohol zurückzuhalten.

Nahrungsmittel, die Überempfindlichkeiten oder Allergien hervorrufen

In Ihren Listen finden Sie diejenigen Nahrungsmittel, die für Ihren Stoffwechseltyp geeignet sind, weil sie die für Sie geeigneten Nährstoffmischungen enthalten. Es ist trotzdem möglich, dass Sie zur Zeit allergisch oder überempfindlich auf eines oder einige dieser Nahrungsmittel reagieren. In diesem Fall meiden Sie diese Nahrungsmittel vorerst. Von Zeit zu Zeit sollten Sie allerdings ausprobieren, ob Sie sie inzwischen wieder gut vertragen, denn oft verschwindet diese Empfindlichkeit nach einiger Zeit, wenn der Stoffwechsel wieder ins Gleichgewicht kommt.

Koffein

Meiden Sie am besten alles, was Koffein enthält: Kaffee, schwarzen und grünen Tee, koffeinhaltige Kräuter, Cola-Getränke, Energy-Drinks und Ähnliches.

Wenn Sie auf Kaffee nicht verzichten möchten, sollten Sie nur solchen aus biologisch-organischem Anbau trinken und auf keinen Fall mehr als zwei Tassen pro Tag. Wenn Sie etwas Eiweiß dazu essen, können Sie seine negative Wirkung damit abmildern. Aber schlecht ist Koffein für Sie auf jeden Fall, egal welchem Stoffwechseltyp Sie angehören. Zwar mag die Wirkung von Typ zu Typ im Detail etwas anders sein, aber immer wirkt Koffein anregend auf die Energie produzierenden Drüsen. Wer das Gefühl hat, Kaffee unbedingt zu brauchen, hat immer schwache oder gar erschöpfte Drüsen. Aber noch mehr Koffein wird Ihr System nur noch mehr ermüden – wie wenn ein lahmer Gaul mit der Peitsche zu noch mehr Leistung angetrieben wird. Für kurze Zeit ist die Anregung natürlich angenehm, aber auf lange Sicht werden Ihre Nebennieren dadurch noch schwächer und damit nimmt auch Ihre Erschöpfung weiter zu.

Fruchtsäfte

Am besten meiden Sie Fruchtsäfte völlig, denn sie enthalten viel zu viel Zucker. Da dem Fruchtsaft die Ballaststoffe der Frucht fehlen, führt die Zuckerflut zu einer starken Gegenreaktion durch verstärkte Insulinausschüttung, mit starkem Abfall des Blutzuckerspiegels und erhöhter Fetteinlagerung.

Zucker

Zucker in großen Mengen ist für niemanden gesund. Achten Sie deshalb beim Einkauf besonders auf versteckte Zucker in den Nahrungsmitteln. Wenn Sie nicht aufpassen, kann es schnell zu viel werden und dazu führen, dass alle Ihre Bemühungen, unsere Ernährungsempfehlungen umzusetzen, umsonst sind. Übrigens: Mit Zucker meine ich *alle* Zuckerarten, natürliche und raffinierte, auch Rohrzucker, Vollrohrzucker, Melasse, Honig, Fruchtzucker, Ahornsirup, Traubenzucker, usw.

Oxalsäurereiche Nahrungsmittel

Oxalsäure kommt von Natur aus in einigen Nahrungsmitteln vor. Sie verschlechtert die Aufnahme von Kalzium und sollte deshalb vom Eiweiß-Typ gemieden werden. Wenngleich der Misch-Typ sie besser verträgt, sollte auch er es damit nicht übertreiben. Entsprechend sollten Sie sich zurückhalten bei Spargel, schwarzem Tee, Brombeeren, Rote Bete (einschließlich ihrer Blätter), Mangold, Schokolade, Kakao, Preiselbeeren, Rosinen, Endivien, Stachelbeeren, Trauben, grünen Paprika, Pflaumen, Himbeeren, Rhabarber, Erdbeeren und Tomaten.

Allerdings wird die Oxalsäure durch Erhitzen zerstört, sodass Sie Nahrungsmittel wie Rote Bete (und deren Blätter), Mangold, Preiselbeeren, grüne Paprika, Rhabarber, Spargel und Spinat in gekochtem Zustand essen können.

Phytinsäurereiche Nahrungsmittel

Seit Tausenden von Jahren werden Getreide in allen Kulturen vor dem Kochen eingeweicht oder fermentiert. Inzwischen konnten Wissenschaftler bestätigen, wie sinnvoll dies ist, denn alle Getreide und Hülsenfrüchte enthalten in ihrer Schale Phytinsäure. Sie bindet im Darm Kalzium (sowie Eisen, Magnesium, Phosphor und Zink) an sich und behindert deren Aufnahme. Wird zu viel Phytinsäure konsumiert, kann dies schwere Mineralmängel hervorrufen und es kann zu Allergien, Verdauungsproblemen und Knochenabbau führen.

Alle Getreide enthalten Phytinsäure, aber in Weizen, Hafer, Soja und Sojamilch findet sich besonders viel. Was lässt sich da machen? Weichen Sie Getreide (wie Hafer, Hirse, Roggen, Gerste, Weizen und Quinoa) über Nacht ein, bevor sie verwendet werden. Fermentierte Produkte (wie

Sojasoße, Miso, Tempeh und Ähnliches) können Sie problemlos verwenden, denn durch die Fermentation wird die Phytinsäure ebenfalls zerstört. Tofu, Sojamilch und Sojapulver sind jedoch nicht fermentiert und sollten deshalb bestenfalls in geringen Mengen verwendet werden.

Auch gekeimte sowie fermentierte Getreide – wie in Sauerteig- oder Backfermentbrot – sind praktisch frei von Phytinsäure, nicht aber Hefebrote oder solche, die mit industriellen Backhilfsmitteln hergestellt werden.

Glutenreiche Nahrungsmittel (… blockieren die Enzyme)

Getreide enthalten schwer verdauliche Eiweiße wie Gluten. Ihre unvollständige Verdauung wird mit Problemen wie Allergien, Zöliakie, mit psychischen Problemen, Verdauungsstörungen und Candidiasis im Darm in Verbindung gebracht. Aber auch hier helfen Ihnen Einweichen und Fermentieren, diese Eiweiße leichter zu verdauen – ein weiteres Argument für Sauerteig- und Backfermentbrot.

Ähnliches gilt für Sojabohnen. Sie enthalten einen Stoff, der einige Enzyme stark in ihrer Arbeit stört, aber auch dagegen helfen Einweichen oder Fermentieren.

Nahrungsmittel, die die Schilddrüse beeinträchtigen

Bestimmte Nahrungsmittel enthalten so genanntes Thiocyanat, das die Arbeit der Schilddrüse stört. Es gehört zu einer Klasse von Substanzen, die auch als Goiterogene bezeichnet werden, da sie die Produktion des Schilddrüsenhormons unterdrücken, das bei sehr vielen Stoffwechselvorgängen eine wichtige Rolle spielt.

Goiterogene finden sich in den folgenden (rohen) Gemüsesorten: Brokkoli, Rosenkohl, Weißkohl, Blumenkohl, Wirsing, Senfsamen, Gelbe Kohlrüben und Brunnenkresse. Wenn Sie diese Gemüse oft roh essen, sollten Sie für erhöhte Jodzufuhr sorgen, denn sie erschweren die Aufnahme von Jod durch die Schilddrüse. Eine gute Jodquelle ist Kelp (Meeresalge). Sie kann zu Pulver verarbeitet werden (in einer Reibschale oder einer elektrischen Kaffeemühle) und dann über das Essen gestreut oder beim Kochen verwendet werden.

Die Goiterogene werden außerdem durch Kochen teilweise zerstört. Sie sollten diese Nahrungsmittel also kochen und zusätzlich noch Kelp verwenden. Und falls bei Ihnen eine Schilddrüsen-Unterfunktion festgestellt wurde, sollten Sie diese Nahrungsmittel am besten ganz meiden.

Auf die richtige Mischung kommt es an

Unsere Ernährungsempfehlungen lassen sich ganz leicht umsetzen. Sie müssen dabei nur zwei Dinge beachten:

1. Essen Sie nur Nahrungsmittel, die zu Ihrem Typ passen, und meiden Sie alle, die nicht dazu passen – halten Sie sich also mit anderen Worten an die Nahrungsmittel, die wir Ihnen empfehlen.

2. Essen Sie bei jeder Mahlzeit die richtigen Anteile aus den drei Nahrungsmittelgruppen (Eiweiße, Kohlenhydrate und Fette).

Wenn Sie sich vorstellen, dass Ihr Essen ein Treibstoff ist, dann setzen sich aus den verschiedenen Anteilen an Eiweiß, Kohlenhydrat und Fett die unterschiedlichen Treibstoffmischungen zusammen. Wenn Sie diejenige Mischung herausfinden, die für Sie genau richtig ist, wird Ihre Energieausbeute am größten sein. Und Ihre Nahrung wird effizient in Energie umgewandelt, statt als Fett abgelagert zu werden. Die richtigen Anteile für Ihren Typ sehen so aus:

Eiweiße & Fette		Kohlenhydrate
50 %		**50 %**
(ungefähr 30 % Eiweiß)	(ungefähr 20 % Fett)	
So viel Eiweiß und Fett		*wie Kohlenhydrate*
Fett und purinarmes und -reiches Fleisch, Geflügel u. Meeresfrüchte; Milchprodukte, Hülsenfrüchte, Nüsse	Fettreiches: Fleisch, Geflügel u. Meeresfrüchte, Milchprodukte, Nüsse, Samen, Öle, Butter	Früchte, Gemüse, Getreide

Halten Sie sich bei jeder Mahlzeit an dieses Verhältnis von 50 zu 50. Ungefähr 50 % der Kalorien sollten von Kohlenhydraten stammen und ungefähr 50 % von Eiweiß und Fett. Beachten Sie bitte, dass mehr Kalorien von Eiweiß als von Fett stammen sollten.

Die Prozente müssen aber nicht ganz exakt eingehalten werden; es genügt, wenn sie ungefähr stimmen. Sie müssen daher nicht alles aus-

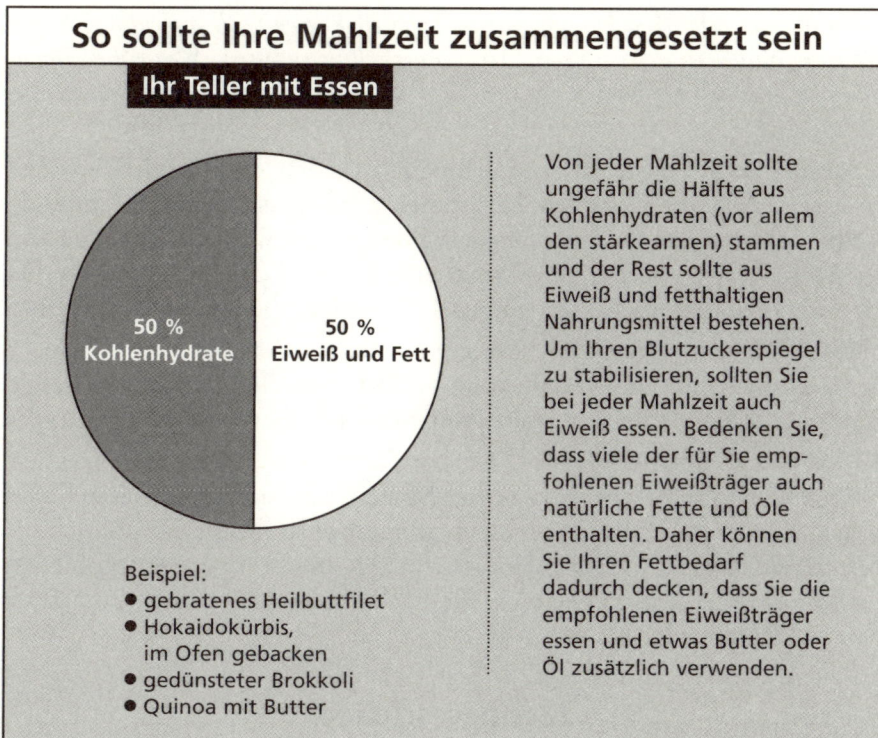

So sollte Ihre Mahlzeit zusammengesetzt sein

Ihr Teller mit Essen

**50 %
Kohlenhydrate**

**50 %
Eiweiß und Fett**

Von jeder Mahlzeit sollte ungefähr die Hälfte aus Kohlenhydraten (vor allem den stärkearmen) stammen und der Rest sollte aus Eiweiß und fetthaltigen Nahrungsmittel bestehen. Um Ihren Blutzuckerspiegel zu stabilisieren, sollten Sie bei jeder Mahlzeit auch Eiweiß essen. Bedenken Sie, dass viele der für Sie empfohlenen Eiweißträger auch natürliche Fette und Öle enthalten. Daher können Sie Ihren Fettbedarf dadurch decken, dass Sie die empfohlenen Eiweißträger essen und etwas Butter oder Öl zusätzlich verwenden.

Beispiel:
- gebratenes Heilbuttfilet
- Hokaidokürbis, im Ofen gebacken
- gedünsteter Brokkoli
- Quinoa mit Butter

Das Verhältnis 50 % zu 50 % ist für Sie als Misch-Typ nur eine Richtschnur. Um die Anteile zu finden, die für Sie am besten sind, sollten Sie die 12 Schritte befolgen, die wir ab Seite 185 vorstellen.

wiegen oder die Kalorien in jeder Mahlzeit berechnen, denn mit der Zeit werden Sie ein Gefühl dafür bekommen, wie die Anteile sein sollen. Sie müssen sich auch nicht mehr darum kümmern, wie viele Kalorien Sie täglich essen, denn Ihr Hungergefühl wird sich automatisch richtig einregulieren. Es macht deshalb auch nichts, ob Sie insgesamt viel oder wenig essen. Wenn Sie bei jeder Mahlzeit die richtigen Nahrungsmittel essen und mit der Zeit ein Gefühl für die richtigen Anteile bekommen, reguliert sich Ihr Hungergefühl von selbst auf dem richtigen Niveau.

Sollten Sie sich allerdings besonders um Übergewicht sorgen oder gar schnell Übergewicht abbauen müssen, finden Sie Einzelheiten zu Kalorien und Mengen in Kapitel 10. Auf jeden Fall sollte klar sein:

Ihr Gewicht wird sich automatisch regulieren, wenn Sie nur die richtigen Nahrungsmittel in den richtigen Mengenverhältnissen essen. Wenn die Anteile stimmen, nehmen Sie bei Übergewicht ab und Sie nehmen zu, wenn Sie untergewichtig sind.

Versuchen Sie regelmäßig und möglichst jeden Tag zur gleichen Zeit zu essen. Außerdem sollten Sie immer dann essen, wenn Sie hungrig sind, oder besser noch, *bevor* Sie so richtig hungrig werden. Essen Sie also besser immer mal wieder eine Zwischenmahlzeit. Dann essen Sie bei den Hauptmahlzeiten nicht so viel und außerdem bleibt dann Ihr Blutzuckerspiegel viel gleichmäßiger.

Sie können sich die Anteile auch bildlich vorstellen, auf Ihrem Teller. Dann sollte der Teller zur Hälfte mit Kohlenhydraten bedeckt sein, die andere Hälfte mit Eiweiß und Fett.

Viele fragen sich, wie sie bei einer Mahlzeit 20 % Fett zu sich nehmen sollen. Sie müssen sich aber nicht besonders anstrengen, um die richtige Fettmenge zu essen. Halten Sie sich einfach an die für Sie empfohlenen Nahrungsmittel und verwenden Sie nach Ihrem Geschmack zusätzlich Fett wie Butter oder Öl.

Menüvorschläge

Die genannten Menüs auf Seite 183 sind lediglich Vorschläge. Sie sollen Ihnen einen ersten Eindruck davon vermitteln, wie Sie aus *Ihren* Nahrungsmitteln Mahlzeiten zusammenstellen können; Sie sollten jedoch selbst kreativ werden und eigene Menüs nach Ihrem Geschmack entwickeln. Seien Sie sich nur immer dessen bewusst: Ihr Stoffwechseltyp braucht bei jeder Mahlzeit Eiweiß. Sie sollten Kohlenhydrate nicht ohne Fett und Eiweiß essen, selbst Zwischenmahlzeiten sollten immer auch Eiweiß enthalten. Guten Appetit!

Die richtige Mischung für Sie

Sie sollten immer daran denken, dass das Verhältnis von 50 zu 50 nur als allgemeine Richtschnur für den Misch-Typ zu sehen ist, als erster Schritt in die richtige Richtung. Weil es aber unter den Misch-Typen unterschiedliche Bedürfnisse gibt, kann bei Ihnen durchaus ein etwas anderer Prozentsatz sinnvoll sein.

Menüvorschläge

Mahlzeit	Erster Tag	Zweiter Tag	Dritter Tag	Vierter Tag	Fünfter Tag
Frühstück	Getreidemüsli, Milch, Beeren (wahlweise auch: Eier oder Hüttenkäse)	Haferbrei mit Banane, EiweißDrink aus Molke oder Eiklar, Früchte	Spiegelei mit Schinken, Weizenbrot mit Butter, ½ Grapefruit oder Apfel	Kalter Braten mit Vollkornbrot und Butter	Gemüseomelett mit Kartoffeln, in Butter gebraten oder mit einer Scheibe Vollkornbrot
Mittagessen	Käsebrot (ein bis zwei Scheiben Vollkornbrot) mit Blattsalat, Zwiebeln, Gewürzgurken, Mayonnaise und Krautsalat	Thunfischsalat mit Artischockenherzen, Sellerie, Frühlingszwiebeln, Blattsalat, Olivenöl und Zitronensaft, mit Dinkelbrot	Putenbrust auf ein oder zwei Scheiben Vollkornbrot, Salat mit Soße aus Essig und Öl	Roggenbrot mit kaltem Hühnerfleisch, Mayonnaise, Zwiebeln, Sellerie und Sprossen	Frikadelle auf Brötchen, Krautsalat
Zwischen-mahlzeit	Hüttenkäse mit Oliven und Roggen-knäcke	Nüsse und Rosinen	Obstsalat mit Joghurt	Vollkornbrot oder Apfel mit Mandelmus	Etwas Hühnerfleisch mit Karotte und Selleriestange
Abendessen	Roast Beef, gedünstete Rote Bete mit Butter, Spinatsalat mit Zwiebeln, Croutons, Olivenöl und Essig	Brathuhn mit Wildreis, gedünstetem Spargel und Butter, Blattsalat, Radieschen und Zwiebeln mit Olivenöl und Essig	Gebratene Koteletts, gedünstete Zucchini, Süßkartoffeln mit Butter	Lammkeule mit Bratkartoffeln, Brokkoli und gemischtem Salat	Gebratenes Heilbutt-filet, Hokaidokürbis, im Ofen gebacken, gedünsteter Wirsing

Zum Beispiel brauchen einige Angehörige des Misch-Typs weniger Eiweiß und vertragen mehr Kohlenhydrate, selbst solche mit höherem Zucker- und Stärkegehalt. Andere reagieren darauf jedoch sehr empfindlich und brauchen eher mehr Eiweiß.

Letztlich kommt es darauf an, wie stark der Typ ausgeprägt und wie stabil der Stoffwechsel ist, und deshalb braucht nicht jeder Misch-Typ genau gleiche Anteile. Die Übergänge vom stark zum schwach ausgeprägten Misch-Typ sind fließend.

Spielarten des Misch-Typs

Viel Eiweiß / wenig Kohlenhydrate	Mittlere Eiweißmenge / mittlere Kohlenhydratmenge	Wenig Eiweiß / viel Kohlenhydrate

Sie können für sich selbst herausfinden, welches Verhältnis für Sie ideal ist, welches genau Ihren eigenen Bedürfnissen entspricht. Wenn Sie dies herausgefunden haben, können Sie Ihre Ernährung genau darauf abstimmen. Dadurch werden Sie sich nach jeder Mahlzeit deutlich besser fühlen: Ihre Energie wird steigen und länger anhalten, Sie können klarer denken, fühlen sich wohl und sind nach dem Essen satt, haben nicht mehr ständig Hunger, zum Beispiel auf Süßigkeiten.

Sie wissen inzwischen, dass Sie als Misch-Typ sowohl zu viele Kohlenhydrate – vor allem die stärkereichen und zuckerhaltigen Sorten – als auch zu viel Eiweiß nicht gut vertragen, weil ein Übergewicht einer Seite die Energie verringert, zu Stimmungsschwankungen führt, den Blutzuckerspiegel stark schwanken lässt und Heißhungerattacken verursachen kann. Doch wie finden Sie die richtige Mischung? Es ist eigentlich ganz einfach. Sie müssen nur ein wenig experimentieren, indem Sie mehr oder weniger Kohlenhydrate essen.

Als ersten Schritt sollten Sie für ein paar Tage so weit wie möglich auf Kohlenhydrate verzichten. Wenn Sie dann merken, wie es Ihnen mit nur sehr wenig Kohlenhydraten geht, können Sie langsam immer mehr davon essen, bis Sie den für Sie richtigen Anteil gefunden haben.

Wenn Sie mehr essen, als für Sie gut ist, werden Sie es deutlich merken. Warum? Sie werden Energie verlieren, sich nicht mehr wohl fühlen und nach dem Essen bald wieder Hunger bekommen. Wenn Sie andererseits weniger Kohlenhydrate essen, als Sie eigentlich brauchen, werden Sie das auch merken – und zwar an denselben Symptomen.

Um die für Sie richtige Mischung zu finden, brauchen Sie nur die folgenden einfachen Schritte zu befolgen.

12 einfache Schritte zur richtigen Mischung

1. Meiden Sie die ersten fünf bis sieben Tage alle Kohlenhydrate, die besonders stark wirken – Getreide, Getreideflocken, Brot, Nachtisch, Obst, stärkereiche Gemüse –, und Milchprodukte.

2. Essen Sie dafür vor allem die für Sie geeigneten eiweiß- und fettreichen Nahrungsmittel: Fleisch, Geflügel, Meeresfrüchte, Eier, Nüsse, Samen, Butter und pflanzliche Öle.

3. In diesen ersten Tagen sollten Sie nur die folgenden stärkearmen Gemüsesorten verwenden: Spargel, Sellerie, grüne Bohnen, Blumenkohl, Spinat und Pilze. Fangen Sie mit kleinen Gemüseportionen an, um einen Ausgangspunkt zu haben.

4. Essen Sie, bis Sie satt sind, aber überessen Sie sich nicht.

5. Essen Sie, wenn Sie möchten, zwischendurch etwas von den gleichen Nahrungsmitteln.

6. Manche werden sich bei dieser Ernährung bald besser fühlen, werden mehr Energie haben, weniger Hunger zwischen den Mahlzeiten und den Heißhunger auf Süßigkeiten verlieren. Allerdings haben wir auch die Erfahrung gemacht, dass einige, die das erproben, regelrechte „Entzugssymptome" zeigen, wenn sie Stärkereiches und Zuckerreiches weglassen. Dann fühlen sie sich meist für höchstens zwei Tage schlechter und haben typischerweise Symptome wie Kopfschmerzen, ein sehr starkes Verlangen nach Süßem oder grippeartige Erscheinungen. Wenn es Ihnen auch so geht, sollten Sie zwei bis drei Tage durchhalten, denn danach werden Sie sich deutlich besser fühlen als vor der Umstellung.

7. Vielen wird es zumindest für fünf bis sieben Tage besser gehen, wenn sie besonders die stärkereichen Kohlenhydrate meiden. Doch schon bald werden sie sich nicht mehr wohl fühlen, werden reizbar, nervös oder haben weniger Energie und sind müde, haben Hunger auf Süßes

oder sind nach dem Essen nicht richtig satt. Jetzt wird es Zeit, wieder mehr von den stärkearmen Gemüsesorten zu essen – natürlich nur jene, die für Sie empfohlen sind – und weniger Eiweiß, bis Sie sich wieder besser fühlen.

8. Wenn Sie sich dann immer noch nicht besser fühlen, sollten Sie etwas Stärkereiches essen. Fangen Sie bei einem Abendessen mit nur einem Esslöffel eines der stärkereichen Gemüse aus Ihrer Liste an, zum Beispiel mit Kartoffeln, Gelben Kohlrüben, Süßkartoffeln oder Jamswurzel.

9. Wenn es Ihnen damit weiterhin gut oder sogar noch besser geht, essen Sie auch beim Mittagessen einen Esslöffel eines stärkereichen Gemüses. Und wenn es Ihnen weiterhin gut geht, essen Sie beim Frühstück ebenfalls so viel davon.

10. Wenn es Ihnen damit nach wie vor gut oder sogar besser geht, erhöhen Sie die Menge auf zwei Esslöffel pro Mahlzeit.

11. Als nächsten Schritt – wenn es Ihnen weiterhin damit gut geht – probieren Sie aus, wie es Ihnen mit Vollkorngetreide statt mit stärkereichem Gemüse geht.

12. So können Sie Schritt für Schritt den Anteil der Kohlenhydrate erhöhen. Irgendwann werden Sie über das Ziel hinausschießen und mehr Kohlenhydrate essen, als für Sie persönlich ideal ist. Dann werden Sie merken, dass die alten Symptome wieder auftauchen – Müdigkeit, Depression, Stimmungsschwankungen, Heißhunger auf Süßes, Verdauungsprobleme, usw. Dann wissen Sie, dass Sie den Anteil der Kohlenhydrate langsam etwas verringern müssen, bis Sie sich wieder gut fühlen. Wenn Sie sich nicht sicher sind, ob Sie die richtige Menge gefunden haben, können Sie zum dritten Schritt zurückkehren und von dort neu beginnen.

Denken Sie dabei immer daran: Sowohl zu viele Kohlenhydrate als auch zu wenige Kohlenhydrate können die gleichen Symptome hervorrufen.

Wenn Sie es erst einmal so weit geschafft haben, werden Sie bereits ein Gefühl dafür entwickelt haben, wie Sie jede Mahlzeit auf Ihre Bedürfnisse abstimmen können. Es gibt allerdings noch weitere Möglichkeiten, Ihre Mahlzeiten genauer an Ihren Bedarf anzupassen. In Kapitel 9 werden sie vorgestellt.

Kapitel 8
Fragen und Antworten zu *Metabolic Typing*

Fangen Sie mit einfachen Schritten an

Sobald Sie Ihren Stoffwechseltyp mit dem Fragebogen herausgefunden haben und sich Ihre Ernährungsempfehlungen in Kapitel 7 in Ruhe durchlesen konnten, wollen Sie wahrscheinlich die Empfehlungen umsetzen. Der Schlüssel zum Erfolg liegt in der genauen Befolgung der Empfehlungen, die auf Ihren Typ abgestimmt sind. Selbst falls Sie die restlichen Teile des Buches nicht so sorgfältig lesen möchten, sollten Sie auf jeden Fall Ihre Ernährungsempfehlungen sehr genau studieren und so oft durchlesen, bis Sie sehr gut damit vertraut sind und sie fast auswendig kennen. Das geht ziemlich schnell und ist nicht kompliziert! Der Abschnitt für Ihren Typ ist nicht sehr lang und die Empfehlungen sind leicht verständlich.

Wenn Sie genug Zeit haben, können Sie sich natürlich auch noch mit den Empfehlungen befassen, die für die beiden anderen Stoffwechseltypen gedacht sind. Dadurch verstehen Sie eventuell Ihre eigenen Empfehlungen besser. Außerdem kann sich Ihr eigener Typ möglicherweise mit der Zeit verändern und wenn Sie die Empfehlungen für die anderen Typen bereits kennen, können Sie dann Ihre Ernährung den veränderten Bedürfnissen leichter anpassen.

Vielleicht kochen Sie aber auch für Ihre ganze Familie und nicht jeder braucht die gleiche Ernährung? Dann müssen Sie sich natürlich mit *jedem* der drei großen Teile des Kapitels 7 beschäftigen, um die Mahlzeiten entsprechend vorbereiten zu können. Am Anfang mag es zunächst einmal schwierig aussehen, wenn Sie für unterschiedliche Typen kochen müssen, doch Sie werden bald feststellen, dass es eigentlich nicht sehr kompliziert ist.

Umstellungsprobleme sind unvermeidlich, aber lösbar

Natürlich erscheint jede Umstellung der Ernährung zu Beginn schwierig. Alles Neue ist zunächst eine Herausforderung, zumal unser Leben ohnehin schon genug Stress enthält. Da bleibt nur wenig Zeit, Mahlzeiten zu planen und Essen vorzubereiten. Zwei Bedenken stehen meist im Vordergrund:

1. Man weiß nicht, womit man anfangen soll.

2. Man kann sich noch kein Bild von den Zusammenhängen machen und weiß nicht, wie die verschiedenen Teile zusammenpassen.

Wenn das auch Ihre Fragen sind, können wir Sie beruhigen, denn in Kapitel 12 finden Sie praktische Tipps, wie Sie die Ernährung für Ihren Stoffwechseltyp im Alltag leicht umsetzen können. (S. 269 ff.) Wenn Sie jedoch andere Fragen und Bedenken haben, die eher grundsätzlicher Art sind, zum Beispiel Bedenken wegen Ihrer Gesundheit, wegen bestimmter Symptome oder Ihres Übergewichts oder warum wir Ihnen gerade diese Ernährung empfehlen, dann finden Sie die Antwort darauf wahrscheinlich hier in diesem Kapitel.

Eines kann ich Ihnen versichern: Sie werden hier nicht nur wieder eine neue Modediät ausprobieren! Die Wissenschaft von den Stoffwechseltypen entstand im Laufe vieler Jahrzehnte, zahlreiche Ernährungsberater und Therapeuten auf der ganzen Welt haben die stoffwechselgerechte Ernährung auf die eine oder andere Art seit über 20 Jahren verwendet. Tausende haben diese Methode erfolgreich für sich selbst eingesetzt. Trotzdem kommen immer wieder Fragen auf, bis man diese neue Ernährungsform gründlich genug ausprobiert und kennen gelernt hat.

Dabei tauchen sehr viele Fragen immer wieder in gleicher Form auf. Offenbar haben wir in unserer industrialisierten Gesellschaft trotz unserer biologischen Unterschiede viele Themen und Probleme gemeinsam. Auf den nachfolgenden Seiten habe ich daher typische Fragen zusammengestellt und darauf Antworten gegeben, die hoffentlich auch Ihnen weiterhelfen werden.

Damit Sie Fragen, die Sie betreffen, leichter finden können, habe ich sie in vier Gruppen unterteilt:

● Fragen, die *alle* Stoffwechseltypen betreffen

● Fragen, die den Eiweiß-Typ betreffen

● Fragen, die den Kohlenhydrat-Typ betreffen

● Fragen, die den Misch-Typ betreffen

Fragen, die *alle* Stoffwechseltypen betreffen

„Ich habe in den letzten Jahren viele Schlankheitskuren ausprobiert. Auf Dauer hat nichts geholfen. Warum sollte Ihr System mehr Erfolg bringen?"

Die meisten Diäten scheitern, weil sie nur das Symptom bekämpfen, nicht die Ursache für das Übergewicht. Übergewicht ist genau wie chronische Erschöpfung, Kopfschmerzen, Verstopfung und vieles andere nur ein Symptom, der Ausdruck eines biochemischen Ungleichgewichts in den grundlegenden homöostatischen Regulationssystemen des Stoffwechsels. Deshalb haben Sie nur dann eine Chance, wenn Sie Ihren Stoffwechseltyp kennen. Nur wenn Sie so essen, wie es Ihr Stoffwechseltyp aufgrund seiner ererbten Bedürfnisse verlangt, können Sie dieses grundlegende Ungleichgewicht korrigieren.

Hier wird auch verständlich, warum manche bei einer *eiweißreichen* Diät Gewicht abbauen, während es anderen nur mit einer *kohlenhydratreichen* gelingt. Näheres dazu finden Sie in Kapitel 10.

„Ich fühle mich eigentlich fast immer schlecht, bin ständig müde und erschöpft, habe alle möglichen Gesundheitsprobleme. Kann Ihr Programm mir helfen? Wie lange wird es dauern, bis ich mich besser fühle?"

Ihr Körper ist eigentlich dazu geschaffen, gesund zu sein. Er kann aber nur dann gesund sein, wenn ihm die richtigen Nährstoffe zur Verfügung stehen, die Ihr Stoffwechseltyp braucht, und wenn er nicht mit einer Ernährung gefüttert wird, die nicht zu ihm passt. Wenn Sie sich zum Beispiel in den Finger schneiden, weiß Ihr Körper, wie er sich wieder „reparieren" muss, und genauso weiß er auch, wie er für eine ideale Gesundheit sorgen kann. Sie müssen ihm nur geben, was er dazu braucht, und ihn dann gewähren lassen.

Man kann allerdings nur schwer sagen, wie lange es dauert, bis Sie sich besser fühlen. Jeder Mensch ist einzigartig und in jedem einzelnen Fall spielen die verschiedensten Faktoren zusammen: Alter, Belastungen, Umwelteinflüsse, Sport, Schwermetalle und andere Giftbelastungen, die Schwere des Problems, wie lange es schon existiert, und so weiter. Allerdings sollten Sie die ersten Verbesserungen schon bald merken, sobald

Sie sich entsprechend Ihrem Stoffwechseltyp ernähren. Jede noch so kleine positive Veränderung sollte Ihnen als Ermunterung dienen und als Bestätigung, dass Sie auf dem richtigen Weg sind. Doch wenn Sie sich lange Zeit entgegen den Bedürfnissen Ihres Typs ernährt und auch sonst kein sehr gesundes Leben geführt haben, können Sie natürlich nicht erwarten, dass sich alles über Nacht ändert und es Ihnen plötzlich blendend geht. Schließlich muss sich der Körper von Grund auf regenerieren, und das kann einige Zeit dauern.

„Ich habe den Fragebogen ausgefüllt, bin mir aber nicht sicher, ob ich alle Fragen wirklich richtig beantwortet habe. Deshalb bin ich mir auch nicht sicher, ob ich jetzt wirklich meinen Stoffwechseltyp genau bestimmt habe. Was soll ich machen?"

Das ist an sich kein Problem, denn Sie können Ihr Ergebnis auf verschiedenen Wegen überprüfen. Zum einen können Sie natürlich den Fragebogen so oft ausfüllen, wie Sie wollen. Zusätzlich können Sie jemanden fragen, der Ihnen nahe steht, ob er Ihre Antworten bestätigen kann. Und Sie können den Test in Anhang A verwenden, um Ihr Ergebnis zu überprüfen. Vor allem aber wird Ihr Körper Ihnen in seiner Sprache sagen, ob die Richtung für Sie stimmt. Um diese Signale Ihres Körpers richtig zu interpretieren, sollten Sie den kleinen Fragebogen in Kapitel 9 verwenden.

„Warum bin ich ständig hungrig? Und warum will ich immer Brot, Nudeln, Kaffeestückchen, Chips und alles Mögliche essen, das eigentlich gar nicht gut für mich ist?"

Grundsätzlich kann man annehmen, dass der Körper immer dann Heißhunger entwickelt, wenn Ihre Ernährung nicht richtig zusammengestellt ist, denn dann können Ihre Zellen nicht genug Energie produzieren. Dann schreien all die Milliarden Zellen gleichzeitig „Wir brauchen Energie!" Ihr Gehirn übersetzt diese Botschaft in ein starkes Verlangen nach Essen – meist in ein Verlangen nach Zucker oder anderen Kohlenhydraten, weil diese am schnellsten in Energie umgewandelt werden können.

Aber wenn Sie nur Kohlenhydrate essen, ohne gleichzeitig für Ihren Typ genug Eiweiß aufzunehmen, bekommt Ihr Körper wieder eine

Mischung, aus der er nicht *optimal* Energie erzeugen kann. Statt also nun vollständig in Energie umgewandelt zu werden, wird ein Teil als Fett eingelagert und Sie werden bald wieder hungrig. Diesen Teufelskreis können Sie nur durchbrechen, indem Sie sich entsprechend Ihrem Stoffwechseltyp ernähren. Schauen Sie sich deshalb die Empfehlungen in Kapitel 7 nochmals an, die Liste der für Sie geeigneten Nahrungsmittel und die 12 Schritte, mit denen Sie das für Sie richtige Verhältnis zwischen Fett, Eiweiß und Kohlenhydraten herausfinden.

„Was Sie mir da für meinen Stoffwechseltyp empfehlen, mag ich eigentlich nicht. Wie lange werde ich mich so ernähren müssen?"

Wählen Sie am Anfang einfach solche Nahrungsmittel aus, die Sie mögen. Sobald Ihr Stoffwechsel mehr ins Gleichgewicht kommt, werden Sie verwundert feststellen, dass sich auch Ihre Vorlieben verändern. Sie werden mehr von den Nahrungsmitteln mögen, die wirklich zu Ihnen passen, und werden ganz natürlich das Interesse an denen verlieren, die für Sie nicht gut sind.

An sich hat jeder Mensch einen Instinkt dafür, was gut für ihn ist und was nicht. Aber dieser Instinkt ist durch alle möglichen Gewohnheiten, durch zu viel Zucker, Alkohol, Nikotin, Fertiggerichte, durch Luft- und Wasserverschmutzung, durch die Verwendung von mehr als 10 000 chemischen Verbindungen in unseren Nahrungsmitteln und nicht zuletzt durch eine nicht typgerechte Ernährung verloren gegangen. Zum Glück lässt er sich jedoch wiederherstellen, indem Sie sich entsprechend Ihrem Typ ernähren und Schädliches so gut wie möglich meiden. Dann werden Sie mit der Zeit auch wieder die Dinge mögen, die zu Ihrem Typ passen.

„Wäre es gut, wenn sich meine ganze Familie so wie ich ernährt?"

Nein. Solange Sie nicht die Stoffwechseltypen in Ihrer Familienmitglieder kennen, sollten Sie niemanden dazu bewegen, sich so wie Sie zu ernähren. Die Ernährung wirkt sehr stark. Sie kann nicht nur dazu verwendet werden, ein Ungleichgewicht im Stoffwechsel zu korrigieren, sondern verursacht auch ein Ungleichgewicht, wenn sie nicht zum Typ passt. Nur wenn sich jeder in Ihrer Familie entsprechend dem eigenen

Typ ernährt, wird jeder gesünder und glücklicher sein, wird das Zusammenleben harmonischer werden.

Wenn Sie die Möglichkeiten in Kapitel 9 benutzen, um die Ernährung ganz genau auf die individuellen Bedürfnisse abzustimmen, werden Sie schnell erkennen, wie sich die einzelnen Mahlzeiten auf die verschiedenen Familienmitglieder auswirken. Wenn zum Beispiel das eine Kind nach dem Essen voller Energie und gut gelaunt ist, während das andere Kind deutlich müder wird oder laut schreiend darauf besteht, dass es einen Nachtisch bekommt, war das Essen für das eine Kind wahrscheinlich richtig, aber nicht für das andere. Sie kommen nicht darum herum, die Ernährung auf die sehr individuellen Bedürfnisse jedes Kindes abzustimmen, wenn es ihm sowohl zu Hause als auch in der Schule gut gehen soll.

„Ich habe drei Kinder im Alter zwischen 5 und 12 Jahren und habe keine Ahnung, wie ich ihren Stoffwechseltyp bestimmen soll. Sie sind noch nicht alt genug, um den Fragebogen zu beantworten. Was kann ich da machen?"

Versuchen Sie erst einmal selbst, den Fragebogen für Ihre Kinder auszufüllen. Besonders bei älteren Kindern gelingt dies den Eltern meist ohne Probleme.

Wenn das nicht geht, gibt es auch noch andere Wege, um die richtige Ernährung für Ihr Kind zu finden. Als Erstes können Sie (und gegebenenfalls auch Ihr Partner) Ihren eigenen Typ bestimmen und darauf achten, wie es Ihnen geht, wenn Sie nicht die richtigen Nahrungsmittel auswählen, nicht die richtigen Mengenverhältnisse einhalten oder zu lange zwischen den Mahlzeiten warten. Sobald Sie erst einmal gelernt haben, wie Ihr eigener Körper reagiert, wissen Sie schnell, worauf Sie bei Ihren Kindern achten müssen und wie sie auf eine Ernährung reagieren, die nicht zu ihnen passt.

Sie sollten aber noch etwas anderes tun: Achten Sie darauf, dass Sie nur gute, vollwertige Nahrungsmittel zu Hause haben, keine Fertiggerichte, Süßigkeiten, Schokolade, *Junkfood* und Ähnliches. Dann werden Ihre Kinder nämlich eher das essen, was sie wirklich brauchen.

Sie können außerdem aufschreiben, was Ihre Kinder essen und wie sie reagieren. Dann werden Sie noch schneller ein Gefühl dafür bekommen, was ihnen gut tut und was ihnen schadet.

„Mein achtjähriger Sohn ist hyperaktiv und hat deshalb in der Schule große Probleme. Er kann sich nicht konzentrieren, sitzt nie still und seine Lehrer wollen, dass ich ihm Medikamente gebe. Was soll ich machen?"

Da *alle* Kinder in einer so genannten „anabolischen" oder Wachstumsphase sind, brauchen sie eher etwas mehr Eiweiß und Fett, unabhängig von ihrem Stoffwechseltyp. Wenn sie genug Eiweiß bekommen, verschwinden oft die Verhaltensstörungen. Sonst können alle möglichen Probleme auftreten. Die Kinder können müde und apathisch werden, ängstlich, depressiv, reizbar, hyperaktiv, lethargisch, in sich gekehrt, aggressiv, streitsüchtig, gewalttätig, ihr Selbstbewusstsein kann leiden, sie können zu Panikattacken neigen, unaufmerksam werden oder andere psychische Probleme entwickeln.

Als Erstes sollten Sie Stärke und Zucker so weit wie möglich reduzieren und gleichzeitig den Eiweißanteil in der Ernährung Ihrer Kinder erhöhen. Zucker ist bei weitem das Schlimmste, was Sie dem Stoffwechsel Ihrer Kinder antun können. Versuchen Sie Zucker so weit wie möglich zu meiden – auch all die versteckten Zucker in Fertiggerichten, Kuchen, Keksen usw. Außerdem sollten Sie nur vollwertige, natürliche Nahrungsmittel verwenden und alle künstlichen Farbstoffe meiden, da diese Chemikalien Verhaltensstörungen oft noch verstärken. Damit Schwankungen im Blutzuckerspiegel vermieden werden, sollten auch alle Zwischenmahlzeiten genug Eiweiß enthalten.

Grundsätzlich sollten Sie sich immer dessen bewusst sein, dass sich Nahrungsmittel nicht nur sehr stark auf die Persönlichkeit auswirken, sondern auch auf unsere Emotionen und die Psyche, sowohl bei Kindern als auch bei Erwachsenen. Es gibt inzwischen sogar eine neue Forschungsrichtung, die sich mit den Zusammenhängen zwischen dem Verhalten und dem Stoffwechsel befasst. Generell kann man sagen, dass es für die seelische Gesundheit eines jeden von uns wichtig ist, dass wir uns entsprechend den Bedürfnissen des eigenen Stoffwechseltyps ernähren.

„Ich spiele gerne Tennis und Basketball, habe aber nicht genug Ausdauer, um dabei wirklich mitzuhalten und Spaß zu haben. Ich mache auch gerne Fitnesstraining, fühle mich aber danach meist sehr ausgelaugt. Welche Ernährung würde meine Ausdauer verbessern?"

Zwei Arten von Stoffwechselprozessen spielen beim Sport eine Rolle: aerobe und anaerobe. Aerobe Prozesse spielen immer dann eine Rolle, wenn viel Sauerstoff gebraucht wird, zum Beispiel beim Joggen und beim Radfahren. Anaerobe Prozesse spielen eine Rolle, wenn kaum Sauerstoff gebraucht wird, zum Beispiel beim Gewichtheben oder bei einem kurzen Sprint.

Um im Sport erfolgreich zu sein und die nötigen Fähigkeiten zu haben – Geschwindigkeit, Ausdauer, kurze Reaktionszeit, Kraft –, müssen je nach Bedarf sowohl aerobe als auch anaerobe Stoffwechselvorgänge zur Verfügung stehen. Das ist dann der Fall, wenn Ihr Stoffwechsel im Gleichgewicht ist.

Wenn Sie sich entsprechend den Bedürfnissen Ihres Stoffwechseltyps ernähren, wird sich Ihre sportliche Leistungsfähigkeit deutlich verbessern. Am besten befolgen Sie die 12 Schritte in Kapitel 7 und die Möglichkeiten zur Feineinstellung in Kapitel 9.

Am wichtigsten ist jedoch: Ignorieren Sie alles, was Sie anderswo über „die richtige Ernährung" für Sportler gelesen oder gehört haben, und lernen Sie stattdessen, auf Ihren Körper zu hören. Nur so werden Sie verstehen, was er braucht, und sich nicht auf das verlassen, was irgendjemand anders braucht. Sie werden über die Ergebnisse staunen.

„Sollte ich immer das Gleiche essen, ganz egal, was ich in sportlicher Hinsicht gerade treibe?"

Nicht unbedingt. Je nach Ihrer Aktivität kann der Bedarf an Kohlenhydraten, Fett oder Eiweiß etwas schwanken oder auch Ihrem sonstigen Bedarf entsprechen. Es hängt davon ab, wie weit die Bedürfnisse Ihres Stoffwechseltyps der jeweiligen Sportart entsprechen. Wenn Sie zum Beispiel einen anaeroben Stoffwechsel haben, haben Sie bereits die idealen Voraussetzungen zum Gewichtheben. Wenn Sie jedoch mit diesem anaeroben Stoffwechsel einen Marathon laufen wollen, müssen Sie sehr wahrscheinlich die Anteile von Kohlenhydraten, Fett und Eiweiß darauf einstellen. Leider ist dieser Aspekt der Ernährung für Sportler viel zu komplex, als dass er sich hier umfassend besprechen ließe, und daher können wir Ihnen an dieser Stelle nur empfehlen selbst auszuprobieren, welche Anteile für Sie bei der jeweiligen Sportart am besten sind.

„Ich nehme verschiedene Medikamente ein. Kann die von Ihnen vorgeschlagene Ernährung deren Wirkung beeinflussen, und wenn ja, sollte ich deshalb meine Medikamente absetzen?"

Wenn Sie ernsthafte Gesundheitsprobleme haben, sollten Sie immer die zuständigen medizinischen Fachleute konsultieren. Gehen Sie nicht davon aus, dass Sie einfach Ihre Medikamente absetzen können und nicht mehr zum Arzt gehen müssen, weil Sie Ihre Ernährung umstellen. Sprechen Sie mit Ärzten (oder anderen Therapeuten), bei denen Sie in Behandlung sind, wenn Sie Ihre Ernährung verändern möchten. Wahrscheinlich werden sie nichts dagegen haben, wenn Sie auf eine ausgefeiltere und auf Ihren Stoffwechseltyp abgestimmte Ernährung umsteigen.

Natürlich sollten Sie auch bedenken, dass selbst jemand mit einem ernsthaften Gesundheitsproblem oft deutliche Verbesserungen bemerkt, wenn der Stoffwechsel durch die richtige Ernährung wieder mehr ins Gleichgewicht kommt. Das kommt sogar häufig vor, selbst wenn nur ein so einfacher Ansatz wie der hier vorgestellte verwendet wird und nicht die umfassenderen Ansätze, zu denen Sie im Anhang weitere Einzelheiten finden. Deshalb sollten Sie ihre Therapeuten immer mal wieder aufsuchen, denn eventuell können Sie die Dosierung Ihrer Medikamente nach einiger Zeit verringern.

„Ich habe einen Freund, der unter einer fortgeschrittenen degenerativen Erkrankung leidet. Sollte ich ihm Ihr Programm vorschlagen?"

Das hier vorgeschlagene Ernährungsprogramm kann jedem helfen, der die richtige Ernährung für den Alltagsgebrauch finden möchte. Es wurde jedoch nicht als Therapie für Menschen mit schweren chronisch-degenerativen Krankheiten entwickelt. Diese einfache Variante der stoffwechselgerechten Ernährung, die hier vorgestellt wird, eignet sich gut für jeden, der keine ernsthaften Krankheiten hat, sondern eher unter nicht sehr schweren Befindlichkeitsstörungen leidet, zum Beispiel unter chronischer Erschöpfung, Verdauungsproblemen, Übergewicht, Schmerzen, niedrigem Blutzuckerspiegel, Stimmungsschwankungen und Ähnlichem. Bei ernsthaften Erkrankungen eignen sich die weitergehenden Varianten, die im Anhang vorgestellt werden, besser.

„Ich erkälte mich leicht, bekomme leicht eine Grippe und stecke mich bei jedem an. Kann ich das irgendwie verhindern?"

Im Rahmen einer Studie wurden Viren in die Schleimhäute von Probanden eingepflanzt. Einige wurden krank, andere nicht! Damit wurde gezeigt, dass es mehr von Ihnen als vom Virus abhängt, ob Sie krank werden oder gesund bleiben. Wie alle Lebewesen brauchen auch Viren die für sie richtigen Bedingungen, damit es ihnen gut geht und sie sich vermehren können.

Normalerweise können sich diese Erkältungs- und Grippeviren am besten entwickeln, wenn Ihr Stoffwechsel zu basisch wird. Am stärksten wird der Säure-Basen-Haushalt durch Alkohol, Zucker, Salz, Koffein und Nikotin ins Basische verschoben. „Zufällig" werden diese Substanzen am meisten an Feiertagen wie Weihnachten und Silvester konsumiert – dann beginnt meist auch die Saison für Erkältungen und Grippeepidemien.

Es wurde inzwischen auch bewiesen, dass unser Immunsystem nur dann richtig arbeiten kann, wenn der Stoffwechsel im Gleichgewicht ist. Wenn Sie also die Ernährungsempfehlungen für Ihren Stoffwechseltyp befolgen, werden Ihre Widerstandskräfte gegen Erkältungen und Grippe gestärkt, und falls Sie sich doch erkälten, werden die Symptome schwächer sein und Sie werden sich schneller wieder erholen.

Wenn Sie also zumindest in der Grippesaison die Stoffe meiden, die Ihren Stoffwechsel basischer machen, und stattdessen Ihr Immunsystem stärken, indem Sie die für Ihren Stoffwechseltyp richtige Ernährung wählen, haben Sie die besten Aussichten, Erkältung und Grippe zu vermeiden.

„Als Vegetarier möchte ich auf keinen Fall Fleisch essen. Kann mir Ihre Methode trotzdem helfen?"

Wenn Sie ein Stoffwechseltyp sind, der eigentlich Nährstoffe braucht, die sich nur in tierischem Eiweiß finden, sind die Möglichkeiten der Ernährung natürlich begrenzt. Trotzdem können Sie die Empfehlungen so weit wie möglich umsetzen, indem Sie sich an die für Sie richtigen Anteile der Nahrungsmittelgruppen halten und Ihre vegetarischen Nahrungsmittel aus der Liste der Nahrungsmittel auswählen, die für Sie geeignet sind. Das ist besser, als Ihren Typ überhaupt nicht zu beachten, und auch so werden Sie bereits das Gleichgewicht in Ihrem Stoffwechsel verbessern. Zusätzlich sollten Sie – vegetarische – Nahrungsergänzungen verwenden, die ebenfalls deutlich zum Gleichgewicht beitragen können.

„Ich esse zwar nur die Nahrungsmittel, die für mich empfohlen sind, leide aber immer noch unter Stimmungsschwankungen. Oft bin ich zornig und leicht reizbar, manchmal verfalle ich in Depressionen. Was kann ich noch machen?"

Oft sind Schwankungen im Blutzuckerspiegel für diese Stimmungsschwankungen verantwortlich. Sorgen Sie dafür, dass Sie immer regelmäßig essen und dass die Abstände zwischen den Mahlzeiten nicht zu groß sind. Viele Menschen müssen zwischendurch etwas essen, um den Blutzuckerspiegel auf gleicher Höhe zu halten.

Natürlich müssen Sie auch bei jeder Mahlzeit darauf achten, dass Sie die richtigen Anteile der Nahrungsmittelgruppen essen. Um die für Sie richtigen Anteile zu finden, sollten Sie die 12 Schritte aus Kapitel 7 befolgen, ferner die Fragen zur Feineinstellung und den Test zum zirkadianen Rhythmus aus Kapitel 9. Wenn das noch nicht reicht, schauen Sie sich auch den glykämischen Index in Kapitel 9 an. Vielleicht essen Sie zufällig oft Nahrungsmittel mit hohem glykämischem Wert, sodass sich Ihr Blutzuckerspiegel nie richtig einspielen kann.

Es gibt aber noch eine weitere Möglichkeit: Sie könnten unter einer Nahrungsmittelallergie oder -überempfindlichkeit leiden und auf einzelne Nahrungsmittel mit diesen Symptomen reagieren. Zu diesem Thema finden Sie in Kapitel 12 ein paar Erläuterungen und Tipps.

„Meist werde ich müde, kurz nachdem ich etwas so Gesundes wie Vollkornbrot, Müsli oder Reiswaffeln gegessen habe. Ich werde aber auch sehr müde, wenn ich diese Kohlenhydrate nicht esse. Was kann ich da machen?"

Versuchen Sie einmal Folgendes: Essen Sie gekochte Vollkorngetreide wie Reis, Hafer, Quinoa oder Buchweizen statt gebackenes Getreide wie Brot, Frühstücksflocken oder Knäcke. Wenn ein Getreide gemahlen und verbacken wird, so wird es (selbst als Vollkorngetreide) schneller in Zucker umgewandelt als ein Getreide, das Sie gekocht haben. Deshalb sättigen gekochte Getreide wie Reis oder Haferbrei länger als Brot und geben Ihnen länger und gleichmäßiger Energie.

Grundsätzlich sollten Sie auch auf den glykämischen Wert der Getreideprodukte achten, die Sie regelmäßig essen, und vor allem jene mit niedrigem Wert verwenden, besonders wenn Sie dem Eiweiß-Typ oder dem Misch-Typ angehören.

Leider haben selbst viele an sich gute Produkte, die Sie im Naturkostladen oder im Reformhaus kaufen, einen sehr hohen glykämischen Wert, zum Beispiel Reiswaffeln und Cornflakes. Bei Müslis sollte man darauf achten, dass sie oft Zucker enthalten und deshalb häufig Probleme verursachen. Bei Brot ist Roggenbrot besser als Weizenbrot, da es einen niedrigeren glykämischen Wert hat.

„Wird sich mein Stoffwechseltyp jemals ändern? Wie oft sollte ich den Test machen?"

Ihr Körper ist ein dynamisches biologisches System, das ständigen Veränderungen unterliegt und seinen eigenen Rhythmen und Zyklen folgt. Außerdem wirken alle möglichen Einflüsse – wie Stress, Krankheit, Hormonveränderungen, Alter und so weiter – auf Ihren Ernährungsbedarf.

Doch wenn sich Ihr Ernährungsbedarf ändert, so ändert er sich fast immer langsam, in kleinen Schritten. Gelegentlich sind die Veränderungen aber sehr deutlich, Sie können sich sogar in einen anderen Stoffwechseltyp verwandeln. So können Sie sich zum Beispiel durch eine jahrelang schlechte Ernährung von Ihrem angeborenen Typ wegentwickeln und ein anderer Typ werden – vom genetischen Typ zum so genannten funktionellen Typ.

Wichtig ist aber eigentlich immer nur: Sie müssen sich so ernähren, wie es Ihrem Stoffwechseltyp *zur Zeit* entspricht. Nur so kann der Stoffwechsel wieder ins Gleichgewicht kommen, kann sich der Körper regenerieren und reparieren. Wenn sich Ihr Typ verändert, zeigt Ihr Körper mit verschiedenen Signalen an, dass sich seine Bedürfnisse verändert haben. Dann können Sie Ihre Ernährung den Veränderungen anpassen. Die Fragen zur Feinabstimmung und der Test des zirkadianen Rhythmus in Kapitel 9 helfen Ihnen dabei, schon kleine Veränderungen zu bemerken und auszugleichen.

Falls Sie vermuten, dass sich Ihr Stoffwechseltyp geändert hat, können Sie jederzeit die Fragen in Kapitel 6 neu beantworten. Da jeder Mensch einzigartig ist, gibt es keine festen Regeln, wie oft Sie Ihren Typ neu bestimmen sollten.

„Obwohl ich Ihre Ernährungsempfehlungen genau befolge und sogar zusätzlich verdauungsfördernde Nahrungsergänzungen nehme, habe ich immer noch Verdauungsprobleme wie Blähungen und einen gereizten Darm. Können Sie mir etwas dazu vorschlagen?"

Zwar ist die typgerechte Ernährung der wichtigste Beitrag zur Wiederherstellung der Gesundheit, doch können sehr viele Faktoren chronische Krankheiten beeinflussen oder sogar verursachen. Deshalb sollten Sie immer auch andere Faktoren in Betracht ziehen, wenn Ihre Gesundheit durch die richtige Ernährung alleine nicht völlig gebessert wird. Häufig spielen Faktoren eine Rolle wie Darmparasiten, eine Candida-albicans-Infektion, die ungesunde Zusammensetzung der Darmflora (Dysbiose), Belastung mit Schwermetallen (Blei, Quecksilber und andere), Verschiebungen oder Veränderungen der Wirbelsäule, Veränderungen der Kieferstellung (temporal-mandibuläres Gelenk), Elektrosmog und andere. Vielleicht sollten Sie mehr Ballaststoffe essen oder mehr Wasser trinken, um die Darmbewegung (Peristaltik) zu unterstützen. Vielleicht haben Sie auch eine Nahrungsmittelallergie. (Näheres dazu finden Sie in Kapitel 11.)

Vor allem würde ich Ihnen empfehlen, die grundlegenden Regeln zur Trennkost in Kapitel 9 auszuprobieren. Wenn Sie sich nach diesen Regeln ernähren, erleichtern Sie die Verdauungsarbeit. Das reicht bei manchen Verdauungsproblemen aus und vermindert zudem die Belastung mit Giftstoffen, die bei einer unvollständigen Verdauung entstehen können.

Als Nächstes können Sie jene Nahrungsmittel meiden, die nicht zu Ihrer Blutgruppe passen, weil sie Lektine enthalten. Diese können mit den roten und weißen Blutkörperchen reagieren, Immunreaktionen auslösen und die Darmschleimhaut schädigen. Auch zu diesem Thema finden Sie in Kapitel 9 Näheres.

„Anfangs ging es mir mit der Ernährung für meinen Stoffwechseltyp sehr gut. Doch nach zwei Wochen ging es mir damit schlechter. Ohne ersichtlichen Grund ging es mir dann plötzlich wieder besser. Ich bin 37 Jahre alt. Könnte es mit meiner Periode zusammenhängen?"

Bei einigen Frauen sind die hormonellen Veränderungen so stark, dass sie die sonst für sie guten Anteile der Nahrungsmittelgruppen an die veränderte Situation anpassen müssen. Dazu kommt, dass das individuelle Ungleichgewicht des Stoffwechsels in den zwei Wochen vor der Periode besonders ausgeprägt ist. Für den Eiweiß-Typ heißt das zum Beispiel, dass Sie den Anteil von Eiweiß in diesen zwei Wochen noch erhöhen sollten und in den nächsten zwei Wochen etwas verringern können. Das muss aber nicht immer so sein, manchmal ist es umgekehrt.

Nutzen Sie die Möglichkeiten, die Ihnen die Fragen zur Feinabstimmung in Kapitel 9 bieten, um Ihre Anteile an die jeweilige Stoffwechsellage anzupassen. Dann können Sie sich von den Veränderungen im Energieniveau und von anderen unangenehmen Begleiterscheinungen des prämenstruellen Syndroms verabschieden.

„Können Sie mir eine Ernährung empfehlen, mit der ich die Entstehung von Krebs verhindern kann? In meiner Familie traten häufig Brustkrebs und Darmkrebs auf. Sollte ich mich an die Empfehlungen der vielen Experten halten, die zu einer fettarmen Ernährung raten, um diese Probleme zu verhindern?"

Wenn Sie Krebs verhindern möchten, muss vor allem Ihr Immunsystem stark sein. Die Stärke Ihres Immunsystems hängt sehr davon ab, wie gut die Ernährung zu Ihrem Stoffwechseltyp passt. So kann nach unseren Erfahrungen – die sich mittlerweile über ein paar Jahrzehnte erstrecken – sowohl ein Überfluss als auch ein Mangel an Fett zur Entwicklung von Krebs oder anderen degenerativen Krankheiten beitragen.

Bestätigt wird dies zum Beispiel durch eine Studie, die kürzlich vom *Journal of the American Medical Association* veröffentlicht wurde. Dort wird belegt, dass entgegen der weit verbreiteten Auffassung eine fettarme Ernährung Brustkrebs *nicht* verhindert. Bestätigt wird das auch durch die Tatsache, dass es in nichtindustriell geprägten Volksgruppen auf der ganzen Welt praktisch weder Krebs oder Herz-Kreislauf-Krankheiten noch andere schwere degenerative Erkrankungen gibt. Dazu zählen auch solche Volksgruppen, die über Jahrhunderte bestens von einer fett- und eiweißreichen Ernährung gelebt haben.

Inzwischen begreifen immer mehr Therapeuten und Ernährungswissenschaftler, dass bei der Entstehung bzw. der Verhinderung von Krankheiten die homöostatischen Regulationssysteme die wichtigste Rolle spielen und es daher keine Ernährungsempfehlungen gegen bestimmte Krankheiten geben kann, sondern nur solche, die für Gleichgewicht in diesen Regulationssystemen sorgen, indem sie auf die individuellen Bedürfnisse abgestimmt sind.

Fragen, die den Eiweiß-Typ betreffen

„Ist es nicht gefährlich, so viel Fett und Eiweiß zu essen? Ich habe Angst, dass mein Cholesterinspiegel steigen wird."

Denken Sie immer an den alten Spruch: „Was dem einen hilft, bringt den anderen um." Das stimmt wortwörtlich. Nur in Zusammenhang mit Ihrem Stoffwechseltyp kann die Frage beantwortet werden, ob ein Nahrungsmittel für Sie „gefährlich" ist oder nicht.

Es wird Sie sicher wundern, dass bisher in keiner wissenschaftlichen Studie bewiesen wurde, dass Fett und Eiweiß wirklich den Cholesterinspiegel erhöhen. Wir haben im Gegensatz zur gängigen Meinung immer wieder festgestellt, dass fett- und eiweißreiche Ernährung *beim Eiweiß-Typ* sogar den Cholesterinspiegel *verringert*. Und was noch verblüffender ist: Eine kohlenhydratreiche, fett- und eiweiß*arme* Ernährung *erhöht* beim Eiweiß-Typ den Cholesterinspiegel.

Beachten Sie jedoch: Wenn Sie regelmäßig Ihren Cholesterinspiegel messen, so kann es bei einer Ernährungsumstellung durchaus vorkommen, dass die Werte für kurze Zeit ansteigen, da Ihr Stoffwechsel in ein besseres Gleichgewicht kommt und der Körper dann erst einmal Cholesterinablagerungen in den Arterien abbaut.

„Ich habe immer gedacht, dass Gemüse gesund sei. Warum stehen bei mir so wenige Gemüse auf der Liste?"

Gemüse sind für jeden gut und leider essen die meisten Menschen davon viel zu wenig. Bedenken Sie jedoch, dass sich die verschiedenen Gemüse unterschiedlich auf die Stoffwechseltypen auswirken. Die verschiedenen Kombinationen von Vitaminen, Mineralien, von sekundären Pflanzenstoffen, Eiweißen, Purinen, Fettsäuren, Kohlenhydraten und all den anderen in ihnen enthaltenen Stoffen haben unterschiedliche Wirkungen auf den Stoffwechsel.

So lässt sich zum Beispiel aufzeigen, dass manche Gemüse bei einem Stoffwechseltyp *säuernd* wirken, während andere eine *basische* Wirkung haben. In Ihrer Liste sind nur die Gemüse aufgeführt, die sich positiv auswirken und den Stoffwechsel mehr ins Gleichgewicht bringen. Gemüse, die nicht aufgeführt sind, haben die gegenteilige Wirkung, verschieben Ihren Stoffwechsel in die falsche Richtung und bringen ihn noch mehr aus dem Gleichgewicht.

Doch die gute Nachricht ist: Wenn Ihr Stoffwechsel wieder ein besseres Gleichgewicht erreicht hat und wenn Sie insgesamt gesünder geworden sind, können Sie mit der Zeit mehr und mehr Gemüsesorten essen, auch wenn sie nicht auf Ihrer Liste stehen. Falls Ihre Probleme jedoch wieder auftreten, sollten Sie sich wieder an die ursprünglichen Empfehlungen halten.

„Ich habe seit Jahren Verdauungsprobleme und kann die meisten Nahrungsmittel nicht gut verdauen. Ich habe schon alles versucht und nichts hat geholfen. Deshalb kann ich mir nicht vorstellen, dass ich mit den Nahrungsmitteln zurechtkommen werde, die Sie mir da empfehlen."

Wenn Ihr Körper jahrelang nicht die Nährstoffe bekommt, die er eigentlich braucht, können alle Systeme des Körpers mit der Zeit immer schlechter arbeiten. Es hängt wohl von ererbten Schwächen ab, an welcher Stelle sich dieser degenerative Prozess dann zuerst als Problem zeigt. Die richtige Ernährung kann viel dazu beitragen, dass diese Verschlechterungen aufgehalten und bereinigt werden.

Wenn sich die Schwäche bei Ihnen allerdings im Verdauungssystem zeigt, sitzen Sie natürlich in einer Art Teufelskreis. Da Sie die Nahrungsmittel nicht richtig verdauen können, nutzen Sie auch die darin enthaltenen Nährstoffe nicht gut aus und Ihr schwaches Verdauungssystem kann sich nicht gut regenerieren. Im Laufe der Zeit kann Ihr Verdauungssystem zwar wieder gestärkt werden, doch bis dahin können Ihnen verdauungsfördernde Nahrungsergänzungen helfen, die für Sie richtige Ernährung auch gut zu verwerten.

Am besten hat sich das Präparat Enzigest bewährt. Es enthält sehr wirksame pflanzliche Enzyme mit breiter Wirkung. Sie können zwischen einer und vier Kapseln pro Mahlzeit nehmen und es sogar zwischen den Mahlzeiten oder vor dem Zu-Bett-Gehen nehmen, um bisher nicht Verdautes „aufzuräumen".

Ihr Körper wird es Sie auf jeden Fall wissen lassen, falls Sie zu viele Enzyme nehmen. Bei manchen führen zu viele Enzyme zu Müdigkeit oder einem leicht brennenden Gefühl im Magen. Falls das auftritt, reduzieren Sie einfach die Menge an Enzymen, bis diese Symptome verschwinden.

Eventuell kann es auch sinnvoll sein, ein gutes Salzsäurepräparat vor dem Essen einzunehmen, falls Sie das Gefühl haben, das Essen bleibe zu lange in Ihrem Magen, oder falls Sie häufig aufstoßen müssen. (Näheres zu Bezugsquellen: siehe Anhang)

„Könnte es passieren, dass ich zu viel purinreiche Eiweiße zu mir nehme? Kann ich stattdessen manchmal die fett- und purinärmeren Eiweiße essen? Ich hätte gerne eine größere Auswahl an Fleisch, Fisch und Geflügel."

Zu viel des Guten kann natürlich schon problematisch sein. Bedenken Sie jedoch, dass der Eiweiß-Typ viel Eiweiß im Verhältnis zu den Kohlenhydraten *benötigt* und es ihm grundsätzlich mit den purinreichen Eiweißen am besten geht.

Deshalb bemerken die meisten Eiweiß-Typen eine deutliche Verringerung ihrer Leistungsfähigkeit, wenn sie fast nur die purinarmen Eiweiße wie Eier, Milchprodukte und die leichteren Meeresfrüchte essen. Aber nicht alle Eiweiß-Typen reagieren gleich. Manche brauchen die schwereren Eiweiße bei jeder Mahlzeit, andere nicht. Sie können ruhig etwas experimentieren und danach gehen, was Ihr Körper Ihnen sagt.

Dazu kommt, dass manche Menschen empfindlich auf Arachidonsäure reagieren, die sich vor allem in purinreichem Fleisch findet, besonders in rotem Muskelfleisch und Innereien. Bei diesen Menschen kann zu viel Arachidonsäure trockene Haare und trockene Haut verursachen, kann zu Müdigkeit führen, morgens das Aufwachen erschweren, Verstopfung verursachen und den Schlaf stören. Falls diese Probleme plötzlich bei Ihnen auftreten, essen Sie für die nächsten fünf Tage kein rotes Fleisch und keine Innereien. Wenn dadurch Ihre Symptome deutlich besser werden, reagieren Sie wahrscheinlich auf Arachidonsäure empfindlich und sollten in Zukunft weniger rotes Fleisch und Innereien essen.

„Was soll ich denn zwischendurch essen? Was Sie mir empfehlen, scheint sich mehr für Hauptgerichte zu eignen."

Sie können alles, was auf Ihrer Liste steht, auch als Zwischenmahlzeit essen. Als Eiweiß-Typ müssen Sie nur immer darauf achten, dass Sie auch zwischendurch genug Eiweiß essen. Reste, die allerdings höchstens einen Tag alt sein sollten, eignen sich gut für Zwischenmahlzeiten. Oft können auch die leichteren Eiweiße wie Eier, Käse, Joghurt, Nüsse und Samen gut als Zwischenmahlzeit dienen.

Bedenken Sie aber, dass Sie weniger Zwischenmahlzeiten essen müssen, wenn Sie sich entsprechend Ihrem Stoffwechseltyp ernähren, weil Sie zwischendurch weniger häufig Hunger haben werden. Wichtig ist letztlich, womit Sie sich am besten fühlen.

„Wie soll ich denn bei all dem Fett, das ich essen soll, mein Übergewicht reduzieren?"

Die kurze Antwort lautet: Sie nehmen durch Fett nur dann zu, wenn es für Ihren Stoffwechseltyp nicht geeignet ist. Das gilt allerdings auch für Eiweiß und Kohlenhydrate, wenn ihre Anteile nicht dem Bedarf Ihres Körpers entsprechen.

Wenn Fett für Ihren Typ geeignet ist, müssen Sie Fett essen, um abzunehmen, und Sie nehmen zu, wenn Sie das nicht machen. Letztendlich geht es nur darum, ob die Nährstoffe, die Sie essen – und das gilt für Kohlenhydrate, Eiweiß und Fett – vollständig in Energie umgewandelt werden. Sonst bleibt dem Körper nämlich nichts anderes übrig, als den Rest – der nicht in Energie umgewandelt wurde – als Fett einzulagern. Deshalb müssen Sie die Anteile der Nahrungsmittelgruppen so aufeinander abstimmen, dass Sie zu Ihrem Bedarf passen.

„In Ihren Empfehlungen gibt es keinen Nachtisch. Das scheint mir aber nun doch sehr streng."

Es geht uns nicht darum, Ihre Ernährung einzuschränken. Die Listen enthalten einfach nur *solche* Nahrungsmittel, die für Ihren Typ geeignet sind, weil Sie Ihren Stoffwechsel stärken und ein besseres Gleichgewicht fördern. Das bedeutet aber nicht, dass Sie keinen Nachtisch essen können und dass Sie absolut nichts Süßes oder nicht ab und zu etwas Obst essen könnten.

Sehen Sie es mit anderen Augen: Früher wussten Sie nicht, wie Sie sich ernähren sollten, und haben sich wahrscheinlich sehr oft nicht richtig ernährt. Jetzt wissen Sie, in welche Richtung Ihre Ernährung gehen soll, und wenn Sie es wenigstens zu 90 Prozent richtig machen, dann machen Sie es schon unendlich viel besser als vorher. Dann können Sie sich meist ohne Probleme ab und zu mal dafür „belohnen", dass Sie sich so gut an die richtige Ernährung halten.

Eine kleine Einschränkung müssen wir allerdings machen: Manche Eiweiß-Typen reagieren sehr empfindlich auf Zucker und sollten daher immer darauf achten, genug Eiweiß und Fett zu bekommen, wenn sie etwas Süßes essen. Sie sollten dann also zum Beispiel besser einen Nachtisch essen, der *auch* Eiweiß und Fett enthält. Diese starke Empfindlichkeit lässt jedoch mit der Zeit nach, je mehr der Stoffwechsel sein Gleichgewicht findet.

„Mir geht es mit der Ernährung für den Eiweiß-Typ sehr gut und am besten geht es mir, wenn ich nur sehr wenig Kohlenhydrate esse. Allerdings habe ich das Gefühl, dass ich so nicht genug Ballaststoffe bekomme, denn meine Verdauung scheint viel träger geworden zu sein. Haben Sie dazu einen Vorschlag?"

Bis sich das Gleichgewicht Ihres Stoffwechsels bessert, sollten Sie weiter so wenig Kohlenhydrate im Verhältnis zu Eiweiß essen. Später können Sie dann wieder mehr Kohlenhydrate essen und trotzdem das einmal erreichte Gleichgewicht erhalten. Bis dahin gibt es zwei Arten von Ballaststoffen, die Ihnen helfen können, ohne sich negativ auf Ihr Stoffwechsel-Gleichgewicht auszuwirken: Flohsamenschalen und frisch gemahlener Leinsamen. Probieren Sie aus, was für Sie am besten ist.

Versuchen Sie es zuerst einmal mit Flohsamenschalen. Nehmen Sie zunächst 1 Teelöffel Flohsamenschalen, rühren diese in ein kleines Glas Wasser (ca. 170 ml), trinken dies *sofort* und trinken *noch* ein Glas Wasser hinterher! Vergessen Sie auf keinen Fall, dieses zweite Glas auch noch direkt hinterher zu trinken! Wenn 1 Teelöffel zu wenig ist, können Sie es auch mit mehr Flohsamenschalen versuchen, müssen dann allerdings auch mehr Wasser trinken.

Sie können auch frisch gemahlene Leinsamen verwenden (zum Mahlen eignet sich zum Beispiel eine elektrische Kaffeemühle). Rühren Sie davon 1-2 Esslöffel in Joghurt oder Müsli oder in etwas Entsprechendes. Auch hier können Sie die Menge erhöhen, falls dies nötig erscheint.

Auf jeden Fall sollten Sie auch immer genug trinken. Und Sie sollten es mit der Menge an Ballaststoffen *nicht übertreiben,* denn auch dadurch kann die Passagezeit im Darm verlängert statt verkürzt werden.

Fragen, die den Kohlenhydrat-Typ betreffen

„Meine Verdauung kommt mit den eiweißreichen Nahrungsmitteln nicht zurecht. Wie viel Eiweiß muss ich denn essen?"

Viele Kohlenhydrat-Typen – insbesondere die „sympathikus-dominanten" – kommen mit viel Eiweiß und besonders mit den schweren Eiweißsorten, die viel Fett und Purine enthalten, oft nicht gut zurecht. Allerdings muss Ihre Frage unter zwei Gesichtspunkten beantwortet werden.

Sie müssen auf jeden Fall den für Sie richtigen Anteil an Eiweiß herausfinden und nutzen dafür am besten die 12 Schritte, die wir in Kapitel 7 vorschlagen. Es kann allerdings sein, dass Sie sich insgesamt mit einem solchen Eiweißanteil am besten fühlen, am meisten Energie und am wenigsten Heißhunger haben, den Sie trotzdem nur schwer verdauen können. Dieser scheinbare Widerspruch entsteht immer dann, wenn sich jemand lange nicht typgerecht ernährt hat, also lange nicht die Nährstoffe bekommen hat, die eigentlich nötig gewesen wären. Denn dadurch kann unter anderem auch das Verdauungssystem geschwächt werden. Wenn Sie nun die Nahrungsmittel, die Sie eigentlich *dringend brauchen,* nicht gut verdauen können und diese deshalb nicht mehr essen, wird Ihr Verdauungssystem *noch mehr* geschwächt. Diese Spirale dreht sich in der Folge immer weiter, es geht immer weiter abwärts, die Verdauungsleistung lässt immer mehr nach.

Aus diesem Teufelskreis können Sie nur ausbrechen, indem Sie Ihrem Körper geben, was er braucht. Nur so kann die Leistung des Verdauungssystems Schritt für Schritt gesteigert werden. Bis es wieder stark genug ist, können Sie es mit Nahrungsergänzungen unterstützen, die einen Teil ihrer Verdauungsarbeit übernehmen, vor allem Enzyme und/oder ein salzsäurehaltiges Präparat. (Zu den Bezugsquellen: siehe Anhang)

„Ich habe eigentlich nie Hunger. Sollte ich mich zum Essen zwingen?"

Für den Kohlenhydrat-Typ ist es nicht ungewöhnlich, wenig Hunger zu haben. Wenn solche Menschen doch einmal hungrig sind, essen sie oft etwas Süßes, und weil ihr Stoffwechsel ganz gut mit den süßen Kohlenhydraten zurechtkommt, können sie ihren Appetit damit stillen.

Das heißt aber noch lange nicht, dass dies auch gut für sie ist, denn auf lange Sicht werden damit sehr schädliche degenerative Prozesse in Gang gesetzt. Der Körper braucht nun einmal tagtäglich bestimmte Mengen an Vitaminen, Mineralien, Enzymen, Eiweißen, Fetten und Kohlenhydraten. Wenn er sie nicht bekommt, so muss er sie aus dem eigenen Gewebe gewinnen, muss notfalls Muskeln abbauen, um an anderer Stelle dringend gebrauchtes Eiweiß zu erhalten, und muss aus den Knochen Kalzium herausziehen, um überhaupt überleben zu können. Das kann natürlich nicht ewig gut gehen, denn eines Tages sind die Reserven aufgebraucht und degenerative Prozesse setzen ein.

Es mag paradox klingen, aber je öfter ein Kohlenhydrat-Typ Mahlzeiten auslässt, umso geringer wird sein Interesse am Essen. Seine Enzymsysteme lassen nach und seine Stoffwechselrate sinkt und beides verringert noch sein ohnehin schwaches Interesse am Essen.

Glücklicherweise lässt sich dieser Trend umkehren. Wenn man regelmäßig isst, stellt sich auch der Hunger allmählich wieder ein. Am besten gewöhnen Sie sich an, regelmäßig dreimal täglich zu essen, selbst wenn Sie keinen Hunger haben. Sie müssen nicht viel essen, aber auf jeden Fall sollten Sie etwas essen. Achten Sie dabei darauf, dass Sie bei jeder dieser Mahlzeiten die richtigen Anteile an Fett, Eiweiß und Kohlenhydraten bekommen. Dann wird nicht nur Ihr Hunger wiederkehren, es werden sich auch Ihre Gesundheit und Ihr Wohlbefinden bessern.

„Ich fühle mich mit Süßigkeiten und stärkereichen Kohlenhydraten bestens. Warum sollte ich sie aufgeben?"

Betrachten Sie unsere Empfehlungen bitte nicht als Beschränkung. Niemand muss Süßigkeiten und Stärkereiches völlig meiden. Es geht uns im Grunde auch nicht so sehr darum, dass Süßigkeiten oder Stärke schlecht sind, sondern es geht vor allem darum, dass von Süßigkeiten und Stärkereichem oft so viel gegessen wird, dass von den anderen Nahrungsmitteln zu wenig verzehrt wird.

Sie können als Kohlenhydrat-Typ zwar mehr Süßigkeiten und stärkereiche Kohlenhydrate vertragen, aber selbst Sie werden dabei im Laufe der Zeit zunehmen und irgendwann schwerere Probleme entwickeln, wenn Sie ständig zu viel davon essen.

Fragen, die den Misch-Typ betreffen

„Muss ich bei jeder Mahlzeit sowohl die Nahrungsmittel-gruppen für den Eiweiß-Typ als auch die für den Kohlen-hydrat-Typ essen oder lieber zu verschiedenen Mahlzeiten?"

Versuchen Sie jeden Tag ähnlich viel von den Nahrungsmitteln für den Eiweiß-Typ wie für den Kohlenhydrat-Typ zu essen, betonen Sie jeden-falls nicht die von der einen Gruppe gegenüber denen von der anderen. Sie müssen aber nicht bei jeder Mahlzeit genau darauf achten, gleich viel von beiden Gruppen zu essen, wenn die Verteilung über den Tag eini-germaßen ausgewogen ist.

Wenn Sie sich zum Mittagessen einen Salat machen, nehmen Sie ein-fach Gemüse aus beiden Gruppen. Falls Sie aber zum Mittagessen zum Beispiel nur zwei Arten gedünstetes Gemüse essen und beide aus der Liste für den Eiweiß-Typ stammen, essen Sie abends besser die Gemüse für den Kohlenhydrat-Typ. Es kann natürlich sein, dass es Ihnen leichter fällt, bei *jeder* Mahlzeit ausgewogen zu essen, statt sich über den Tag zu merken, was Sie gegessen haben.

„Könnte es sein, dass ich zwar im Prinzip ein Misch-Typ bin, trotzdem aber eher zur Eiweiß- oder zur Kohlenhydrat-Seite neige?"

Ja, ein Misch-Typ kann zur einen oder anderen Seite neigen. Das zeigt einmal mehr, wie wichtig es ist Ihre Ernährung genau auf Ihre individu-ellen Bedürfnisse abzustimmen und darauf zu hören, welche Rückmel-dungen der Körper Ihnen gibt.

Wenn Sie die Ernährungsempfehlungen für den Misch-Typ anfänglich umsetzen, sollten Sie zuerst ungefähr gleich viel von den Nahrungsmit-teln aus beiden Gruppen essen. Dann sollten Sie mithilfe der 12 Schritte aus Kapitel 7 die richtige Mischung für sich herausfinden – dabei sollten Sie weiterhin Nahrungsmittel aus beiden Gruppen verwenden. Wenn das für Sie nicht zu einem befriedigenden Ergebnis führt, gehen Sie weiter-hin von dem grundlegenden Mischungsverhältnis für den Misch-Typ aus (50 : 50) – versuchen Sie jedoch, wie es Ihnen mit *mehr* Nahrungsmitteln für den Eiweiß-Typ oder mit *mehr* für den Kohlenhydrat-Typ geht. Beant-worten Sie auch die Fragen zur Feinabstimmung aus Kapitel 9, um die richtige Mischung für sich herauszufinden.

„Stimmt es, dass ich als Misch-Typ gesünder bin als die beiden anderen Typen, weil mein Stoffwechsel mehr im Gleichgewicht bzw. in der Mitte ist? Ist es wahrscheinlich, dass ich ein Misch-Typ bleibe, weil ich besser im Gleichgewicht bin?"

Alle drei Typen können gesund oder krank sein, es gibt keinen Typ, der eher gesund ist. Ein Eskimo (ein stark ausgeprägter Eiweiß-Typ) ist nicht unbedingt gesünder oder kranker als ein Inder (ein ausgeprägter Kohlenhydrat-Typ). Es muss einem Misch-Typ nicht besser gehen als den beiden anderen. Jeder Typ kann gesund sein, wenn er genau diejenigen Nährstoffe bekommt, die er aufgrund seiner ererbten Bedürfnisse braucht.

Ob Sie ein Misch-Typ bleiben oder nicht, das hängt viel mehr davon ab, ob Ihr gegenwärtiger Typ derselbe wie Ihr ererbter Typ ist. In diesem Fall ist es unwahrscheinlich, dass sich Ihr Typ verändert, wenn Sie sich nicht sehr lange falsch ernähren. Wenn jedoch Ihr gegenwärtiger Typ nicht dem ererbten entspricht, sieht es anders aus, denn dann wird sich Ihr Typ sehr wahrscheinlich eines Tages ändern.

Aber eigentlich ist diese theoretische Betrachtung nicht besonders wichtig, denn es ist ganz egal, ob sich Ihr Typ einmal ändert oder nicht. Wichtig ist nur, dass Sie *jetzt* essen, was Ihren Stoffwechsel wieder ins Gleichgewicht bringt, was die Effizienz des Stoffwechsels erhöht und Ihre Gesundheit verbessert.

Kapitel 9
Die Feinabstimmung Ihrer Ernährung

Ein breites Spektrum von Ernährungsbedürfnissen – auch innerhalb eines Typs!

Lassen Sie mich an einem Beispiel verdeutlichen, wie Sie Ihren Ernährungsbedarf mit dem von anderen vergleichen können: Stellen Sie sich die Skala eines Mittelwellenradios vor. Wie Sie vielleicht wissen, reicht die Skala der Mittelwelle von 525 bis 1625 MHz. Nun unterteilen wir diese Skala in drei gleiche Abschnitte, für die drei Haupt-Stoffwechseltypen. Dabei reicht der Eiweiß-Typ von 525 bis 892 MHz, der Misch-Typ von 893 bis 1258 MHz und der Kohlenhydrat-Typ reicht von 1259 bis1625 MHz.

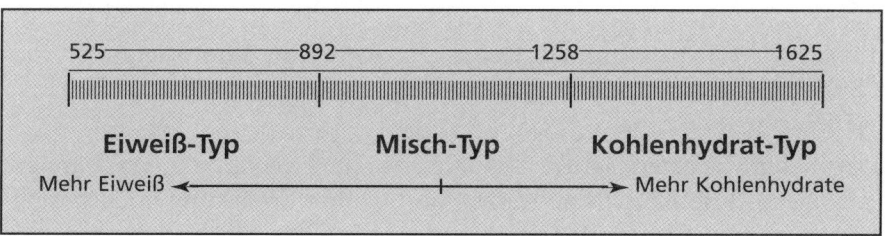

Wie auf dieser Skala sind die Übergänge zwischen den Typen fließend. Jeder Strich auf der Skala stellt eine etwas andere Ausprägung des Typs dar und doch bleibt es bei den drei grundlegenden Typen. Entsprechend sind die Ernährungsbedürfnisse innerhalb desselben Typs nicht genau gleich, auch hier gibt es von Mensch zu Mensch bei gleichem Typ gewisse Unterschiede.

In unserem Vergleich mit der Radioskala ist links auf der Skala der Bedarf an Eiweiß und Fett am größten und der Bedarf an Kohlenhydraten am kleinsten – hier befindet sich also der Eiweiß-Typ, während rechts die Verhältnisse umgekehrt sind und hier der Kohlenhydrat-Typ angesiedelt ist.

An dieser Radioskala sieht man gut die fließenden Übergänge von einem Typ zum nächsten. Eigentlich steht jeder Strich für einen etwas anderen Typ. Jeder Stoffwechseltyp auf dieser Skala braucht in seinem

Abschnitt (Eiweiß-Typ, Misch-Typ, Kohlenhydrat-Typ) zwar diejenigen Nahrungsmittel, die auf seiner Liste stehen. Aber die genauen Anteile von Eiweiß, Fett und Kohlenhydraten hängen stark davon ab, wo genau sich der Einzelne in seinem Abschnitt befindet – und deshalb können sich die Anteile von *einem* Vertreter dieses Typs zum anderen deutlich unterscheiden, auch wenn beide dem gleichen Haupt-Stoffwechseltyp angehören.

Nachdem Sie Ihren Stoffwechseltyp herausgefunden haben, sollten Sie daher im nächsten Schritt die Anteile genauer auf Ihre Bedürfnisse abstimmen. Dazu sollten Sie gut auf Ihren Körper hören – wie Sie auch beim Radio genau hinhören müssen, um den Sender genau einzustellen.

Hören Sie auf Ihren Körper!

Ihr Körper weiß sehr genau, was er braucht. Und er teilt Ihnen in seiner eigenen Sprache mit, ob Sie die richtigen Nahrungsmittel essen und ob die Anteile für Sie stimmen. Keine Diätvorschrift, kein Therapeut oder Ernährungsberater weiß so gut über Ihren individuellen Bedarf Bescheid wie Ihr eigener Körper.

Auf den nächsten Seiten finden Sie weitere Techniken, diese innere Intelligenz Ihres Körpers zu nutzen und so Ihre Ernährung noch wesentlich genauer auf Ihren Bedarf abzustimmen. Diese Techniken sind eine Fortsetzung und Verfeinerung der 12 Schritte, die wir in Kapitel 7 vorgestellt haben.

Bevor Sie dazu übergehen, die hier folgenden Techniken umzusetzen, sollten Sie auf jeden Fall zunächst herausfinden, welche Anteile (grob gesehen, prinzipiell) für Sie am besten sind. Sie müssen dafür erst ein Gefühl bekommen, bevor Sie die weiter unten beschriebenen, zusätzlichen Schritte zur Feinabstimmung verwenden.

Vielen gelingt es leicht, die 12 Schritte umzusetzen und schnell das richtige Mischungsverhältnis zu finden. Manche brauchen dazu eine ganze Weile und müssen erst einige Zeit Verschiedenes ausprobieren. Jeder muss hier seine eigenen Erfahrungen machen. Auf jeden Fall sollten Sie sich für die 12 Schritte Zeit lassen – es drängt Sie niemand. Verlieren Sie nicht den Mut, auch wenn es am Anfang nicht so gut klappt. Schreiben Sie es sich auf, wenn Sie die Anteile verändern – bis Sie ein Mischungsverhältnis gefunden haben, mit dem Sie sich nach jeder Mahlzeit und nach jeder Zwischenmahlzeit am besten fühlen.

Denken Sie immer daran – zwei Elemente bilden die Grundlage Ihrer Ernährungsempfehlung:

• die Listen mit den für Sie empfohlenen Nahrungsmitteln

• die 12 Schritte, die die richtigen Anteile finden helfen.

Viele fühlen sich bereits durch diese beiden Elemente so gut, dass sie es nicht eilig haben, die auf den folgenden Seiten empfohlenen Methoden umzusetzen. Andere haben nach wie vor Probleme, fühlen sich oft müde und erschöpft, erleben Heißhungerattacken oder sind reizbar, obwohl sie sich an die empfohlenen Nahrungsmittel gehalten und die 12 Schritte umgesetzt haben.

Wenn Sie also die Empfehlungen in Kapitel 7 bereits umgesetzt haben und trotzdem noch nicht alles in Ordnung ist – wenn Sie zum Beispiel nach wie vor deutliche negative Reaktionen nach dem Essen haben oder sich ganz allgemein noch nicht besser fühlen –, wird Ihnen wahrscheinlich die eine oder andere der folgenden Methoden helfen.

Diese Techniken sind alle leicht umzusetzen und können zusammen oder einzeln verwendet werden. Jede hat ihr eigenes Ziel, aber sie alle sollen Ihr Gefühl für die Bedürfnisse Ihres Körpers verbessern, damit er optimal arbeitet, und sollen Sie noch besser dafür ausrüsten, Ihre Ernährung genau auf Ihre persönlichen Bedürfnisse abzustimmen. Vorgestellt werden in diesem Kapitel:

Fragen zur Feinabstimmung (Seite 215)

Mit diesem wichtigen Hilfsmittel können Sie – in Kombination mit den 12 Schritten – Ihre „Körpersprache" noch besser verstehen und so die idealen Mengenanteile leichter finden.

Der zirkadiane Rhythmus (Seite 218)

Dieser einfache Test kann sowohl zusammen mit den 12 Schritten wie auch mit dem Quiz zur Feinabstimmung verwendet werden. Es kommt durchaus vor, dass der Stoffwechsel sich im Tagesverlauf durch die Einflüsse der inneren „biologischen Uhr" verändert. Falls Sie von solchen Veränderungen betroffen sind, hilft Ihnen dieser Test bei der Anpassung der Anteile der Nahrungsmittelgruppen.

Der glykämische Index (Seite 221)

Dieses unverzichtbare Instrument zeigt Ihnen, welche Kohlenhydrate Sie gut vertragen können. Sie lernen, wie Sie negative Reaktionen auf eine Mahlzeit vermeiden können – zum Beispiel Heißhunger, Müdigkeit, Reizbarkeit und Ähnliches. Es ist für alle Stoffwechseltypen wichtig, vor allem jedoch für den Eiweiß-Typ und für jeden, der Übergewicht abbauen möchte.

Berücksichtigung der Blutgruppen (Seite 227)

Bestimmte Nahrungsmittel enthalten so genannte Lektine. Die verschiedenen Lektine reagieren nur mit bestimmten Blutgruppen (0, A, B oder AB) und können eine Reihe von Problemen verursachen, zum Beispiel Verdauungsstörungen, Kopfschmerzen, Nahrungsmittelallergien und andere. Wir zeigen Ihnen, welche Nahrungsmittel Sie (mit Ihrer speziellen Blutgruppe) meiden sollten.

Trennkost-Test (Seite 229)

Hier können Sie feststellen, ob Sie einige der klassischen Regeln der Trennkost befolgen sollten. Diese Frage ist besonders für alle diejenigen wichtig, die häufig Verdauungsprobleme haben oder ihr Übergewicht abbauen wollen.

Fragen zur Feinabstimmung

Gehen Sie noch einen Schritt weiter

Sie können die Checkliste zur Feinabstimmung (siehe Seite 209) immer dann einsetzen, wenn Sie Ihre Reaktionen auf eine Mahlzeit genauer einschätzen möchten. Dieser einfache Test dauert nur ein paar Minuten. Wenn Sie ihn ein paar Mal verwendet haben, werden Sie sensibler für die Einflüsse der Ernährung und merken viel besser, wie sich die einzelnen Nahrungsmittel und die Mengenverhältnisse bei Ihnen auf Körper und Geist auswirken. So können Sie schnell und ohne große Umwege herausfinden, welche Anteile der Nahrungsmittelgruppen für Sie ideal sind.

Dieser Test kann auch immer wieder eingesetzt werden, falls sich an den Verhältnissen in Ihrem Stoffwechsel etwas ändert – sei es durch Stress, Krankheiten, hormonelle Veränderungen, körperliche Aktivitäten wie zum Beispiel Sport, durch Veränderungen in Ihrer Umwelt oder durch die Jahreszeiten.

Anleitung

1. Machen Sie ungefähr 20-30 Fotokopien des Fragebogens auf Seite 217). Nach jeder Mahlzeit sollten Sie eine Kopie zur Hand haben, wenn Sie die für Sie richtigen Anteile ermitteln wollen oder den Verdacht haben, Ihr Bedarf hätte sich geändert.

2. Nehmen Sie sich – ungefähr eine bis drei Stunden nach der Mahlzeit – ein paar Minuten Zeit und füllen Sie den Fragebogen aus.

3. Zählen Sie in jeder Spalte zusammen, wie viel Sie angekreuzt haben, und schreiben Sie das Ergebnis unten in der Zeile „Punkte" auf

4. Wenn Sie in der rechten Spalte mehr Punkte als in der linken haben, ist das Verhältnis zwischen Kohlenhydraten und Eiweiß bei dieser Mahlzeit noch nicht richtig gewesen.

5. Verändern Sie dieses Verhältnis so lange, bis Sie in der linken Spalte mehr Antworten haben als in der rechten.

6. Benutzen Sie die 12 Schritte in Kapitel 7, um das richtige Verhältnis zu finden.

7. Zusätzlich können Sie bei jeder Mahlzeit aufschreiben, was Sie jeweils gegessen haben, und dies zusammen mit dem kurzen Fragebogen

abheften. Dann können Sie besser verfolgen, wie sich die Veränderungen der Anteile auf die Ergebnisse ausgewirkt haben.

Tipps

- Wenn Sie bei jeder Mahlzeit die richtige Mischung essen, wird Ihre Leistungsfähigkeit in allen Bereichen gesteigert – körperlich und geistig.

- Ihr Eiweißbedarf wird normalerweise ansteigen, wenn Sie krank sind oder durch Stress belastet werden.

- Wenn Ihre Energie nach einer Mahlzeit nicht deutlich ansteigt, Sie sich nicht besser und emotional stabiler fühlen, nicht wirklich satt sind und noch Heißhunger (besonders auf Süßes) haben, dann liegt es *wahrscheinlich* daran, dass das Verhältnis von Eiweiß zu Kohlenhydraten noch nicht stimmt. Aber wenn Sie schon alles versucht haben, um das richtige Verhältnis zu finden, und sich bisher trotzdem bei keinem Verhältnis richtig gut gefühlt haben, sollten Sie Folgendes machen:

- Schauen Sie sich noch einmal die Liste der für Sie geeigneten Nahrungsmittel an und essen Sie wirklich nur, was für Sie geeignet ist.

- Vermeiden Sie alle Nahrungsmittel, gegen die Sie eventuell allergisch sind

- Probieren Sie aus, ob Ihnen die anderen Vorschläge und Tests hier in Kapitel 9 weiterhelfen.

Fragen zur Feinabstimmung

Kreuzen Sie bitte innerhalb von 1 bis 3 Stunden nach einer Mahlzeit die Antworten an, die am besten auf Sie zutreffen. Diese müssen nicht genau Ihre Reaktionen beschreiben, es geht nur darum, die Tendenzen zu finden. Zählen Sie unten zusammen, wie viele Kästchen in jeder der beiden Spalten angekreuzt sind.

Kategorie	Hier sind die Anteile von Eiweiß und Kohlenhydraten richtig	Hier sind die Anteile von Eiweiß und Kohlenhydraten noch nicht ideal
Appetit Sättigung Heißhunger auf Süßes	❑ Ich fühle mich *satt*. ❑ Ich habe *keinen* Heißhunger auf Süßes. ❑ Ich habe *nicht* das Gefühl, als müsste ich noch etwas essen. ❑ Ich werde *nicht* schon wieder hungrig. ❑ Vor der nächsten Mahlzeit brauche ich *keine* Zwischenmahlzeit.	❑ Mein Bauch ist voll, aber ich habe *immer noch* Hunger. ❑ Ich bin irgendwie nicht zufrieden. Es ist, als würde mir noch etwas *fehlen*. ❑ Ich möchte etwas Süßes essen ❑ Ich bin *schon wieder* hungrig. ❑ Vor der nächsten Mahlzeit brauche ich eine Zwischenmahlzeit.
Energieniveau	❑ Nach dem Essen habe ich wieder meine volle Energie. ❑ Ich fühle mich weder aufgedreht noch müde, meine Energie fühlt sich normal und gut an.	❑ Ich habe jetzt zu wenig oder zu viel Energie. ❑ Jetzt bin ich *aufgedreht, zittrig* oder *nervös*. ❑ Ich fühle mich *aufgedreht*, aber gleichzeitig fühle ich mich auch *müde, erschöpft*. ❑ Nach dem Essen ist meine Energie abgefallen. Ich bin jetzt *müde, erschöpft, schläfrig* oder *lethargisch*.
Geistiges und emotionales Wohlbefinden	❑ Ich fühle mich jetzt *besser*. ❑ Ich fühle mich wie neu „aufgetankt", *regeneriert*. ❑ Emotional fühle ich mich *stabiler*. ❑ Mein Verstand ist *klarer* und *schärfer*. ❑ Meine Gedanken laufen „normal" ab.	❑ Ich fühle mich geistig *langsam, träge* oder *verwirrt*. ❑ Ich kann *nicht* klar und schnell denken. ❑ Meine Gedanken *rasen*. ❑ Ich kann mich *nicht* konzentrieren. ❑ Ich bin apathisch, niedergeschlagen, depressiv oder traurig. ❑ Ich bin aufgedreht, ängstlich, wie besessen, zornig, reizbar oder kurz angebunden.
Punkte		

Der zirkadiane Rhythmus

Worum es geht

Unser Leben ist von Zyklen und biologischen Rhythmen bestimmt. Da sind zum Beispiel Ebbe und Flut, die Jahreszeiten, der endlose Wechsel von Tag und Nacht. Die Veränderungen, die mehrmals innerhalb von 24 Stunden ablaufen, werden als zirkadiane Zyklen bezeichnet und das Auf und Ab unseres eigenen Stoffwechsels als zirkadianer Rhythmus.

Sie haben nicht nur Ihren individuellen Ernährungsbedarf geerbt, sondern auch Ihren eigenen zirkadianen Rhythmus – eine weitere Facette Ihrer Individualität. Die Arbeit Ihrer Zellen richtet sich nach diesem Rhythmus.

Ihnen ist sicher auch schon aufgefallen, dass manche Menschen noch sehr spät abends aktiv und wach sind (die viel zitierten „Nachtmenschen"), morgens jedoch zu nichts in der Lage sind? Andere sind dagegen schon früh morgens hell wach und voller Energie, werden jedoch abends früh müde. Diese Muster beruhen nicht nur auf Gewohnheiten. Alles Mögliche kann von Ihrem zirkadianen Rhythmus abhängen – Ihre Stimmung, Ihre Lernfähigkeit, die sportliche Leistungsfähigkeit, die Kapazität Ihrer Verdauung und vieles andere.

Deshalb unterscheidet sich Ihr Ernährungsbedarf nicht nur von dem jedes anderen Menschen, er kann auch je nach Tageszeit schwanken.

Seit Jahren finden sich in vielen Ernährungsbüchern Ratschläge, was man zu welcher Tageszeit essen sollte. Manche „Experten" schlagen vor, „morgens wie ein König" zu essen, vor allem viel Eiweiß. Andere empfehlen dagegen, bis zum Mittagessen nur Obst zu essen. In Wahrheit treffen diese Ratschläge für Sie persönlich bestenfalls zufällig zu, denn es hängt von den Bedürfnissen Ihres eigenen Körpers ab, was Sie zu welcher Tageszeit brauchen.

Wann Sie diesen Test verwenden sollten

Viele brauchen bei jeder Mahlzeit die gleichen Anteile von Eiweiß, Fett und Kohlenhydraten. Andere brauchen bei jeder Mahlzeit etwas andere Anteile. Wenn Sie sich zu bestimmten Zeiten mit einem bestimmten

Mengenverhältnis wohl fühlen, zu anderen jedoch müde oder reizbar werden, brauchen Sie vielleicht zu den verschiedenen Zeiten unterschiedliche Mischungen.

Mit diesem einfachen Test können Sie feststellen, ob Ihr Bedarf im Laufe des Tages schwankt oder immer gleich bleibt. Wenn er schwankt, können Sie mit den 12 Schritten und dem Fragebogen zur Feinabstimmung die richtigen Anteile für die jeweilige Mahlzeit finden. Vielleicht brauchen Sie zum Frühstück und Abendessen viel Eiweiß, aber nicht zum Mittagessen. Vielleicht geht es Ihnen besser, wenn Sie morgens vor allem Kohlenhydrate essen. Alles ist möglich, jeder reagiert anders.

Anleitung

1. Machen Sie sich drei oder vier Fotokopien von der Tafel zum zirkadianen Rhythmus.

2. Füllen Sie diese im Laufe eines Tages aus.

3. Markieren Sie vor jeder Mahlzeit, wie Sie Ihren Appetit, Ihr Energieniveau und Ihre Essensvorlieben zu dieser Tageszeit einschätzen.

4. Zählen Sie Ihre drei markierten Zahlen aus Spalte B zusammen und notieren Sie diese in Spalte C. Wenn Sie zum Beispiel den Appetit mit 4 bewerten, die Energie mit 2 und die Vorlieben mit 5, so notieren Sie eine 11 in Spalte C.

5. Am Abend vergleichen Sie die drei Zahlen in Spalte C. Wenn die Zahlen nicht sehr voneinander abweichen, ist Ihr Bedarf den Tag über ziemlich gleich. Wenn sich die Zahlen sehr unterscheiden, brauchen Sie zu den einzelnen Mahlzeiten eventuell *unterschiedliche* Anteile. Dann sollten Sie die 12 Schritte und die Fragen zur Feinabstimmung nutzen, um für jede Mahlzeit die richtigen Anteile zu finden.

Tipps

● Wiederholen Sie den Test mehrmals über einen Zeitraum von einigen Tagen, falls sich die Verhältnisse mal für einen Tag geändert haben.

● Füllen Sie die Angaben dreimal täglich aus, direkt *vor* einer Mahlzeit, nicht danach.

Der zirkadiane Rhythmus

A	B	C
Tageszeit	**Tests**	**Punkte**

Frühstück	**Appetitskala** schwächer ◄————————► stärker 1 2 3 4 5 **Energieskala** niedriger ◄————————► höher 1 2 3 4 5 **Skala der Vorlieben** viele Kohlen- ◄————————► viel Eiweiß hydrate 1 2 3 4 5 und Fett	Summe beim Frühstück
Mittagessen	**Appetitskala** schwächer ◄————————► stärker 1 2 3 4 5 **Energieskala** niedriger ◄————————► höher 1 2 3 4 5 **Skala der Vorlieben** viele Kohlen- ◄————————► viel Eiweiß hydrate 1 2 3 4 5 und Fett	Summe beim Mittagessen
Abendessen	**Appetitskala** schwächer ◄————————► stärker 1 2 3 4 5 **Energieskala** niedriger ◄————————► höher 1 2 3 4 5 **Skala der Vorlieben** viele Kohlen- ◄————————► viel Eiweiß hydrate 1 2 3 4 5 und Fett	Summe beim Abendessen

Markieren Sie *vor* jeder Mahlzeit die Zahl auf der Skala, die am besten auf Sie zutrifft. Zum Beispiel: Wählen Sie auf der Appetitskala eine 1, wenn Sie wenig oder keinen Appetit haben, und eine 5, wenn Sie sehr hungrig sind. Wählen Sie auf der Energieskala die 1, wenn Sie sehr wenig Energie haben und wählen Sie die 5, wenn Sie voller Energie sind. Auf der Skala der Essensvorlieben wählen Sie die 1 oder 2, wenn Sie am liebsten Obst, Gemüse oder Getreide essen möchten, und wählen Sie die 4 oder 5, wenn Sie lieber etwas Eiweißreiches oder Fettreiches essen möchten.

Der glykämische Index

Worum es geht

Der Blutzuckerspiegel wird durch die verschiedenen Nahrungsmittel ganz unterschiedlich stark erhöht. Der glykämische Index (GI, S. 223 ff.) zeigt, wie stark sich jedes Nahrungsmittel innerhalb von zwei bis drei Stunden nach dem Essen auswirkt. Er wurde in den frühen Achtzigerjahren von Ernährungswissenschaftlern entwickelt und hat sich inzwischen als sehr nützlich erwiesen.

In dem Index geht es vor allem um kohlenhydratreiche Nahrungsmittel, also um Gemüse, Obst und Getreide, da Eiweiß und Fett den Blutzuckerspiegel kaum erhöhen. Die Nahrungsmittel sind in dem Index nach der Stärke ihrer Wirkung zahlenmäßig geordnet, wobei ihr glykämischer Wert mit dem von Traubenzucker verglichen wird, dem ein Wert von 100 zugeordnet wurde.

Vor der Entwicklung dieses Indexes hatten die Wissenschaftler angenommen, dass die Einfachzucker (wie Traubenzucker, Maiszucker und Fruchtzucker) viel schneller ins Blut übergehen als komplexere Kohlenhydrate wie zum Beispiel Getreide. Erstaunlicherweise ist das aber nicht immer so, denn komplexe Kohlenhydrate werden mit ganz unterschiedlicher Geschwindigkeit durch die Verdauungsprozesse abgebaut. So wird zum Beispiel Gerste nur sehr langsam abgebaut und gibt daher auch nur langsam Zucker ins Blut ab, während andere komplexe Kohlenhydrate wie Kartoffeln, Datteln und Ananas sogar schneller als Rohrzucker abgebaut werden und den Blutzuckerspiegel so schnell in die Höhe treiben, dass sie Probleme bereiten können.

Wann Sie diesen Test einsetzen sollten

Mit einem einfachen Test (S. 226) können Sie feststellen, wie stark sich Nahrungsmittel mit unterschiedlichem GI auf Sie auswirken. Er wird Sie außerdem mit dem Index vertraut machen – dadurch können Sie später Ihre Mahlzeiten gezielt so zusammenstellen, dass Ihr Blutzuckerspiegel nicht zu stark schwankt. Benutzen Sie diesen Test, wenn Sie sich innerhalb von ungefähr zwei Stunden nach einer Mahlzeit nicht gut fühlen, obwohl Sie nur die für Sie empfohlenen Nahrungsmittel gegessen haben und die Anteile Ihrem Bedarf entsprachen. Dann könnte es sein, dass Sie zu viele Nahrungsmittel mit hohem glykämischem Wert gegessen haben.

Besonders Eiweiß-Typen, aber auch Misch-Typen reagieren empfindlich auf Nahrungsmittel mit hohem glykämischem Wert. Bei ihnen entwickeln sich besonders leicht Symptome, die mit dem schwankenden Blutzuckerspiegel zusammenhängen.

Dieser Test ist außerdem für jeden wichtig, der Übergewicht abbauen will. Nahrungsmittel mit hohem glykämischem Wert lösen eine starke Insulinreaktion aus. Dadurch wird die Einlagerung von Fett gefördert und die Umwandlung von Fett in Energie gestört.

Tipps

- Als Eiweiß-Typ sollten Sie, wenn Sie Nahrungsmittel mit hohem glykämischem Wert essen wollen, immer genug Eiweiß und Fett dazu essen. Das verlangsamt den Anstieg des Blutzuckerspiegels.
- Als Kohlenhydrat-Typ sollten Sie gleichzeitig genügend (leichte) Eiweiße essen – ganz besonders, wenn Sie Probleme mit dem Blutzuckerspiegel haben.
- Als Misch-Typ können Sie sich aussuchen, welche Fette und Eiweiße Sie jeweils zu Nahrungsmitteln mit hohem glykämischem Wert essen wollen; aber genug Eiweiß und Fett sollten immer dabei sein.

Wie reagieren Sie auf den glykämischen Wert von Nahrungsmitteln?

Auf der Seite 226 finden Sie sechs Testmahlzeiten für ein Mittagessen. Suchen Sie als Erstes die Testmahlzeiten für Ihren Stoffwechseltyp.

- Essen Sie am ersten Tag Mittagessen mit niedrigem glykämischem Wert.
- Essen Sie am zweiten Tag Mittagessen mit hohem glykämischem Wert.
- Essen Sie, soviel Sie möchten.
- Auf der Liste unter den Testmahlzeiten tragen Sie eventuelle Probleme ein, die innerhalb von drei Stunden nach der Mahlzeit auftreten.
- Vergleichen Sie die Ergebnisse der beiden Testmahlzeiten und stellen Sie fest, womit es Ihnen am besten ging.

Wenn Sie sich nach der Mahlzeit mit hohem glykämischem Wert schlechter fühlen, sollten Sie in Zukunft ganz besonders darauf achten, solche Nahrungsmittel deutlich weniger zu essen, denn dann reagiert Ihr Blutzuckerspiegel empfindlich darauf.

Der glykämische Index

Indexwert	Zucker	Milchprodukte	Obst	Getreide	Gemüse
über 100	110 Malzzucker (Maltose) 110 Bier 110 Alkohol		103 Datteln		101 Pastinake
90–100	100 Traubenzucker (Glukose) 95 Getränke mit Traubenzucker 95 Elektrolyt-, Sport-, Energiegetränke			91 10-Minuten-Reis 90 Puffreis	
80–90	83 Gummibärchen, Fruchtgummi			88 Reis (Rundkorn, weiß) 85 Brezel 80 Cornflakes 80 Reiswaffeln	90 Bratkartoffeln 88 Folienkartoffeln 86 Kartoffelbrei (Instant, aus der Packung)
70–80	73 Pfefferminzbonbons 70 Marmelade, Konfitüre		75 Wassermelone	76 Roggenbrot (industriell, kein echter Sauerteig) 75 Weizenmehl (weiß) 75 Weizenflocken 72 Weizen-Vollkornbrot 72 Weißbrot 71 Hirse 70 Pfannkuchen, Waffeln	78 Pommes frites 78 Kürbis 77 Maischips 75 Weiße Kohlrüben

Nahrungsmittel mit hohem glykämischem Wert (die den Blutzuckerspiegel stark ansteigen lassen)

Der glykämische Index

Indexwert	Zucker	Milchprodukte	Obst	Getreide	Gemüse
60–70	68 Limonade 68 Schokoriegel 65 Maissirup 65 Rohrzucker, Rübenzucker, Tafelzucker (Saccharose) 61 Honig	61 Speiseeis, Eiscreme	68 Honigmelone, Kantalupe 67 Ananas 66 Rosinen 62 Banane 60 Aprikose	69 Roggenknäcke 67 Couscous 66 Müsli	66 Kartoffelbrei 66 Rote Bete 62 Kartoffeln (neue, gekocht)
50–60	51 Schokolade	52 fettarmes Speiseeis	55 Mango 52 Kiwi	59 Zuckermais 59 Nudeln 58 Reis, Basmati 58 Reis, braun 56 Reis (Langkorn, weiß) 53 Haferbrei 51 Buchweizen 51 Ballaststoff-Flakes (All-Bran) 50 Roggenbrot (Sauerteig)	59 Mais 56 Süßkartoffeln 53 Jamswurzel 51 Karotten 51 Erbsen, grün 51 Kartoffelchips

Nahrungsmittel mit mittlerem glykämischem Wert (die den Blutzuckerspiegel moderat ansteigen lassen)

Der glykämische Index

Indexwert	Zucker	Milchprodukte	Obst	Getreide	Gemüse
40–49	43 Milchzucker (Lactose) 41 Snickers		46 Orangensaft 45 Trauben 41 Apfelsaft 40 Orange	49 Weizenkleie 49 Haferflocken 48 Reis (parboiled) 47 Bulgur 46 Vollkornnudeln 46 Biskuit-Tortenboden 43 Nudeln (aus Weißmehl)	48 Erbsen, getrocknet 42 Pintobohnen 40 Baked Beans (aus der Dose)
30–40		36 Fruchtjoghurt 34 Vollmilch 33 Joghurt (fettarm) 32 fettarme Milch 30 Butter	38 Äpfel 36 Birnen 32 Erdbeeren 30 unreife Banane		38 Tomatensuppe 36 Kichererbsen 36 Limabohnen 30 Linsen
unter 30	20 Fruchtzucker (Fruktose)		29 Pfirsich 26 Grapefruit 25 Pflaumen 23 Kirschen	22 Gerste 19 Reiskleie	29 Kidneybohnen, Nierenbohnen 20 Spargel 15 Sojabohnen 14 Grüne Blattgemüse 13 Erdnüsse

Nahrungsmittel mit niedrigem glykämischem Wert (die den Blutzuckerspiegel nur langsam ansteigen lassen)

Test zum glykämischen Index

	Testmahlzeit für den Eiweiß-Typ		Testmahlzeit für den Misch-Typ		Testmahlzeit für den Kohlenhydrat-Typ	
	mit niedrigem glykämischem Wert	mit hohem glykämischem Wert	mit niedrigem glykämischem Wert	mit hohem glykämischem Wert	mit niedrigem glykämischem Wert	mit hohem glykämischem Wert
	Steak, Spargel, Blumenkohl, Sellerie, etwas Gerste	Steak, gedünstete Karotten u. Erbsen weißer Reis, Nachtisch	Roastbeef, grüner Salat, gedünsteter Weißkohl, Brokkoli, Gerste	Roastbeef, gedünst. Kürbis u. Kartoffeln, Reiswaffeln, Nachtisch	Hühnerbrust, gedünst. Zucchini, Brokkoli, grüner Salat, Gerste	Hühnerbrust, Folien-kartoffeln, gedünst. Pastinake od. Kürbis, weißer Reis, Nachtisch
Energie ist geringer	□	□	□	□	□	□
Fühle mich emotional nicht gut	□	□	□	□	□	□
Heißhunger auf Süßes	□	□	□	□	□	□
Durst	□	□	□	□	□	□
Hunger	□	□	□	□	□	□
Müdigkeit	□	□	□	□	□	□
Geringes Konzentrationsvermögen	□	□	□	□	□	□
Reizbarkeit	□	□	□	□	□	□
Evtl. weitere Symptome:	□	□	□	□	□	□
	□ □ □	□ □ □	□ □ □	□ □ □	□ □ □	□ □ □

Berücksichtigung der Blutgruppen

Worum es geht

Nach unseren Erfahrungen wirken sich die Einflüsse der Blutgruppe bei weitem nicht so stark auf Ihren Ernährungsbedarf aus wie Ihr Stoffwechseltyp. Trotzdem spielen sie eine gewisse Rolle und können bei manchen Menschen sogar sehr wichtig sein. Bei den Blutgruppen geht es allerdings vor allem darum, welche Nahrungsmittel gemieden werden sollten, und nicht darum, welche den Bedarf decken können. Denn einzelne Nahrungsmittel wirken je nach Blutgruppenzugehörigkeit schädlich und es kann sich positiv auf die Gesundheit auswirken, wenn sie gemieden werden.

In ungefähr 30 Prozent unserer Nahrungsmittel finden sich bestimmte Eiweißstoffe, so genannte Lektine. Sie werden zwar teilweise durch Kochen und durch die Arbeit des Verdauungssystems zerstört, einige gelangen jedoch auch ins Blut und wirken dort als Antigene (Fremdkörper). Sie setzen sich auf die roten Blutkörperchen, wenn sie aufgrund der jeweiligen Merkmale der Blutgruppe dazu geeignet sind. Dies führt oft zur Zerstörung dieser roten Blutkörperchen.

Die Lektine können auch das Verdauungssystem und die Aufnahme von Nährstoffen stören und alle möglichen anderen Probleme verursachen, zum Beispiel Nährstoffmangel oder Nahrungsmittelallergien, Darmentzündungen, Diabetes, rheumatische Arthritis, Psoriasis, Sterilität, Blähungen, Immunschwäche, Erschöpfung, Kopfschmerzen, Gelenkschmerzen, Durchfall, Reizbarkeit, Anämie und andere.

Die gute Nachricht: Viele dieser Lektine wirken sich nur auf *eine* Blutgruppe aus und daher können Sie gegebenenfalls deren negative Wirkung umgehen, indem Sie die Nahrungsmittel meiden, die sich negativ auf Ihre Blutgruppe auswirken.

Wann Sie Ihre Blutgruppe berücksichtigen sollten

Wenn Sie bisher alle Empfehlungen bereits einige Zeit lang umgesetzt haben, sowohl die von Kapitel 7 als auch alle hier in Kapitel 9, und sich immer noch nicht sehr gut fühlen, so berücksichtigen Sie zusätzlich Ihre Blutgruppe. Denn es könnte sein, dass die Lektine in Ihrem Essen für die Probleme verantwortlich sind – besonders, wenn es sich um solche Probleme handelt wie oben erwähnt.

Anleitung

Wenn Sie es nicht wissen, fragen Sie Ihren Arzt, welche Blutgruppe Sie haben.

Schauen Sie in der folgenden Tabelle bei Ihrer Blutgruppe nach, welche Nahrungsmittel Sie meiden müssen, weil deren Lektine mit Ihrer Blutgruppe reagieren.

Wenn es Ihnen durch Weglassen dieser Nahrungsmittel besser geht, sollten Sie diese in Zukunft meiden.

Nahrungsmittel, die man je nach Blutgruppe meiden sollte			
Blutgruppe A	**Blutgruppe B**	**Blutgruppe AB**	**Blutgruppe 0**
Brombeeren	Augenbohnen	Augenbohnen	Brombeeren
Cornflakes u. Ä. aus Mais	Granatäpfel	Brombeeren	Heilbutt
Flunder	Helmbohnen	Cornflakes u. Ä. aus Mais	Flunder
Grüne Bohnen	Kakao	Flunder	Kakao
Heilbutt	Kastorbohnen	Granatäpfel	Schokolade
Limabohnen	Lachs	Grüne Bohnen	Sonnenblumen- kerne
Mungbohnen	Schokolade	Heilbutt	
Seezunge	Sesam	Kakao	
Sojabohnen	Sojabohnen	Kastorbohnen	
Venusmuscheln	Sonnenblumen- kerne	Lachs	
	Thunfisch	Limabohnen	
		Mungbohnen	
		Sojabohnen	
		Helmbohnen	
		Schokolade	
		Schwarze Bohnen	
		Seezunge	
		Sesam	
		Sonnenblumenkerne	
		Thunfisch	
		Venusmuscheln	

Test auf Notwendigkeit von Trennkost

Worum es geht

Durch die richtige Kombination von Nahrungsmitteln kann das Verdauungssystem in seiner Arbeit unterstützt und die Aufnahme von Nährstoffen verbessert werden. Dabei müssen die Mahlzeiten so zusammengestellt werden, dass die einzelnen Nahrungsmittel einander bei der Verdauung nicht stören. Viele Regeln, die unter dem Begriff „Trennkost" zusammengefasst werden, verfolgen dieses Ziel und sind sehr sinnvoll und einleuchtend.

Es wäre zum Beispiel nicht besonders günstig, gleichzeitig Obst und Fleisch zu essen, da sie unterschiedlich schnell durch unser Verdauungssystem wandern und im Magen und Dünndarm nicht die gleichen Enzyme zu ihrer Verdauung brauchen. Es macht auch nicht viel Sinn, das Verdauungssystem übermäßig zu belasten, indem man gleichzeitig Fleisch und Milchprodukte isst – zum Beispiel indem man Milch oder Quark zusammen mit einem Stück Fleisch zu sich nimmt oder Fleisch, das mit Käse überbacken ist.

Es lohnt sich, diese und andere Regeln der Trennkost zu kennen, auch wenn man es mit ihrer Anwendung nicht übertreiben sollte. So ließe sich zum Beispiel alles am *leichtesten* verdauen, wenn Sie bei jeder Mahlzeit nur *ein* Nahrungsmittel essen würden – das ist natürlich unrealistisch! Wenn Sie aber wenigstens wissen, welche Kombinationen auf jeden Fall gemieden werden sollten, können Sie Ihrem Verdauungssystem unnötige Belastungen so weit wie möglich ersparen.

Wann Sie diesen Test machen sollten

Falls Sie häufig Verdauungsprobleme haben, die sich auch nicht bessern, wenn Sie sich entsprechend Ihrem Typ ernähren, liegt die Ursache vielleicht in falschen Nahrungsmittelkombinationen. Wenn Sie zum Beispiel unter Problemen wie häufigen Bauchschmerzen und Unwohlsein nach dem Essen leiden, Blähungen oder Verstopfung haben, oft aufstoßen müssen, wenn Ihre Zunge meist belegt ist, wenn Sie Mundgeruch haben, wenn es Ihnen an Appetit mangelt, wenn Sie Ihr Essen nur unvollständig verdauen, wenn Ihr Darm entzündet ist (Kolitis) oder Sie unter Schlaflosigkeit leiden, dann hilft Ihnen möglicherweise der im Folgenden beschriebene Test diese Probleme zu überwinden (S. 231).

Heutzutage leiden sehr viele Menschen in den modernen Industriegesellschaften unter einer schwachen Verdauung. Jeder Stoffwechseltyp kann dieses Problem entwickeln und natürlich äußert es sich bei jedem anders. Es gibt Menschen mit einem starken Verdauungssystem, die ständig problemlos die schwierigsten Mischungen essen können. Aber es gibt auch viele, die ein so schwaches Verdauungssystem haben, dass sie ständig verdauungsfördernde Nahrungsergänzungen brauchen, selbst wenn sie nur ein einziges, an sich leicht verdauliches Nahrungsmittel essen – wie zum Beispiel Joghurt.

Sie sollten sich auf jeden Fall mit den nachfolgenden Regeln vertraut machen und sie befolgen, wann immer es ohne Probleme möglich ist – ganz egal, wie gut Ihr Verdauungssystem arbeitet. Viele dieser Regeln lassen sich leicht umsetzen. Selbst wenn Sie gegenwärtig noch ein starkes Verdauungssystem haben, verhindern Sie so die Entstehung von Problemen in der Zukunft. Falls Sie dagegen bereits ein schwaches Verdauungssystem haben, sollten Sie diese Regeln so genau wie möglich befolgen und den einfachen Test umsetzen, der hier folgt.

Die Trennkost kann Ihnen außerdem helfen Übergewicht abzubauen. Wenn die Nahrung nämlich nicht richtig verdaut wird, leiden die Zellen unter Nährstoffmangel und verringern die Stoffwechselrate, und das führt zu vermehrter Einlagerung von Fett.

Test zur Trennkost

Dieser Test ist sehr einfach. Essen Sie einfach vier Tage lang wie immer und bewerten Sie Ihre Symptome in dieser Tabelle. Dann folgen Sie zehn Tage lang den Regeln der Trennkost und bewerten weiterhin Ihre Symptome. Auf Seite 234 finden Sie ein paar Vorschläge, wie Sie Ihre Mahlzeiten zusammenstellen können. Am Ende vergleichen Sie die Bewertungen und stellen fest, ob sich Ihre Verdauung durch die Trennkost gebessert hat.

Bewertungsskala: 1 = Sehr schlecht, viel schlechter als vorher; 2 = Schlecht, schlechter als vorher;
3 = Durchschnittlich, keine Veränderung; 4 = Gut, besser als vorher; 5 = Sehr gut, viel besser als vorher.

Symptome	Normale Ernährung				Trennkosternährung									
	1	2	3	4	5	6	7	8	9	10	11	12	13	14
Blähungen														
Aufstoßen														
Sodbrennen														
Unverdautes Essen														
Verstopfung														
Durchfall														
Aufgeblähter Bauch														
Belegte Zunge														
Mundgeruch														
Kolitis														
Schlaflosigkeit														
Energie														

Die wichtigsten Regeln der Trennkost

Die folgenden Regeln sollten vor allem von all denen beachtet werden, die häufig Verdauungsprobleme haben, die auch durch eine typgerechte Ernährung nicht gebessert werden.

1. Essen Sie Eiweiß möglichst nicht zusammen mit stärkereichem Gemüse oder Getreide.

Fleisch kann gut zusammen mit den Gemüsesorten gegessen werden, die nicht viel Stärke enthalten. Getreide, Bohnen und stärkereiche Gemüse werden leichter verdaut, wenn sie ohne Fleisch oder Milchprodukte verzehrt werden.

Diese Regel lässt sich natürlich nicht immer leicht umsetzen, besonders nicht für den Eiweiß-Typ, der Eiweiß und Kohlenhydrate gleichzeitig braucht. Es gibt jedoch einen Trick, wie man dieses Problem umgehen kann: Essen Sie Getreide und stärkereiche Gemüse am Anfang der Mahlzeit. Ungefähr 30 Minuten später können Sie dann das Fleisch zusammen mit den stärkearmen Gemüsen essen.

2. Essen Sie Obst zwischen den Mahlzeiten.

Obst verträgt sich nicht gut mit Fleisch und auch nicht mit anderen schweren Mahlzeiten. Am besten passt es zu Milchprodukten und Nüssen. Als Kohlenhydrat-Typ können Sie das Obst meist ohne Probleme auch zwischen den Mahlzeiten essen.

3. Milchprodukte und Fleisch sollten Sie nicht zusammen bei einer Mahlzeit essen.

Auf *Cordon bleu* (Fleisch mit Käse) sollten Sie besser verzichten. Auch ein Cheeseburger ist keine gute Kombination. Und nachdem Sie ein Stück Fleisch gegessen haben, sollten Sie zum Nachtisch keinen Käse oder Käsekuchen essen. All diese Kombinationen belasten das Verdauungssystem der meisten Menschen viel zu stark, verlangsamen die Verdauungsarbeit drastisch und tragen zur Entstehung von Giftstoffen im Darm bei.

4. Essen Sie nur einen Eiweißträger pro Mahlzeit.

Falls Sie Verdauungsprobleme haben, können Sie Ihrem Darm die Arbeit erleichtern, indem Sie pro Mahlzeit nur eine Art Eiweiß essen. Verspeisen Sie also zum Beispiel nicht Fleisch und Fisch zusammen in einer Mahlzeit.

Als Eiweiß-Typ können Sie allerdings manche Kombinationen gut verkraften, wie zum Beispiel Eier mit Schinken zum Frühstück – wenn Ihr Verdauungssystem nicht bereits sehr geschwächt ist.

5. Essen Sie Melonen möglichst für sich alleine, ohne etwas anderes dazu

Wenn Melonen für Ihren Stoffwechseltyp geeignet sind, sollten Sie diese entweder zwischen zwei Mahlzeiten oder zu Beginn des Essens verzehren, da sie sehr schnell verdaut werden. Auf jeden Fall sollten sie nicht zum Nachtisch gegessen werden, besonders nicht nach einer schweren Mahlzeit und nie zusammen mit Fleisch oder rohem Gemüse.

6. Essen Sie Obst und Gemüse nicht zusammen.

Dies gilt im Prinzip für jedes Obst und Gemüse, besonders jedoch für rohes Obst und Gemüse. Einige Experten sind allerdings der Meinung, dass sich säurereiche Früchte gut mit stärkearmem Gemüse kombinieren lassen. In einem solchen Fall sollten Sie auf Ihre eigenen Erfahrungen vertrauen.

7. Essen Sie nicht gleichzeitig Stärke und Zitrusfrüchte.

Auch wenn es oft gemacht wird, ist es keine gute Idee, zum Frühstück zum Beispiel eine Grapefruit zu essen, gefolgt von einem Müsli.

Vorschläge für Trennkost-Mahlzeiten			
Mahlzeit	**Eiweiß-Typ**	**Misch-Typ**	**Kohlenhydrat-Typ**
Frühstück	Vollkornbrot mit Butter und Honig, *30 Minuten später:* Bratenfleisch mit Gemüse (zum Beispiel grüne Bohnen)	Vollkornbrot mit Butter, Apfel; *30 Minuten später:* Rührei mit gedünsteter Zwiebel	Obst, Vollkornbrot mit 1 Teelöffel Butter; *30 Minuten später:* fettarmer Hüttenkäse oder fettarmer Joghurt
Mittagessen	Kurz angebratene Pilze und Erbsen, Roggenbrot (Sauerteig- oder Backfermentbrot) mit Butter, *30 Minuten später:* gedünsteter Lachs mit Kräuterbutter	Gedünstete grüne Bohnen, Wildreis mit Butter, gemischter Salat aus Blattsalat, Gurke, grüner Paprika, Oliven, Tomaten, mit frischem Zitronensaft und Olivenöl; *30 Minuten später:* gedünstete Forelle mit Zitronenbutter	Gedünstete Rote Bete und deren Blätter, Salat aus Tomate und Gurke, Dinkelbrot mit Knoblauchbutter; *30 Minuten später:* Hühnerbrust
Abendessen	Wildreis mit Butter, gedünsteter Spinat, *30 Minuten später:* gebratene Lamm-koteletts mit Zitronen-butter	Gedünstete Zucchini, Kartoffeln mit Butter; *30 Minuten später:* gebratenes Kotelett	Süßkartoffel, Krautsalat mit Frühlingszwiebel, grüne Paprika, Soße aus Essig und Öl; *30 Minuten später:* Putenbrust

Kapitel 10
Wenn Sie Ihr Gewicht reduzieren möchten

Der Jo-Jo-Effekt

Ich erinnere mich noch an meinen zehnten Geburtstag, als mir mein Onkel ein Jo-Jo schenkte. Ich übte mit Begeisterung. Seine Bewegung, das ständige Auf und Ab, faszinierten mich. Es kam immer wieder in meine Hand zurück, ganz egal, wie stark ich es wegschleuderte. Natürlich war ich damals noch zu jung, um die Gesetze zu verstehen, die für den Jo-Jo-Effekt verantwortlich sind.

Kennen Sie ihn auch? Falls Sie übergewichtig sind, kennen Sie den Jo-Jo-Effekt wahrscheinlich. Denn dann wissen Sie: Es ist nicht leicht Übergewicht abzubauen. Und noch viel schwerer ist es das erreichte geringere Gewicht zu halten und nicht bald noch mehr zu wiegen als vorher. Viele investieren unendlich viel Zeit, Energie und Geld, um ein paar Pfunde loszuwerden. Doch wie sehr sie sich auch bemühen, wie viel Erfolg sie auch zunächst haben – in über 90 Prozent der Fälle bringen sie bald wieder das gleiche Gewicht auf die Waage. Sehr frustrierend und sehr seltsam . . . – oder vielleicht doch nicht so seltsam?

Nein, eigentlich nicht. Das Jo-Jo folgt nur den Gesetzen der Natur, an seinen Bewegungen ist nichts Mysteriöses. Ähnlich sieht es beim Übergewicht und dem zugehörigen Jo-Jo-Effekt aus – sie folgen den Naturgesetzen. Wer sich in Physiologie und Biochemie auskennt, kann leicht erklären, warum es so schwer ist, Übergewicht *auf Dauer* loszuwerden.

Natürlich fällt es den meisten nicht besonders schwer das Gewicht deutlich zu verringern, wenn sie es wirklich wollen. Vielleicht muss man erst einmal ein paar Methoden ausprobieren, bevor man die richtige findet, aber irgendwann stößt man dann auf etwas, das funktioniert. Schließlich ist das Angebot an Diäten groß genug. Mit der einen oder anderen Variante lässt sich der Körper fast immer dazu zwingen, Gewicht abzubauen. Doch leider lässt sich der Körper nicht lange mit solchen Methoden „hereinlegen". Wenn man nach der Diät wieder zur normalen Ernährung übergeht, sind die Pfunde bald wieder drauf – und meist noch mehr als vor der Diät.

Letztlich liegt die Ursache vor allem darin, dass Übergewicht als ein Problem angesehen wird, das losgelöst von anderen, für sich selbst, besteht. Deshalb wird immer nur nach Mitteln gesucht, die wirksam das Gewicht abbauen, wie zum Beispiel Diätgetränke, Appetitzügler, Diuretika, Diätpillen zur Erhöhung der Stoffwechselrate, kalorienreduzierte Diäten, extremes Körpertraining, usw. Dabei wird das eigentliche Problem völlig verkannt: Übergewicht ist *ein* Symptom schlechter Gesundheit, *ein* Ausdruck des Ungleichgewichts des Stoffwechsels und von Störungen in der Verarbeitung von Fett, Eiweiß und Kohlenhydraten.

Deshalb bringt es auf Dauer nichts, nur das Übergewicht mit Gewalt abbauen zu wollen. Dahinter steht das gleiche Denken, mit dem auch sonst Symptome unterdrückt werden. Diäten beseitigen die *Ursachen* für das Übergewicht so wenig, wie ein Antihistamin eine chronische Allergie beseitigt. Bestenfalls ist kurzfristige Symptomunterdrückung möglich.

Die Wahrheit ist: *Übergewicht lässt sich auf Dauer nur abbauen, indem die Gesundheit auf Dauer aufgebaut wird.*

Übergewichtig können Sie nur dann sein, wenn Sie nicht vollständig gesund sind. Deshalb werden Sie auch noch andere Gesundheitsprobleme haben, auch wenn diese nicht so deutlich wie das Übergewicht sein sollten. Auf jeden Fall können und sollten Sie alle Gesundheitsprobleme einschließlich des Übergewichts gleichzeitig auf der Ebene des Stoffwechsels angehen, um sie zu bereinigen. So schlagen Sie mehrere Fliegen mit einer Klappe – Sie verlieren Ihr Übergewicht und werden dabei noch gesünder.

Und das Beste: Wenn Sie Ihre Gesundheit auf diesem Weg von Grund auf regenerieren, verlieren Sie Ihr Übergewicht auf natürlichem Weg, ohne besondere Mühe, nebenbei – und nehmen später nicht wieder zu.

Fett abbauen statt Gewicht abbauen

Die Nahrung soll uns vor allem ausreichend mit Energie versorgen, damit der Körper richtig arbeiten kann. Jede Nahrungsmittelgruppe (Fett, Eiweiß und Kohlenhydrate) liefert Energie, doch Fett enthält davon am meisten, mindestens doppelt so viel wie das energiereichste Kohlenhydrat oder Eiweiß.

Gemessen wird die in der Nahrung enthaltene Energie in Kalorien. Falls Sie mit der Nahrung *mehr* Energie aufnehmen, als Sie verbrauchen, wird der Überschuss im Körper gespeichert, vor allem als Fett. Wenn Sie später Energie brauchen, kann der Körper dieses Fett wieder zur Energiegewinnung nutzen.

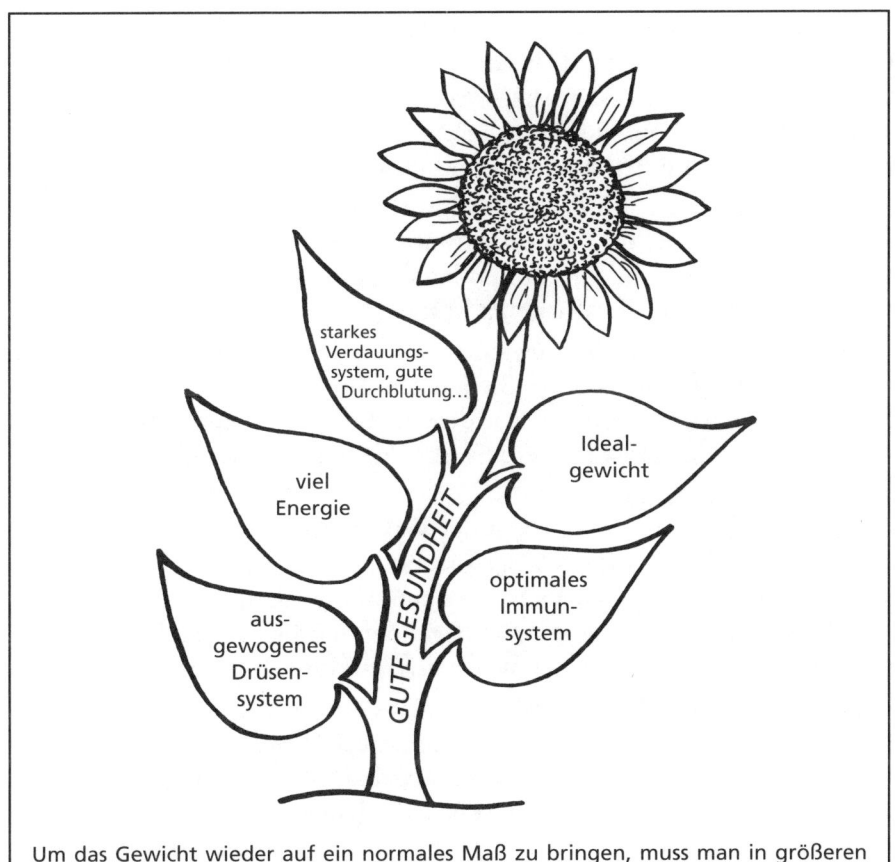

starkes
Verdauungs-
system, gute
Durchblutung...

viel
Energie

Ideal-
gewicht

GUTE GESUNDHEIT

aus-
gewogenes
Drüsen-
system

optimales
Immun-
system

Um das Gewicht wieder auf ein normales Maß zu bringen, muss man in größeren Zusammenhängen denken und dabei die Effizienz des Stoffwechsels und sein Gleichgewicht berücksichtigen. Deshalb liegt das Geheimnis für den dauerhaften Abbau von Übergewicht darin, die Gesundheit als Ganzes zu regenerieren.

Die meiste Energie wird von den *Muskeln* verbraucht, durch deren ständige Bewegung. Muskeln sind so etwas wie kleine „Fettverbrennungsöfen". Sie können Fett erstaunlich schnell in Energie umwandeln – mindestens achtzehnmal schneller als zum Beispiel Fettzellen. Deshalb ist es auch so wichtig durch Sporttreiben für eine gut entwickelte Muskulatur zu sorgen. Denn je mehr Muskeln Sie haben, desto mehr Fett wird (bei Bewegung) von Ihren „Fettverbrennungsöfen" verbraucht. Sie können mehr essen, ohne dick zu werden.

Deshalb sollte man immer bedenken: Abbau von Fett ist nicht das Gleiche wie Abbau von Gewicht. Den meisten geht es nur darum, Gewicht zu verlieren. Aber die Waage sagt nichts darüber aus, wie viel Fett wirklich abgebaut wurde. Sie kann sogar ein unverändertes Gewicht anzeigen, wenn Sie Fett abbauen und gleichzeitig Muskeln aufbauen.

Weil Muskeln um 22 Prozent schwerer als Fett sind, können Sie all Ihre „Rettungsringe" und „Speckschwarten" verlieren, Ihre Proportionen können besser werden, Sie können besser aussehen – ohne auch nur ein Gramm weniger auf die Waage zu bringen.

Deshalb zeigt Ihnen die Gewichts*verteilung* Ihre Fortschritte viel besser an, als es Ihre Waage könnte. Stellen Sie Ihre Waage nur lieber in den Schrank und beobachten Sie stattdessen, ob Ihre Kleider noch passen. Wenn die Kleider zu weit werden und Sie kleinere Größen brauchen, kann Ihnen die Waage egal sein.

Neben Muskeln und Fett spielt der Wasseranteil im Körper eine Rolle. Durch ein Mittel, das die Wasserausscheidung anregt (ein Diuretikum), könnten Sie zwar auch Gewicht abbauen und schlanker aussehen, doch damit würden Sie die zugrunde liegenden Probleme im Stoffwechsel nicht beseitigen, die zu dieser Wasseransammlung geführt haben.

Auch eine kalorienreduzierte Diät trägt Gefahren in sich. Wenn Sie im Rahmen einer solchen Diät zu wenig Fett und Eiweiß essen, wird beim Gewichtsabbau auch Muskelmasse abgebaut und gleichzeitig fehlen Ihnen die Rohstoffe dazu, sie wieder aufzubauen. Am Ende wird Ihnen gerade von *dem* Gewebe etwas fehlen, das am meisten Fett verbrennt, nämlich von den Muskeln.

Wir könnten uns jetzt noch die vielen anderen Methoden ansehen, mit denen Übergewicht angeblich abgebaut werden kann. Doch letztlich setzen alle an der falschen Stelle an und lösen nicht das grundlegende Problem, da es bei keiner Methode darum geht, über die Verbesserung der Gesundheit Gewicht abzubauen.

Doch nur durch die Verbesserung des Stoffwechsel-Gleichgewichts lässt sich das Gewichtsproblem auf Dauer lösen – und nebenbei die anderen Gesundheitsprobleme. Sie können zwar auf diesem natürlichen Weg nicht ganz so schnell Ergebnisse erwarten, doch dafür wird das Übergewicht auf Dauer abgebaut.

Vergessen Sie also alle Diäten und vertrauen Sie lieber der inneren Intelligenz Ihres Körpers. Suchen Sie nicht mehr nach immer neuen Diäten oder Wundermitteln, sondern sehen Sie lieber den großen Zusammenhang, in dem Übergewicht nur ein Teil des ganzen Bildes ist. Bringen Sie durch die richtige Ernährung Ihren Stoffwechsel wieder ins Gleichgewicht, dann wird er sich selbst regulieren. Unterstützen Sie das Ganze mit sportlicher Aktivität und Sie sind auf dem besten Weg zu Ihrer Traumfigur.

Die Stoffwechselrate anregen

Ihr Gewicht hängt neben anderen Faktoren auch sehr von Ihrer Stoffwechselrate ab, also davon, wie schnell Ihr Körper Kalorien verbrennt beziehungsweise Energie verbraucht. Ein Maß für die Stoffwechselrate ist der „Grundumsatz". Dieser wird definiert über die Menge an Sauerstoff, die Ihr Körper verbraucht, wenn er sich in völliger Ruhe befindet – 12 Stunden nach der letzten Mahlzeit, bei angenehmer Temperatur und ohne dass irgendeine Aufregung Sie stört.

Wer eine hohe Stoffwechselrate hat, ist eher schlank, denn zur Aufrechterhaltung der hohen Rate wird viel Energie verbraucht. Bei niedriger Stoffwechselrate ist auch der Kalorienverbrauch nicht so hoch, man nimmt also leicht einmal mehr Kalorien auf, als man verbraucht – und diese werden dann als Fett gespeichert. Und auch die bereits in Form von Fett eingelagerten Kalorien werden kaum in Anspruch genommen, weil der Bedarf des Körpers so niedrig ist.

Deshalb ist es bei Übergewicht so wichtig, die Stoffwechselrate zu erhöhen. Wie das geht? Eigentlich ganz einfach. Sie brauchen nämlich nur Ihre Muskelmasse zu vergrößern. Das erreichen Sie auf zwei Wegen:

– indem Sie die für Ihren Stoffwechseltyp richtige Ernährung essen.

– indem Sie außerdem Sport treiben.

Muskelmasse und Grundumsatz hängen direkt zusammen. Je mehr Muskelmasse Sie haben, umso höher ist der Grundumsatz. Sobald Sie Ihre Muskelmasse und damit Ihre Stoffwechselrate erhöhen, werden Sie erstaunt feststellen, dass Sie deutlich mehr essen können und trotzdem schlank bleiben.

Wenn Sie älter werden, ist es besonders wichtig, dass Sie aktiv etwas für Erhalt und Aufbau der Muskeln tun. Denn nachdem Sie die 40 überschritten haben, verlieren Sie ungefähr 200 Gramm Muskelmasse pro Jahr, sofern Sie nichts dagegen unternehmen. Männer verlieren zwar die Muskelmasse etwas langsamer als Frauen, doch ist es für beide wichtig, diesem Verlust entgegenzuwirken.

Manche Frau ist nicht besonders begeistert von der Idee Muskeln aufzubauen. Sie möchte zwar ihr Fett loswerden und versteht auch, dass Sport und Muskelaufbau nötig sind. Aber sie will am Ende nicht so aussehen wie Arnold Schwarzenegger.

Doch keine Angst, Arnold Schwarzenegger hat etwas, das Frauen nicht haben: männliche Hormone. Wegen ihrer anderen Hormonmischung bekommen Frauen nicht diese großen Muskeln, außer durch ganz extremes Training – und meist auch nur unterstützt durch die Einnahme von Steroiden. Als Frau sollte man sich daher keine Sorgen machen, eventuell weniger feminin zu wirken, selbst bei sehr viel Sport. Weibliche Muskeln werden lediglich dichter, nicht größer. Das weiche, lockere Muskelgewebe wird durch straffes, jünger wirkendes Gewebe ersetzt, vor allem an Armen und Beinen. Der Körper wird schlanker und fester, aber auf feminine Art.

Muskeln aufbauen und erhalten

Jetzt stellt sich die Frage, wie man die Muskeln am besten aufbaut. Natürlich mit sportlichem Training – aber es kann nicht jedes beliebige sein. Sie wissen vielleicht schon, dass es zwei Arten von Training gibt, aerobes und anaerobes.

Aerobes Training wie Laufen, Schwimmen, Fahrradfahren oder Tennisspielen verbraucht viel Sauerstoff und verbrennt in großem Umfang Kalorien und damit Fett. Dagegen wird bei *anaerobem Training,* also zum Beispiel beim Gewichtheben, bei isometrischen Übungen und Ähnlichem kaum Sauerstoff verbraucht und es werden auch nicht sofort Kalorien oder Fett verbrannt.

Der große Vorteil von anaerobem Training liegt jedoch in seiner Langzeitwirkung. Es ist sehr viel besser zum Aufbau von Muskelmasse und

Muskelstärke geeignet. Und weil die Muskeln auch dann noch Energie verbrauchen, wenn sie gerade nicht eingesetzt werden, wirkt sich anaerobes Training auf lange Sicht deutlich stärker auf die Fettverbrennung aus. Deshalb sollte jedes Trainingsprogramm sowohl aerobe als auch anaerobe Elemente enthalten.

Sie müssen allerdings weder einem Sportverein beitreten noch ein Fitnesscenter aufsuchen noch müssen Sie athletisch veranlagt sein, damit das Training bei Ihnen wirkt. Die meisten Gesundheitsexperten gehen davon aus, dass nicht besonders anstrengende Aktivitäten wie Wandern das Beste für alle Altersgruppen sind.

Es ist auf den ersten Blick schwer zu glauben, doch man verbraucht mit sehr intensivem aerobem Training oft weniger eingelagertes Fett als mit weniger intensivem Training, zum Beispiel mit einem zügigen Spaziergang. Denn bei sehr intensivem Training kann der Körper das Fett nicht schnell genug in Energie umwandeln und muss daher auf eine andere Energiequelle zurückgreifen: die Kohlenhydrate, die in Muskeln gespeichert werden. Weil also nur bei weniger intensivem Training Fett abgebaut wird, trainiert man besser länger und weniger intensiv als kurz und sehr intensiv.

Sehr gut ist zum Beispiel – mindestens ein Mal täglich – ein flotter, dreißigminütiger Spaziergang. Suchen Sie sich am besten einen Weg aus, auf dem Sie nicht anhalten müssen (um zum Beispiel Straßen zu überqueren), also vielleicht in einem Park. Oder machen Sie eine kurze Wanderung im Wald.

Noch besser ist es, eine ganze Stunde spazieren zu gehen oder den 30-Minuten-„Marsch" mit weiteren 20 bis 30 Minuten aerobem Training zu ergänzen, zum Beispiel auf einem Laufband, einem guten Trampolin (etwa einem Rebounder wie dem Trimilin), einem Standfahrrad oder einer Rudermaschine. Ein Trampolin macht Spaß und ist für alle ideal, die zwar gerne joggen würden, damit aber nicht ihre Knie und die Wirbelsäule belasten wollen.

Suchen Sie sich etwas aus, das Ihnen Spaß macht und das Sie regelmäßig machen möchten, das aber auch gut in Ihren Tagesablauf passt. Es muss durchaus nicht langweilig sein. Sie können einen Hund ausführen, Musik hören, fernsehen oder sich nebenbei mit anderem beschäftigen, während Sie Herz und Kreislauf stärken und Fett verbrennen.

Ganz nebenbei reinigen Sie dabei Ihren Körper innerlich und scheiden über den Schweiß Giftstoffe aus, die Ihr Körper teilweise selbst produziert und die zum Teil durch Umwelteinflüsse in Ihren Körper gelangt sind. Außerdem regt die Bewegung das Lymphsystem an und trägt so ebenfalls zur Reinigung bei.

Es gibt aber noch einen guten Grund für aerobes Training: Es neutralisiert sehr gut die negativen Wirkungen von Stresshormonen. Bei unseren frühen Vorfahren dienten die Stresshormone noch dazu, sie auf gefährliche Situationen vorzubereiten, sie für Kampf oder Flucht bereit zu machen. Wir reagieren auf Stress immer noch mit der Ausschüttung dieser Hormone. Und da wir im modernen Leben viel häufiger Stressfaktoren ausgesetzt sind, schütten wir die Hormone häufiger aus.

Aber Stresshormone haben „Nebenwirkungen" und müssen in Schach gehalten werden. Sie fördern zum Beispiel anabole Prozesse wie die Einlagerung von Fett. Auch bei der Entwicklung von degenerativen Krankheiten wie Krebs und Herzproblemen spielen sie eine Rolle. Wenn Sie also die Belastung mit Stresshormonen durch aerobes Training verringern, fördert dies Ihre Gesundheit insgesamt.

Wenn Sie sich wirklich wohl fühlen wollen, kommen Sie um aerobes Training nicht herum. Ganz egal wie gut Sie sich ernähren – es wird Ihnen noch deutlich besser gehen, wenn Sie sich täglich genug Zeit für Bewegung nehmen.

Allerdings sollten Sie auch auf anaerobes Training nicht ganz verzichten. Selbst indem Sie nur fünf bis zehn Minuten täglich Gewichte heben, stärken und vergrößern Sie Ihre Muskeln, stärken Gelenke und Knochen, verhindern Osteoporose. Gewichtheben und ähnliches anaerobes Training hat auch noch andere Vorteile. Es verringert den Insulinspiegel, reduziert so die Einlagerung von Fett und fördert die Freisetzung von Wachstumshormonen.

Es sind die Wachstumshormone, durch die Kinder und Jugendliche schlank bleiben und so viel Energie haben. Sie werden im Gehirn gespeichert und bei Bedarf freigesetzt. Zwar speichern auch Erwachsene diese Wachstumshormone, aber sie setzen sie nicht so leicht frei. Neben körperlichem Training erleichtern eine Reihe weiterer Faktoren die Freisetzung, zum Beispiel ein gleichmäßiger und stabiler Blutzuckerspiegel und ausreichender Schlaf.

Einige Forscher sind der Meinung, dass die Freisetzung von Wachstumshormonen durch Training bei *leerem* Magen noch verstärkt wird, besonders auch durch den *Verzicht* auf kohlenhydratreiche Nahrungsmittel (wie Müsliriegel oder Ähnliches) oder Getränke (wie „isotonische" Sportlergetränke) vor und nach dem Training.

Andere Forscher glauben im Gegensatz dazu jedoch, dass bei ganz leerem Magen die Stoffwechselrate verringert würde und sogar für den Rest des Tages niedrig bliebe – was zu einem insgesamt geringeren Fettabbau führen würde. Daher könnte es für Sie am besten sein, wenn Sie ungefähr eine halbe Stunde vor dem Training ein wenig zu sich nehmen.

Letztendlich wird Ihr Körper Ihnen sagen, ob Sie etwas brauchen. Wenn Sie vor dem Training nichts essen und sich dann schwach fühlen und keine Ausdauer haben, hat sich Ihre Stoffwechselrate verlangsamt und Sie müssen das nächste Mal etwas essen, bevor Sie trainieren. Probieren Sie dann Verschiedenes aus, das zu Ihrem Stoffwechseltyp passt. Wenn Sie auf die Signale Ihres Körpers achten, werden Sie schnell das Beste finden.

Den „Gravistat" neu einstellen

Eine typische Situation: Sie wollen schnell fünf oder zehn Kilogramm loswerden, vielleicht für ein Klassentreffen, für eine Hochzeit oder weil Sie es leid sind sich in Ihre Kleider zwängen zu müssen. Damit Sie möglichst schnell abnehmen, gehen Sie zu einer sehr kalorienarmen Diät über. Sie essen ungefähr einen Monat lang kaum etwas, lassen einige Mahlzeiten aus und essen ansonsten nur sehr wenig. Die Diät ist erfolgreich und Sie werden schlanker. So weit, so gut.

Doch schon bald sammelt sich all das mühsam abgebaute Fett langsam wieder an. Egal wie Sie sich bemühen, nichts hilft dagegen. Sie können es sich nicht erklären, denn Sie essen sehr maßvoll, achten sehr auf Ihre Ernährung und bemühen sich Ihr Gewicht zu halten. Seltsamerweise kehren Sie ziemlich genau zu dem Gewicht zurück, das Sie vor Ihrer Diät hatten. Die acht Kilogramm, die Sie so schnell losgeworden waren, sind wieder da und Ihr Gewicht scheint sich dort einzupendeln. Es sieht fast so aus, als sei Ihr Körper auf diese „zurückgekehrten" acht Kilogramm eingestellt – ganz egal, was Sie dagegen unternehmen.

Und so ist es wirklich: Ihr Körper ist darauf programmiert, dieses Gewicht zu halten. Der Mechanismus, der dahinter steht, hat auch einen Namen – er heißt „Gravistat" (etwa mit „Gewichtsregler" zu übersetzen). Ursprünglich handelt es sich dabei um einen Schutzmechanismus, den wir von unseren Vorfahren geerbt haben. In den frühen menschlichen Gemeinschaften der Jäger und Sammler mussten zu Zeiten mit geringem Nahrungsangebot Energie und damit Fett eingespart werden und damals war dieser Mechanismus überlebenswichtig. Er sorgt bei uns nach wie vor dafür, dass wir nach einer Zeit des Mangels unser altes Gewicht wieder erreichen.

Wenn Sie sich eines Tages entschließen, wesentlich weniger zu essen, kann Ihr Körper nicht erkennen, dass Sie eine Diät machen, und reagiert wie auf eine Hungersnot. Für ihn bedeutet die geringere Kalorienzufuhr: „Vorsicht! Hungersnot!" Deshalb greift Ihr Gravistat ein, um Sie zu schützen.

Ihr Gehirn befiehlt Ihrem Stoffwechsel weniger aktiv zu sein und Ihrem Appetit größer zu werden. Wenn Sie sich wirklich in einer Hungersnot befinden, motiviert Sie der größere Appetit etwas zu unternehmen und etwas zu essen, sobald wieder etwas zur Verfügung steht. Wenn Sie aber nur auf Diät sind, macht Ihnen der Hunger nur das Leben schwerer.

Das Ganze funktioniert jedoch auch umgekehrt. Wenn Sie plötzlich stark zugenommen haben, wird Ihre Stoffwechselrate erhöht und Ihr Appetit geringer. Deshalb gehen einige Experten davon aus, dass es sich hierbei um eine Art „Gewichtsthermostat" handelt. Wie ein Thermostat, der die Raumtemperatur regeln soll, regelt dieser Gravistat den Fettanteil im Körper.

In einer Untersuchung, die 1995 an der *Rockefeller University* durchgeführt wurde, fanden die Forscher heraus, dass die Stoffwechselrate von Erwachsenen, die zehn Prozent ihres Gewichts mit einer 800-Kalorien-Diät verloren hatten, ebenfalls um zehn Prozent geringer war. Und dass sie umgekehrt um zehn Prozent angestiegen war bei Menschen, die zehn Prozent zugenommen hatten.

Natürlich werden Ihre Stoffwechselrate und Ihr Appetit nicht nur vom Gravistat bestimmt, sondern auch von einer Reihe anderer Faktoren, einschließlich Ihrer Gene und Hormone. Und auch der Gravistat wird von Hormonen beeinflusst, nicht nur von den Ernährungsgewohnheiten. Daher tendiert jeder von uns zu einem ganz bestimmten Gewicht.

Trotzdem sind wir nicht völlig von den Vorgaben des Gravistats abhängig. Innerhalb gewisser – genetisch vorgegebener – Grenzen können wir das Sollgewicht verschieben. Wenn Sie übergewichtig sind und Ihren Gravistat nach unten korrigieren wollen, sollten Sie zwei Punkte beachten:

1. Meiden Sie sehr kalorienarme Diäten, damit Ihre Stoffwechselrate nicht verringert wird. Und denken Sie daran: Wenn Sie sich typgerecht ernähren, brauchen Sie den Kalorien keine besondere Aufmerksamkeit zu widmen.

Sollten Sie jedoch unbedingt Kalorien reduzieren und weniger zu sich nehmen wollen, so verringern Sie die Kalorienaufnahme nur langsam und nicht zu stark. Denken Sie immer daran: Wenn Sie zu wenig essen, wird nicht nur Fett abgebaut, sondern auch Muskelmasse. Und die Muskeln brauchen Sie schließlich noch, um Fett zu verbrennen.

Genaue Angaben dazu, auf wie viele Kalorien man verzichten kann, ohne dass die Stoffwechselrate heruntergefahren wird, lassen sich nicht machen, denn jeder Stoffwechsel ist anders. Einige Experten empfehlen, von der bisherigen Kalorienzahl auszugehen und diese nicht um mehr als 500 pro Tag zu verringern sowie nie weniger als 1200 Kalorien pro Tag zu essen.

2. Erhöhen Sie Ihre Stoffwechselrate durch aerobes Training und ergänzen Sie dieses durch Gewichtheben (anaerobes Training).

Insulin und Glukagon im Gleichgewicht halten

Hormone regulieren zahllose Stoffwechselprozesse. Bei der Regulierung Ihres Gewichts stehen zwei Hormone im Vordergrund, die gegeneinander wirken: Insulin und Glukagon. Glukagon regt die *Verbrennung* von Fett an, während Insulin seine *Einlagerung* bewirkt.

Diese beiden Hormone werden durch Veränderungen des Blutzuckerspiegels aktiviert. Insulin soll vor allem einen zu hohen Anstieg des Blutzuckerspiegels verhindern, während Glukagon vor allem dafür sorgen soll, dass er nicht zu niedrig wird. Deshalb steigt der Insulinspiegel jedes

Mal an, wenn der Blutzuckerspiegel ansteigt. Und wenn er fällt, fällt der Insulinspiegel und der Glukagonspiegel steigt.

Um die Einlagerung von Fett zu vermeiden, müssen wir uns so ernähren, dass eher das Fett verbrennende Hormon – Glukagon – aktiviert wird und weniger das Fett einlagernde Insulin. Zwar können wir diese Hormone nicht direkt beeinflussen, aber wir können über die Regulierung des Blutzuckerspiegels indirekt auf sie einwirken. Denn indem wir verhindern, dass der Blutzuckerspiegel stark ansteigt, verhindern wir auch den starken Anstieg von Insulin.

Insulin wird in der Bauchspeicheldrüse freigesetzt (genauer gesagt in den Betazellen der Langerhans-Inseln), wenn der Blutzuckerspiegel zu schnell ansteigt oder einen zu hohen Wert erreicht. Das passiert jedes Mal, wenn …

– zu viel Kohlenhydrate oder
– Kohlenhydrate mit hohem glykämischem Wert oder wenn
– im Verhältnis zu Eiweiß und Fett zu viele Kohlenhydrate

gegessen werden.

Wenn der Insulinspiegel ansteigt, wird dadurch der Körper gezwungen, seine Energie aus Kohlenhydraten zu gewinnen, statt das gespeicherte Fett zu verbrauchen. Außerdem bewirkt Insulin die Umwandlung des Zuckerüberschusses in Fett, das dann noch zusätzlich eingelagert wird.

Diese Fetteinlagerung durch Insulin wird durch Glukagon gestoppt. Es wird von den Alphazellen der Bauchspeicheldrüse vor allem dann ausgeschieden, wenn man genug Eiweiß zu sich nimmt, und bewirkt die Freisetzung von Fett ins Blut. So erreicht das Fett die Muskeln, die es viel lieber als den Zucker zur Energiegewinnung verwenden.

Sowohl Insulin als auch Glukagon stehen dem Körper jederzeit zur Verfügung (außer bei Diabetes, wenn die Insulinproduktion erschöpft ist) und es geht darum, sie in einem vernünftigen Gleichgewicht zu halten. Das lässt sich nur erreichen, wenn jede Mahlzeit so zusammengestellt wird, dass die Anteile von Eiweiß, Kohlenhydraten und Fett den Bedürfnissen des individuellen Stoffwechseltyps entsprechen. Dann bleibt der Blutzuckerspiegel gleichmäßig, Insulin und Glukagon sind im Gleichgewicht.

Jeder, der übergewichtig ist, muss sich deshalb als Erstes die Frage stellen: Mit welchen Anteilen der Nahrungsmittelgruppen stehen mein Insulin- und mein Glukagonspiegel im richtigen Verhältnis zueinander?

Jeder Ernährungsexperte hat darauf eine eigene Antwort. Eine in Amerika zur Zeit recht populäre Empfehlung geht davon aus, dass 40 Prozent jeder Mahlzeit aus Kohlenhydraten, 30 Prozent aus Eiweiß und 30 Prozent aus Fett bestehen sollten. Und ohne Zweifel: Es gibt viele Menschen, bei denen dies einen ausgewogenen Insulinspiegel garantiert.

Doch andere Experten empfehlen ganz andere Anteile und jeder gibt andere Ratschläge, wie viel Eiweiß, Kohlenhydrate und Fett richtig seien. Und jeder hat Erfolge aufzuweisen, es gibt immer jemanden, bei dem diese Empfehlung hilft.

Aber im Gegensatz zu den Behauptungen dieser Ernährungsexperten gibt es keine Verteilung der Anteile, die *bei jedem Menschen* zu einem idealen Verhältnis von Insulin und Glukagon führt. Der Beweis für diese Behauptung ist ganz einfach: Manche Menschen bauen ihr Übergewicht problemlos mit dieser 40-30-30-Ernährung ab, andere mit einer kohlenhydratreichen Ernährung, andere mit viel Eiweiß. Und es gibt genauso viele, die damit zunehmen.

Erblich bedingt reagiert jeder anders auf Insulin. Nehmen wir an, Sie gehen zwei Wochen lang mit einem Freund oder einer Freundin in Urlaub und Sie essen beide immer die gleichen Abendessen, die vor allem aus viel stärkereichem Gemüse, Getreideprodukten (Brötchen, Nudeln, Reis, usw.) und Nachtischen bestehen. Und nehmen wir an, Sie selbst nehmen dabei stark zu, während Ihre Freundin kein Gramm schwerer wird.

Daraus können wir schließen, dass der Stoffwechsel Ihrer Freundin erst bei einem höheren Insulinspiegel reagiert. Sie hat damit die Fähigkeit geerbt, einen höheren Blutzuckerspiegel zu tolerieren, bevor ihr Körper Alarm schlägt und ihre Bauchspeicheldrüse veranlasst Insulin auszuscheiden, um ihn wieder zu senken.

Wir können aber noch mehr daraus schließen: In diesem Beispiel sind Sie wahrscheinlich ein Eiweiß-Typ, während Ihre Freundin wohl ein Kohlenhydrat-Typ ist. Deshalb verträgt sie nicht nur einen höheren Kohlenhydratanteil, ihr Stoffwechsel braucht ihn sogar, um im Gleichgewicht zu sein und gesund und schlank zu bleiben.

Es läuft immer wieder auf das Gleiche hinaus: So wenig es allgemein gültige Regeln gibt, die das autonome Nervensystem, das Drüsensystem oder das Verbrennungssystem ins Gleichgewicht bringen, so wenig gibt es ein für jeden gleiches Patentrezept, das den Insulin- und den Glukagonspiegel reguliert. Der Insulinspiegel lässt sich nur dadurch zügeln, dass man sich entsprechend den Eigenarten des eigenen Stoffwechseltyps ernährt und diejenigen Anteile der Nahrungsmittelgruppen findet, die den Bedürfnissen der eigenen Biochemie entsprechen.

Geschichten aus dem wirklichen Leben

Im Laufe der Jahre habe ich vor allem in der Zusammenarbeit mit Sportlern Erfahrungen gesammelt, wie sich das Gewicht am besten regulieren lässt. Da Sportler die Reaktionen und die Grenzen des eigenen Körpers gut kennen, merken sie schnell, wenn sie durch falsche Ernährung ihrer Gesundheit und Leistungsfähigkeit schaden.

Wenn Sportler zunehmen, liegt es sicher nicht daran, dass sie sich zu wenig bewegen. Außerdem wird bei ihnen die Zunahme immer von anderen klar ersichtlichen Symptomen begleitet, wie zum Beispiel von einer Verringerung ihrer Kraft und Ausdauer und von Problemen mit dem Muskelaufbau.

Wenn man die Zusammenhänge zwischen der Leistungsfähigkeit und der Ernährung von Sportlern beobachtet, erkennt man schnell, wie wichtig es ist sich entsprechend den Bedürfnissen des eigenen Stoffwechseltyps zu ernähren und wie schädlich es sein kann „allgemein gültige" Ernährungsempfehlungen zu befolgen.

Ein gutes Beispiel ist der Fußballspieler Carl Zander, den ich 1990 zum ersten Mal traf. Er hatte mich aus einem Trainingslager angerufen, in dem er sich gerade auf die neue Saison vorbereitete. Bisher war er immer in bester körperlicher Verfassung gewesen, ein sehr erfolgreicher Fußballprofi.

Aber aus unerklärlichen Gründen ging es seit kurzem mit ihm bergab. Seine Muskelmasse ging zurück – und damit auch seine Fähigkeit Fett zu verbrennen. Und er hatte noch ein paar andere gravierende Probleme: Kraft, Ausdauer, Geschwindigkeit, Reaktionsvermögen und Beweglichkeit hatten stark nachgelassen. Von Verletzungen und Prellungen erholte er sich jetzt viel langsamer. Seine sportliche Leistung wurde immer schlechter.

Während und nach dem Training hatte er keine Energie mehr. Und wenn er nach Hause kam, war er so erschöpft, dass er sich seiner Familie und seinen Freunden nicht mehr widmen konnte. Er aß nur noch etwas und ging dann ins Bett, fühlte sich allerdings am nächsten Morgen kaum besser. Er versuchte zwar seine Probleme vor dem Trainer und seinen Mitspielern zu verbergen, doch es war abzusehen, dass er seinen Stammplatz in der Mannschaft verlieren würde.

Auf seine Frage, ob ich ihm helfen könne, konnte ich ihm zwar nichts versprechen, doch ich konnte ihm zumindest Hoffnung machen. Zuerst müssten wir seinen Stoffwechseltyp sehr genau bestimmen, sagte ich ihm. Doch Carl wollte nicht die zwei Wochen warten, die dieser spezielle, ausführliche Test (Näheres dazu finden Sie im Anhang) und seine Auswertung dauern würde. Seine Gesundheit wurde zusehends schlechter und er brauchte *sofort* Hilfe.

Darauf lasse ich mich normalerweise nicht ein, zumal wenn ich kaum etwas von dem Betreffenden weiß. Aber dann sprachen wir noch eine Weile miteinander und er gab mir einen interessanten Anhaltspunkt: Die Trainer in diesem Trainingslager waren Anhänger der Theorie, dass der Körper beim Sport jede Menge Kohlenhydrate verbraucht. Also mussten die Spieler vor jedem Training Kohlenhydrate essen, damit sie für ihre Anstrengungen genug Energie hatten.

Richtig interessant wurde es, als Carl mir mehr von sich und seiner bisherigen Ernährung erzählte. Alles deutete darauf hin, dass er ein Parasympathikus-Typ (also einer der Eiweiß-Typen) war. In diesem Fall hatte er bei einer solchen kohlenhydratreichen Ernährung natürlich nicht die geringste Chance, denn er brauchte ziemlich viel von den „schweren" Eiweißen und auch Fett – während er sich bei Kohlenhydraten zurückhalten musste.

Also schlug ich ihm vor, seinen Mitspielern die Nudeln und die Kekse zu überlassen und selbst so viel Fleisch und Butter zu essen, wie er vertragen konnte. Zuerst war er skeptisch, weil doch alle „Experten" ständig auf die Gefahren von Fleisch und gesättigten Fettsäuren hinwiesen. Aber was blieb ihm anderes übrig?

Falls er wirklich ein Eiweiß-Typ war, mussten die vielen Kohlenhydrate die Regulation seines Blutzuckerspiegels und die Energieerzeugung in den Zellen durcheinander bringen. Das erklärte auch, warum sein Körper das Fett einlagerte, statt es zu verbrennen. Und der Mangel an dem für ihn wichtigen Eiweiß führte wahrscheinlich zu einem Abbau seiner Muskeln, störte die Arbeit seiner Nebennieren und seiner Schilddrüse und verringerte seine Stoffwechselrate. So gesehen ließen sich alle seine Symptome – einschließlich seiner extremen Erschöpfung – erklären.

Carl rief mich ein paar Wochen später wieder an, um mir von seinen Erfahrungen zu berichten. Er war anfangs verblüfft, wie schnell die Erschöpfung verschwand, als er wieder viel Eiweiß und Fett aß. Bald bildeten sich auch seine Muskeln wieder besser aus, seine Stoffwechselrate stieg an und er war offenbar auf dem besten Weg zurück zur alten Form.

Seinen Stammplatz in der Mannschaft hat er noch sehr lange behalten. Vor allem hatte er auch wieder Energie für seine Familie und Freunde. Inzwischen ist er zwar kein Profifußballer mehr, aber er achtet nach wie vor darauf, durch die typgerechte Ernährung seine Gesundheit zu optimieren und sein Gewicht zu halten.

Von diesem Beispiel können wir noch etwas lernen: Vielen seiner Mitspieler ging es genau mit derjenigen Ernährung bestens, die Carl beinahe seine Karriere kostete. Sie waren dabei schlank, fit und leistungsfähig. Bei Sportlern finde ich immer wieder die unterschiedlichsten Stoffwechseltypen. Sie brauchen alle eine individuelle Ernährung und trotzdem wird immer nach einer Ernährung gesucht, die für alle gut ist.

Ein anderes Beispiel war ebenfalls ein Fußballer – nennen wir ihn Robert – der allerdings schon ein paar Jahre zuvor aufgehört hatte zu spielen. Er trainierte nicht mehr viel und sein Gewicht lag mehr als dreißig Kilogramm über seinem Idealgewicht.

Unsere Tests wiesen ihn als Sympathikus-Typ aus, also als einen der Kohlenhydrat-Typen. Doch damals aß er sehr viel Eiweiß. Er hatte also das gleiche Problem wie Carl – nur mit umgekehrten Vorzeichen. Weil er – für seinen Typ – nicht genug Kohlenhydrate (und damit letztlich, nach der Verdauung, Traubenzucker) bekam, griff sein Körper auf die Reserven seiner Muskeln zurück. Auch bei ihm arbeiteten Nebennieren und Schilddrüse nicht mehr richtig, was ebenfalls zu seiner Erschöpfung und Trägheit beitrug. All dies führte zur Verringerung seiner Stoffwechselrate und in Verbindung mit einer durch seine falsche Ernährung gestörten Energieerzeugung in seinen Zellen lagerte er vermehrt Fett ab, statt es zu verbrennen.

Zu meiner Verwunderung erzählte er mir, dass es zu seiner Zeit üblich gewesen sei, vor dem sportlichen Einsatz viel Eiweiß zu essen. Und deshalb habe er – wie alle seine Mitspieler – vor jedem Spiel Eiweiß gegessen. Allerdings habe er sich dann immer in der ersten Halbzeit *nicht* wohl gefühlt und er habe wenig Energie gehabt, erst in der zweiten Halbzeit sei er in Schwung gekommen.

Nachdem wir die richtige Ernährung für ihn gefunden hatten, gewann er seine Energie und Muskelkraft bald zurück. Und in den darauf folgenden acht Monaten nahm er fast fünfundzwanzig Kilogramm ab. Inzwischen sah er wieder gut aus und fühlte sich bestens und so ist es bis heute geblieben.

Ein wichtiger Punkt sollte hierbei nicht übersehen werden: Er war nicht zu mir gekommen, weil er schlanker werden wollte. Er wollte sich vor allem besser fühlen, seine Gesundheit optimieren und sich seines Lebens erfreuen. Das Gewicht ging ganz von selbst herunter, als er etwas für seinen Gesundheit unternahm und seinen Stoffwechsel wieder ins Gleichgewicht brachte. Und dabei musste er nicht einmal auf Dinge verzichten, die er gerne aß. Er durfte essen, bis er satt war, und hatte dabei nie Heißhunger auf anderes.

Ich beriet auch einmal eine Sportlerin, die ähnliche Probleme hatte. Als sie mich 1998 anrief, spielte sie bereits seit einiger Zeit in der Volleyballmannschaft ihrer Universität. Bevor sie dort hingekommen war, ging es ihr sehr gut, ihr Körper war so fit wie nie zuvor – hatte nur wenig Körperfett, war stark, schnell und beweglich.

Aber als sie mich ein paar Monate nach ihrem Eintritt in die Universität anrief, ging es ihr längst nicht mehr so gut. Sie hatte einiges an Fett zugelegt und dafür einige ihrer Muskeln und ihre Kraft verloren. Sie konnte nicht mehr so richtig mit ihren Mitspielerinnen mithalten, war längst nicht mehr so gut wie früher.

Bald würde sie wahrscheinlich die Mannschaft verlassen müssen, falls es so weiter ginge. Noch schlimmer war allerdings, dass sie ihr Selbstbewusstsein verloren hatte und depressiv geworden war. Bei unserem ersten Gespräch klang sie schwach und lethargisch, konnte sich nicht gut konzentrieren, aber auch nicht die Energie aufbringen ihre Probleme wirklich anzugehen. Sie hatte Angst, war verwirrt und wusste nicht, was mit ihr passiert war oder was sie dagegen machen konnte.

Im Verlauf unseres Gesprächs erzählte sie mir, dass ihre Trainer sich sehr für Ernährung interessierten. Um die Leistungsfähigkeit der Sportler zu fördern, wurde ein strenger Ernährungsplan aufgestellt, der auf der so genannten 40-30-30-Ernährung basierte: 40 % Kohlenhydrate, 30 % Eiweiß, 30 % Fett. Doch während es vielen ihrer Mitspieler damit bestens ging, wirkte es sich bei ihr verheerend aus.

Unsere Tests bestätigten, dass diese Mischung für sie völlig falsch war. Sie war ein Langsamverbrenner, also einer der Kohlenhydrat-Typen. Sie aß also viel zu viel Eiweiß und vor allem zu viel Fett und bekam nicht genug Kohlenhydrate für ihren Typ. Deshalb konnte sie ihre Ernährung nicht komplett in Energie umwandeln.

Das führte zu einer Kettenreaktion. Weil sie nicht genug Kohlenhydrate aß, mangelte es ihrem Körper an Traubenzucker – dem Endprodukt der Kohlenhydratverdauung. Um diesen Mangel auszugleichen und um vor allem ihr Gehirn ausreichend mit Traubenzucker zu versorgen, musste ihr Körper Muskelgewebe abbauen.

Weil sie die Nahrungsmittelgruppen nicht im richtigen Verhältnis zueinander aß, konnte sie Eiweiß, Fett und Kohlenhydrate nicht richtig verwerten. Dadurch sank ihre Stoffwechselrate, sie lagerte Fett ein, statt es zu verbrennen, und sie konnte kaum noch Muskelmasse aufbauen. Dabei wurde zu allem Überfluss auch noch ihr Stoffwechsel basischer und die Arbeit von Nebennieren und Schilddrüse wurde unterdrückt. All dies trug zu ihrer Depression, ihrem Energiemangel, ihrer fehlenden Motivation und der niedrigen Stoffwechselrate bei.

Wie Sie sehen, gibt es kein Patentrezept für alle, wie man schlank und fit bleiben kann. Bei einigen wirken die Ernährungsregeln, die normalerweise empfohlen werden, ganz gut. Bei anderen bewirken sie bestenfalls nichts und schlimmstenfalls ruinieren sie die Gesundheit. Die Tabelle auf Seite 244 gibt einen kleinen Überblick über Vor- und Nachteile einiger heute verbreiteter Ernährungsempfehlungen zur Gewichtsabnahme.

Vorteile und Grenzen einiger Ernährungsempfehlungen zur Gewichtsabnahme

Ernährungsform	Vorteile	Grenzen
Kohlenhydratreiche, fettarme Ernährung	Die Kohlenhydrat-Typen nehmen damit gut ab: • Sympathikus-Typ • Langsamverbrenner	Bei den Eiweiß-Typen und den Misch-Typen geschieht dies: • Anstieg der Fetteinlagerung durch: ✓ Erhöhung des Insulinspiegels ✓ Störung der Energieerzeugung in der Zelle • Verringerung der Stoffwechselrate durch: ✓ Abbau von Muskelgewebe wegen Eiweißmangel ✓ Steigerung der Aktivität des Parasympathikus ✓ Störung von Nebennieren und Schilddrüse
Eiweißreiche, fettreiche Ernährung	Die Eiweiß-Typen nehmen damit gut ab: • Parasympathikus-Typ • Schnellverbrenner	Bei den Kohlenhydrat-Typen und den Misch-Typen geschieht dies: • Anstieg der Fetteinlagerung durch: ✓ Störung der Energieerzeugung in der Zelle • Verringerung der Stoffwechselrate durch: ✓ Mangel an Traubenzucker; zwingt den Körper zum Abbau des eigenen Muskelgewebes, um Energie zu gewinnen ✓ Störung von Nebennieren und Schilddrüse, dadurch Erschöpfung und verringerte Leistungsfähigkeit
40-30-30-Ernährung	Die Misch-Typen nehmen damit gut ab: • Ausgewogene Typen • Gleichmäßige Verbrenner	Bei den Kohlenhydrat-Typen und den Eiweiß-Typen geschieht dies: • Anstieg der Fetteinlagerung durch: ✓ Störung der Energieerzeugung in der Zelle • Verringerung der Stoffwechselrate durch: ✓ Mangel an Traubenzucker bei Kohlenhydrat-Typen; zwingt Körper z. Abbau eig. Muskelgewebes, um Energie zu gewinnen ✓ Abbau v. Muskelgewebe bei Eiweiß-Typen wg. Eiweißmangel
Ernährung gemäß Stoffwechseltyp	Alle Stoffwechseltypen nehmen damit gut ab. Bei allen Stoffwechseltypen: • Regulierung des Blutzuckerspiegels • Minim. Fettspeicherung durch ausgew. Verhältnis zw. Insulin u. Glukagon • Hohe Stoffwechselrate • Idealgewicht	keine

So regulieren Sie Ihr Gewicht

Auf den folgenden Seiten möchten wir Sie an einige wichtige Punkte erinnern, die für die Gewichtsreduktion von zentraler Bedeutung sind. Wenn Sie diesen einfachen Empfehlungen folgen, verringert sich Ihr Gewicht ganz natürlich, sozusagen nebenbei, während Sie Ihre Gesundheit verbessern. Denn nur wenn die Gesundheit an erster Stelle steht, können Sie Ihr Gewicht *auf Dauer* reduzieren.

Das Beste daran: Sie brauchen nie mehr eine Diät zu machen, müssen sich nicht einschränken. Das funktioniert ohnehin nicht.

Erfolg haben Sie nur, wenn Sie sich so ernähren, wie es für Ihren Typ richtig ist. Wenn Sie Ihren Stoffwechsel wieder ins Gleichgewicht bringen, reguliert sich automatisch Ihr Gewicht: Wenn Sie übergewichtig sind, nehmen Sie ab. Wenn sie zu wenig wiegen, nehmen Sie zu.

Und wenn Sie neben der richtigen Ernährung noch ein paar andere einfache Punkte beachten, wie zum Beispiel regelmäßig irgendeine Art körperlicher Aktivität zu pflegen, dann geht es noch besser. Denken Sie immer daran: Um Ihr Gewicht zu regulieren, müssen Sie sich nicht anstrengen. Wenn Sie sich anstrengen müssen und wenn es Ihnen keinen Spaß macht, dann machen Sie vermutlich etwas falsch.

Das Wichtigste zuerst

Essen Sie nur das, was zu Ihrem Typ passt

Denken Sie immer daran: Wenn Sie Übergewicht abbauen wollen, sollten Sie vor allem nur das essen, was zu Ihrem Stoffwechseltyp passt. So bringen Sie den Stoffwechsel wieder ins Gleichgewicht, steigern seine Effizienz, stärken die homöostatischen Regulationssysteme – und dadurch steigern Sie sowohl Ihre Stoffwechselrate als auch den Anteil der Muskeln im Körper.

Bringen Sie die Anteile der verschiedenen Nahrungsmittelgruppen ins richtige Verhältnis

Es reicht nicht, einfach nur die für Ihren Typ richtigen Nahrungsmittel zu essen – egal in welchen Mengenverhältnissen. Auch die *Mischung* der Nahrungsmittelgruppen muss für Sie stimmen, also die Anteile von Fett,

Eiweiß und Kohlenhydraten. So normalisiert sich das Verhältnis zwischen Insulin und Glukagon, so *verbrauchen* Sie Kalorien, statt sie als Fett zu speichern, und so vergrößern Sie den Muskelanteil.

Essen Sie nicht zu wenig

Lassen Sie keine Mahlzeit aus

Mahlzeiten auszulassen birgt Risiken und Nachteile und es bringt nichts. Vielleicht erscheint es zunächst als eine gute Idee, um Fett loszuwerden, doch leider funktioniert es nicht. Ihr Gewicht nimmt dadurch nur noch schneller zu! Sie bringen Ihren Blutzuckerspiegel durcheinander, verringern ihre Stoffwechselrate und fallen leichter Heißhungerattacken und der Lust auf Süßigkeiten zum Opfer.

Reduzieren Sie Ihre Kalorien nicht zu sehr

Es wäre ein großer Fehler zu wenige Kalorien aufzunehmen. Ihr Körper wird annehmen, dass Sie Hunger leiden müssen, und Ihre Stoffwechselrate wird verlangsamt werden. Dann wird Ihr Körper einen Teil der Muskeln zur Energieerzeugung abbauen und so diese „Fettverbrennungsöfen" zerstören. Außerdem wird Ihr Gravistat heraufgesetzt – Ihr Körper wird auf ein höheres Gewicht programmiert.

Essen Sie, um Gewicht zu verlieren

Lassen Sie nie mehr als vier Stunden zwischen Ihren Mahlzeiten vergehen.

Es ist wissenschaftlich erwiesen: Essen erhöht die Stoffwechselrate, Kalorienreduktion und Fasten verringern die Stoffwechselrate. Gewöhnen Sie sich an, nie mehr als drei bis vier Stunden Abstand zwischen den Mahlzeiten zu lassen.

Sorgen Sie für einen gleichmäßigen Blutzuckerspiegel

Ein zu niedriger Blutzuckerspiegel löst im Körper Alarm aus und führt zu Gegenreaktionen. Geschieht dies zu oft, werden die Drüsen erschöpft, die normalerweise Ihre Stoffwechselrate auf hohem Niveau halten. Der Insulinspiegel steigt und dadurch wird die Einlagerung von Fett gefördert. Um Ihren Blutzuckerspiegel zu stabilisieren, sollten Sie regelmäßig essen und die Empfehlungen in Kapitel 9 befolgen, um die richtigen Anteile von Fett, Eiweiß und Kohlenhydraten zu essen.

Essen Sie, bevor Sie hungrig werden

Vor allem die Schlanken kennen dieses Geheimnis bereits: Wenn Sie warten, bis Sie so richtig hungrig sind, werden Sie eher zu viel essen! Essen Sie also lieber regelmäßig und eventuell öfter, aber dafür weniger.

Essen Sie genug Eiweiß

Jede Mahlzeit und jede Zwischenmahlzeit sollte Eiweiß enthalten

Eiweiß regt Glukagon an, das Fett mobilisiert und dessen Umwandlung in Energie fördert. Was könnte Ihnen Besseres passieren? Wenn Sie nur Kohlenhydrate essen, ganz ohne Eiweiß, regen Sie die Produktion von Insulin und die Einlagerung von Fett an.

Und noch ein Trick: Wenn es geht, essen Sie das Eiweiß zuerst. Dadurch werden Sie schneller satt.

Bauen Sie Ihre Muskeln auf

Je mehr Muskeln Sie haben, umso höher kann Ihre Stoffwechselrate sein. Je höher Ihre Stoffwechselrate ist, umso mehr Kalorien verbrauchen Sie. Je mehr Muskeln Sie also aufgebaut haben, umso mehr Fett verbrennen Sie. So einfach ist das.

Wenn Ihr Körper aber weniger Eiweiß bekommt, als Ihr Stoffwechseltyp eigentlich braucht, kann er zum einen die Muskeln nicht aufbauen, zum anderen wird er sie sogar teilweise abbauen, um seinen Eiweißbedarf zu decken.

Regen Sie Ihren Sympathikus an

Eiweiß regt den sympathischen Zweig Ihres autonomen Nervensystems an. Der Sympathikus ist für die Anhebung der Stoffwechselrate verantwortlich. Essen Sie zu wenig Eiweiß, gewinnt stattdessen der Parasympathikus die Oberhand – und dadurch wird die Stoffwechselrate verlangsamt.

Hören Sie auf Ihren Körper

Sind Sie hungrig? Sind Sie satt?

Ihr Körper weiß jederzeit genau, wie viel Sie essen müssen, und hält Sie darüber ständig auf dem Laufenden. Hören Sie auf zu essen, wenn Sie das erste Sättigungsgefühl empfinden – nicht erst dann, wenn Sie sich „voll gestopft" haben. Achten Sie einmal darauf, wie unterschiedlich sich diese beiden Zustände anfühlen.

Hören Sie auf, sobald Sie genug haben

Dann lernen Sie bald, dass Sie eigentlich schon satt sind, lange bevor Sie sich übergessen haben. Doch dazu dürfen Sie nicht zu schnell essen, denn dann verpassen Sie leicht diesen Punkt und essen unnötig weiter.

Nehmen Sie sich also Zeit und essen Sie langsam. So machen es die meisten schlanken Menschen. Dann können Sie jeden Bissen wieder genießen, statt ihn herunterzuschlingen. Versuchen Sie einmal, jeden Bissen zwanzig bis dreißig Mal zu kauen, oder legen Sie Ihre Gabel nach jedem Bissen zur Seite. Dadurch wird die Verdauung unterstützt, Ihr Gehirn kann besser erkennen, wie viel Sie essen, und kann Bescheid geben, wenn es genug ist.

Lassen Sie etwas übrig

Viele sind darauf programmiert, alles zu essen, was da ist, oder zumindest alles, was auf den Teller kommt. Manche halten es für unhöflich (zum Beispiel in einer Gesellschaft) oder für ethisch verwerflich, den Teller *nicht* leer zu essen. (Wissen Sie noch, was Ihre Eltern immer über die hungernden Kinder gesagt haben?) Welch ein Unsinn! Als ob irgendjemand etwas davon hätte, wenn Sie dick werden. Essen Sie nie etwas nur deswegen, weil es auf Ihrem Teller liegt oder weil es gerade in der Nähe ist. Hören Sie nur auf Ihren Körper.

Beherzigen Sie ein paar Fakten über Fett

Fett macht nicht dick

Jahrelang galt Fett als hauptverantwortlich für Übergewicht und viele sind inzwischen geradezu besessen davon, es zu meiden. Fettarme und fettfreie Nahrungsmittel und entsprechende Kochbücher haben die

Regale der Supermärkte beziehungsweise der Buchhandlungen erobert. Doch die Wahrheit sieht anders aus. Fett ist nicht schuld an diesem Problem, auch wenn uns das immer wieder eingeredet wird. Auch wenn es schwer zu glauben ist, so trägt Fett doch auf verschiedene Art dazu bei, Sie schlank und fit zu halten. Eigentlich bekommen die meisten nicht genug Fett – es muss allerdings das richtige sein.

Es gibt gute und schlechte Fette

Wie groß der Fettanteil sein sollte, hängt von Ihrem Stoffwechseltyp ab. (Näheres dazu in Kapitel 7.) Allerdings gibt es gutes und schlechtes Fett. Ganz egal, was Ihr Typ ist: Sie brauchen die guten Fette und sollten die schlechten meiden. Schlecht sind grundsätzlich alle „Trans-Fette": Sie entstehen bei der Erhitzung und Verarbeitung von Ölen und Fetten, zum Beispiel bei der Herstellung von Margarine oder wenn Öle bei der Extraktion zu warm werden. Meiden Sie daher alles, was diese Fette enthält, zum Beispiel auch in Fertiggerichten. Zum Braten und Kochen sollten Sie niemals Margarine oder Butterersatzstoffe verwenden, sondern immer nur Butter oder Butterfett, kalt gepresstes Olivenöl oder Kokosfett.

Fett kann sogar helfen

Ohne ausreichendes Fett in der Ernährung kann Ihr Körper keine Hormone produzieren oder die Energieerzeugung in der Zelle nicht aufrechterhalten. Dadurch wird die Stoffwechselrate verringert und der Aufbau von Muskeln verschlechtert.

Fett regt im Gegensatz zu den Kohlenhydraten die Insulinproduktion nicht an, sondern verzögert sogar die Umwandlung von Kohlenhydraten in Blutzucker. Um schlank und gesund zu sein, sollten Sie daher die vielen Vorteile von Fett beachten.

Ohne Sport geht es nicht

Kommen Sie ins Schwitzen

Sie sollten jeden Tag mindestens 30 Minuten lang ein aerobes Training machen, um Ihr System mit Sauerstoff anzureichern, Herz und Kreislauf anzuregen – und um Ihre Stoffwechselrate zu steigern sowie Kalorien und Fett zu verbrennen. Sie sollten dabei durchaus etwas schwitzen.

Suchen Sie sich eine Sportart aus, die Sie gerne machen, zum Beispiel Fahrradfahren, zügiges Spazierengehen, Tennisspielen, Schwimmen, oder trainieren Sie mit einem Laufband, einem Trampolin, einem Stand-fahrrad oder mit anderem, auf aerobes Training ausgerichtetem Gerät. So werden Sie schlank, fühlen sich gut, bleiben jung und verhindern chronische Krankheiten. Gegebenenfalls sollten Sie vorher mit Ihrem Arzt sprechen, falls Sie etwas sehr Anstrengendes machen möchten.

Trainieren Sie mit Gewichten

Vergessen Sie nicht, dass auch ein tägliches anaerobes Training nötig ist. Selbst wenn Sie zum Beispiel nur ein paar Minuten täglich Gewichte heben, wächst Ihre Muskelmasse. Dadurch steigt Ihre Stoffwechselrate und Sie verbrennen langfristig mehr Fett.

Halten Sie durch und seien Sie realistisch

Lassen Sie sich Zeit

Erwarten Sie nicht, in kurzer Zeit Ihr Idealgewicht zu erreichen. Setzen Sie sich erreichbare Ziele und haben Sie realistische Erwartungen. Es ist biologisch ohnehin nicht sinnvoll, mehr als 500 bis 750 Gramm Fett pro Woche abzubauen.

Denken Sie langfristig

Streben Sie lieber eine langfristige Verbesserung des Stoffwechsel-Gleich-gewichts an, keinen schnellen Abbau von Übergewicht. Schließlich weiß Ihr Körper am besten, was für die Gesundheit am wichtigsten ist, wie Sie Ihr Idealgewicht erreichen und wie schnell das gehen sollte. Essen Sie so, dass ihre Energie gesteigert wird, Sie sich wohl fühlen und keinen Heißhunger entwickeln. Ihr Körper wird für den Rest sorgen.

Machen Sie es sich nicht zu kompliziert

Sie müssen weder Kalorien zählen noch Ihr Essen abwiegen, müssen nicht einmal darauf achten, wie groß Ihre Portionen sind. Essen Sie einfach nur die Nahrungsmittel, die zu Ihrem Typ passen, und achten Sie darauf, dass die Anteile der Nahrungsmittelgruppen stimmen. Mit der Zeit werden Sie ein Gefühl dafür entwickeln, was für Sie wichtig ist, ohne alles genau auszurechnen.

Ein paar allgemeine Regeln

Nehmen Sie es nicht zu genau

Wenn Sie unsere Empfehlungen zu mindestens 90 Prozent befolgen, vertragen Sie auch einmal etwas, das nicht so ideal ist, wie Süßigkeiten, Nachtisch, Wein oder was Sie sonst gerne mögen.

Trinken Sie viel Wasser

Zwischen den Mahlzeiten sollten Sie auf jeden Fall viel trinken. Flüssigkeitsmangel stört die Vorgänge im Stoffwechsel sehr und behindert den Abbau von Übergewicht.

Ersetzen Sie Ihre Hauptmahlzeit nicht durch etwas anderes

Eiweißhaltige Getränke und Energieriegel (die gesunden, ohne Zucker) können Sie durchaus zu sich nehmen – aber nur als Zwischenmahlzeit, nicht als Ersatz für die Hauptmahlzeit. Suchen Sie sich aber nur wirklich gute Produkte aus. Unter den Eiweißpulvern sind die aus Molke am besten. Wenn Sie Energieriegel essen, wählen Sie solche, die gut zu Ihrem Typ passen – sie enthalten unterschiedliche Anteile von Eiweiß und Kohlenhydraten.

Meiden Sie künstliche Süßstoffe und Diätpillen

Verwenden Sie niemals Medikamente oder Kräuter, die den Stoffwechsel anregen, den Appetit unterdrücken und die Aufnahme von Fett verhindern.

Meiden Sie alle künstlichen Süßstoffe. Sie werden zum Teil für Gehirnschädigungen und andere schwere Gesundheitsprobleme verantwortlich gemacht.

Denken Sie auch an Nahrungsmittelallergien

Manchmal können versteckte Nahrungsmittelallergien den Abbau von Übergewicht verhindern. Sie können sich zum Beispiel in manchen Fällen auf den Blutzuckerspiegel und das Verhältnis zwischen Insulin und Glukagon auswirken und sie können zu einem Heißhunger auf Kohlenhydrate führen.

Nahrungsmittelallergien sind auch dafür bekannt, dass sie eine Sucht nach bestimmten Nahrungsmittel auslösen können, möglicherweise verursacht durch einen Serotoninmangel, der durch die Überempfindlichkeit ausgelöst wurde. Das führt mit der Zeit zu einem immer größeren Bedarf an dem Nahrungsmittel, das die Überempfindlichkeit ausgelöst hat – und dann nimmt man schon alleine wegen der großen Mengen zu.

Nahrungsmittelallergien können auch Ödeme (Wasseransammlungen) hervorrufen oder über Autoimmunreaktionen die Schilddrüse oder andere Drüsen schädigen. Wenn Sie unsere bisherigen Empfehlungen befolgt haben und trotzdem nicht die erhofften Ergebnisse erzielen konnten, lesen Sie bitte in Kapitel 11 Näheres über Nahrungsmittelallergien.

Kapitel 11
Nahrungsmittelüberempfindlichkeit, Nahrungsergänzungen und andere Gesundheitsfaktoren

Nahrungsmittelallergie und -überempfindlichkeit

Streng genommen handelt es sich hierbei um zwei unterschiedliche Probleme. Bei einer Nahrungsmittelallergie reagiert der Körper, kurz nachdem das Nahrungsmittel gegessen wurde, und daher ist meist bekannt, welches Nahrungsmittel die Reaktion ausgelöst hat. Die Reaktionen bei einer Nahrungsmittel*überempfindlichkeit* erfolgen jedoch normalerweise erst einige Zeit später, sodass man sie selten mit dem Nahrungsmittel in Verbindung bringt – deswegen wird diese Art der Reaktion oft auch als „versteckte" Nahrungsmittelüberempfindlichkeit bezeichnet. Viele Menschen wissen deshalb nicht, dass sie dieses Problem haben, und leider gibt es keinen einfachen Weg eine Nahrungsmittelüberempfindlichkeit zu diagnostizieren.

So finden Sie eine versteckte Nahrungsmittel-überempfindlichkeit

Es gibt einige Methoden, mit denen sich Nahrungsmittelüberempfindlichkeiten aufdecken lassen. Leider ist keine dieser Methoden absolut zuverlässig und darüber hinaus sind einige recht aufwendig und entsprechend teuer.

Der cytotoxische Test:

Bei diesem Verfahren werden weiße Blutkörperchen aus einer Blutprobe auf eine Trägerplatte aufgebracht, auf der sich Nahrungsmittelextrakte befinden. Danach wird beobachtet, ob sich die weißen Blutkörperchen verändern. Die Veränderungen sind bei denjenigen Nahrungsmitteln am stärksten, auf die eine Überempfindlichkeit besteht.

Nach Auswertung der Reaktionen erhalten Sie eine Liste mit den Nahrungsmitteln, die Sie vorerst meiden sollten.

Der ALCAT-Test:

Auch bei diesem Test werden weiße Blutkörperchen mit Nahrungsmittelextrakten in Verbindung gebracht. Danach wird über eine elektronische Auszählung bewertet, wie stark die Reaktion ist, und so festgestellt, ob eine Überempfindlichkeit vorliegt.

Der Cytolisa- bzw. Select 181 Test:

Auch bei diesem Verfahren wird Blut auf einer Trägerplatte mit Nahrungsmittelextrakten in Verbindung gebracht. Allerdings wird hierbei die Reaktion von Antikörpern ermittelt (von IgG), nicht die Reaktion von weißen Blutkörperchen. Diese Reaktionen werden über ein spezielles Verfahren als Farbveränderungen sichtbar gemacht. Je stärker die Farbveränderungen sind, umso stärker wirkt dieses Nahrungsmittel negativ.

Bei all diesen Verfahren erhalten Sie nach Auswertung der Reaktionen eine Liste mit den Nahrungsmitteln, die Sie vorerst meiden sollten. Im Anhang finden Sie einige Adressen, bei denen Sie nähere Informationen über diese Testverfahren erhalten.

Weitere Testverfahren:

Neben den beschriebenen Tests, die auf Reaktionen von Blutbestandteilen auf Nahrungsmittelextrakte beruhen, gibt es andere Testverfahren wie kinesiologische Tests, Tests aus der Elektroakupunktur und andere, die in ihrer Zuverlässigkeit jedoch sehr von den individuellen Fähigkeiten des Testers abhängen und daher hier nicht generell empfohlen werden können. Bei Anwendung durch erfahrene Tester liefern sie ebenfalls zuverlässige Ergebnisse.

Wenn Sie gegen Nahrungsmittel überempfindlich sind

Es kann durchaus sein, dass ein Nahrungsmittel zwar eigentlich zu Ihrem Stoffwechseltyp passt, für Sie jedoch zur Zeit nicht geeignet ist, da Sie darauf allergisch oder überempfindlich reagieren. Das klingt zwar auf den ersten Blick wie ein Widerspruch, ist es jedoch nicht, denn diese Reaktion kann sich unabhängig davon entwickeln, ob es zu Ihrem *Typ* passt.

Eine Überempfindlichkeit entwickelt sich vor allem dann, wenn die Wand des Darms zu durchlässig geworden ist – wofür es verschiedene

Gründe geben kann – und dadurch Nahrungsbestandteile in noch nicht vollständig verdauter Form ins Blut gelangen. Das Immunsystem des Körpers erkennt diese Stoffe als fremdartig und wehrt sich gegen sie. Dadurch wird zum einen das Immunsystem des Körpers belastet und kann auf andere Belastungen weniger gut reagieren. Zum anderen wird der gesamte Stoffwechsel belastet, zum Beispiel weil nicht abgefangene Stoffe ihn zusätzlich beanspruchen.

In diesem Fall ist es zum einen sinnvoll, durch entsprechende Behandlung dafür zu sorgen, dass die Darmwand wieder regeneriert wird, sodass sie nicht mehr so durchlässig ist (zum Beispiel durch eine Mayr-Kur, durch Symbioselenkung oder durch entsprechende andere Maßnahmen). Zum anderen müssen jedoch vorerst die entsprechenden Nahrungsmittel gemieden werden, selbst wenn sie an sich zu Ihrem Stoffwechseltyp passen.

Oft verschwinden einige oder alle Überempfindlichkeiten nach einigen Monaten wieder, besonders wenn inzwischen durch typgerechte Ernährung der Stoffwechsel wieder besser ins Gleichgewicht kommt und die Sanierung des Darms erfolgreich war. Gegebenenfalls sollte deshalb nach sechs bis zwölf Monaten durch die oben beschriebenen Tests festgestellt werden, ob das Problem nach wie vor besteht. Dann können auch diese Nahrungsmittel wieder gegessen werden.

Typgerechte Nahrungsergänzungen

Sie brauchen vor allem die Nährstoffe, die zu Ihrem Ernährungstyp passen und die sich in den Nahrungsmitteln finden, die wir Ihnen empfohlen haben. Aber brauchen Sie daneben noch Nahrungsergänzungen wie Vitamin- und Mineralpräparate? Warum sollten Sie sich nicht einfach richtig ernähren und *alle* Nährstoffe aus Ihren *Nahrungsmitteln* erhalten?

So einfach ist es leider nicht immer. Denn trotz Überfluss und Überernährung leiden wir zunehmend unter Nährstoffmangel. Unsere Nahrungsmittel werden immer ärmer an lebenswichtigen Nährstoffen und unser Bedarf an Nährstoffen ist durch unsere intensive und belastende Lebensweise gestiegen.

Moderne Anbaumethoden haben dazu geführt, dass sich die Zusammensetzung unserer Nahrungsmittel stark verändert hat. Sie enthalten heute vielfach deutlich weniger Nährstoffe als noch vor fünfzig Jahren. Moderne Konservierungs- und Lagermethoden, vor allem jedoch die Verarbeitungsmethoden der modernen Lebensmittelindustrie verringern den Nährwert der Nahrungsmittel noch weiter, sodass ihr Nährstoffgehalt oft sehr gering ist.

Aber selbst wenn Ihnen natürliche, gehaltvolle Nahrungsmittel zur Verfügung stehen, ist damit immer noch nicht garantiert, dass Sie wirklich genug Nährstoffe erhalten, und auch nicht, dass Sie genug von *den* Nährstoffen bekommen, die Ihr Stoffwechseltyp braucht.

Die modernen Belastungen – sowohl Belastungen aus der Umwelt als auch unser „intensives", stressreiches Leben – tragen dazu bei, dass wir mehr Nährstoffe benötigen, um gesund zu bleiben. Und wenn Sie nicht mehr völlig gesund sind, braucht Ihr Körper zusätzliche Nährstoffe, um die Gesundheit wieder herzustellen – natürlich vor allem die Nährstoffe, die zu Ihrem Typ passen.

Wenn Ihr Verdauungssystem nicht mehr gut arbeitet, kann es die Nahrungsmittel nicht mehr gut verdauen und deshalb aus ihnen nicht mehr die nötigen Nährstoffe gewinnen. Nahrungsergänzungen lassen sich dagegen sehr leicht verdauen und können Ihnen in konzentrierter Form genau die Nährstoffe liefern, die Sie brauchen.

Wenn man all dies berücksichtigt, bieten sich Nahrungsergänzungen an, um die Mängel unserer modernen Ernährung auszugleichen. Es gibt aber noch andere Gründe, warum Nahrungsergänzungen sinnvoll sein können. Nahrungsergänzungen können helfen,

– schwache Körperbereiche anzuregen

– dem Körper konzentriert Rohstoffe zu liefern, die er gezielt zur Regeneration einsetzen kann

– Körperfunktionen zu unterstützen, die nicht optimal arbeiten. (So kann es zum Beispiel sinnvoll sein Enzyme einzunehmen, um das Verdauungssystem zu unterstützen, wenn es schwach ist.)

Am wichtigsten ist jedoch dies: Gerade die Nahrungsergänzungen können sehr gezielt für die Bedürfnisse der unterschiedlichen Stoffwechseltypen zusammengestellt werden. Sie sind deshalb besonders gut dazu geeignet, das Gleichgewicht in den homöostatischen Regulationssystemen wieder herzustellen. Nur mit Nahrungsergänzungen lassen sich ganz genau die richtigen Nährstoffe in der idealen Form und im richtigen Mengenverhältnis zusammenstellen. Mit Ernährung alleine ist dies nicht möglich.

Es ist aber auch nicht mit *zufällig* zusammengestellten Nahrungsergänzungen möglich, die nicht auf den Typ abgestimmt sind. Diese können mehr schaden als nützen, wenn sie nicht zum Typ passen. Die Wirkung dieser konzentrierten Nährstoffe ist nun einmal sehr groß; wenn sie in die falsche Richtung wirken, kann dies sehr schädlich sein.

Und nicht zuletzt ist es so, dass nicht nur der Nährstoff selbst sich in ganz bestimmter Weise auf die unterschiedlichen Regulationssysteme auswirkt, sondern dass auch die Zusammensetzung des Nährstoffs eine Rolle spielt. So regt Kalzium zum Beispiel den Sympathikus an und verschiebt damit den Stoffwechsel zum Sauren. Daher eignet es sich gut für einen zu basischen Parasympathikus-Typ. Aber: Kalzium ist nicht in jeder Zusammensetzung dafür geeignet. So wäre Kalziumchlorid für den Parasympathikus-Typ ideal, da es eine saure Form des Kalziums ist, aber Kalziumzitrat wäre nicht geeignet, da es insgesamt den Stoffwechsel noch stärker ins Basische verschieben würde.

Nur mit diesen Erkenntnissen von *Metabolic Typing* ist es möglich, die richtigen Nährstoffe in der richtigen Form für die unterschiedlichen Stoffwechseltypen anzubieten.

Die positive Wirkung der typgerechten Ernährung kann durch die für Ihren Stoffwechseltyp richtigen Nährstoffe deutlich gesteigert werden. Umgekehrt ist es allerdings auch so, dass konzentrierte Nährstoffe, die nicht zu Ihrem Stoffwechseltyp passen, die positive Wirkung der typgerechten Ernährung aufheben können. Wenn Sie ohne Kenntnis der Zusammenhänge Nahrungsergänzungen verwenden, von denen Sie nicht wissen, ob sie zu Ihrem Typ passen, können Sie alle Bemühungen um die richtige Ernährung zunichte machen.

Deshalb wurden speziell für *Metabolic Typing* eine Reihe von Nahrungsergänzungen entwickelt, die für die verschiedenen Stoffwechseltypen geeignet sind. Im Anhang finden Sie einen Hinweis darauf, wo Sie Näheres über diese gezielt zusammengestellten Nahrungsergänzungen erfahren können.

Andere Faktoren für Gesundheit

Ernährung ist sicher der wichtigste Faktor, aber nicht der einzige, der für die Gesundheit eine Rolle spielt. Zwar beeinflusst sie die homöostatischen Regulationssysteme sehr stark und kann deren Gleichgewicht entweder fördern oder verhindern und so viel zur einwandfreien Arbeit des Stoffwechsels und damit zur Gesundheit beitragen. Aber daneben gibt es eine Reihe weiterer Faktoren, die teilweise ebenfalls auf unsere Regulationssysteme wirken, teilweise auf anderen Wegen die Gesundheit beeinflussen.

Einige dieser Faktoren haben nichts mit der Ernährung zu tun. Zum Beispiel kann eine Verschiebung in der Wirbelsäule oder in anderen Bereichen des Skeletts dazu führen, dass einzelne Nerven des autonomen Nervensystems leicht aber ständig gereizt werden und so ebenfalls dieses System beeinflussen. Umweltfaktoren wie Elektrosmog, die Luftqualität oder die Frage, wie viel Sonnenlicht Sie täglich erreicht, können ebenfalls eine Rolle für die Gesundheit spielen, ebenso wie Schwermetalle, Umwelt- und Haushaltsgifte oder die Qualität des Wassers. Auf diese Punkte können und wollen wir hier nicht näher eingehen, zumal sie in anderen Büchern dazu nähere Informationen finden.

Kapitel 12

Wie Sie die Ernährungsempfehlungen ins tägliche Leben umsetzen

Das Wichtigste zuerst: Lassen Sie sich Zeit, wenn Sie die Empfehlungen in Ihr tägliches Leben umsetzen. Am Anfang scheint es oft sehr kompliziert und es sieht so aus, als müsste sehr vieles gleichzeitig beachtet werden. Deshalb rate ich immer, die Umstellung Schritt für Schritt anzugehen.

Die ersten Schritte

1. Lernen Sie zunächst die Nahrungsmittel kennen, die für Sie geeignet sind. Machen Sie eine Fotokopie von Ihrer Liste in Kapitel 7. Streichen Sie alle Nahrungsmittel von dieser Liste, die Sie nicht mögen oder auf die Sie allergisch bzw. überempfindlich reagieren.

2. Von dieser Liste machen Sie sich anschließend mehrere Fotokopien. Hängen Sie eine Kopie in die Küche und nehmen Sie eine andere zum Einkaufen mit.

3. Schauen Sie öfter mal auf diese Liste und prägen Sie sich so mit der Zeit die Nahrungsmittel ein.

4. Wenn Sie einkaufen gehen, sollten Sie möglichst frische Nahrungsmittel wählen. Wenn solche nicht zur Verfügung stehen, wählen Sie tiefgefrorene. Einiges wie Thunfisch, Lachs und Sardinen kann auch aus Dosen stammen, wenn es frisch nicht zu erhalten ist

5. Schauen Sie sich die 12 Schritte in Kapitel 7 genau an, um das richtige Verhältnis zwischen Eiweiß, Fett und Kohlenhydraten zu finden

Planen Sie voraus

Überlegen Sie am besten immer schon einen Tag im Voraus, was Sie essen werden. Machen Sie sich Gedanken darüber, was Sie am nächsten Tag essen werden und wo Sie das Richtige für Ihren Stoffwechseltyp finden.

Nehmen Sie gegebenenfalls Essen mit zur Arbeit, wenn Sie dort nicht das Richtige bekommen.

Sorgen Sie dafür, dass Sie immer etwas zu essen dabei haben, wenn Sie unterwegs sind. Dazu eignen sich besonders solche Nahrungsmittel, die nicht schnell verderben, wie Nüsse, Cracker, Trockenobst, Käse, Nussmus und Ähnliches.

Wenn Sie unterwegs sind oder auswärts essen

Wenn Sie nicht in einem Restaurant essen wollen, finden Sie in vielen Feinkostgeschäften und Supermärkten einfache kalte und warme Gerichte, die für Ihren Stoffwechseltyp geeignet sind. Die meisten Restaurants bieten heute eine breite Palette von Speisen an. Suchen Sie sich das aus, was am besten zu Ihrem Stoffwechseltyp passt und Ihnen schmeckt.

Wenn Sie mal nicht genau das finden, was für Sie ideal wäre, machen Sie sich keine Sorgen. Sie müssen nicht bei jeder Mahlzeit alles hundertprozentig richtig machen. Es kommt nur darauf an, dass Sie sich die meiste Zeit in die richtige Richtung bewegen.

Der Körper braucht Zeit für die Umstellung

Ganz besonders dann, wenn Sie lange ausschließlich vegetarisch gelebt haben und wir Ihnen nun Fleisch und Fisch empfehlen, sollten Sie es langsam angehen. Ihre Verdauungssäfte und Enzymsysteme sind dann schon lange nicht mehr auf die Verdauung von Fleisch eingerichtet und der Körper braucht etwas Zeit, selbst wenn es an sich die richtige Ernährung für Sie ist.

Wenn Sie wieder Fleisch und Fisch essen wollen, fangen Sie mit kleinen Portionen leicht verdaulicher Fleisch- und Fischsorten an und steigern Sie die Menge im Laufe mehrerer Wochen allmählich. Die meisten ehemaligen Vegetarier berichten spätestens nach drei bis vier Wochen, dass sie Fisch und Fleisch wieder gut vertragen und dass sie nach anfänglicher Skepsis nun sogar ein starkes Verlangen danach entwickelt haben – als ob ihr Körper Versäumtes wieder aufholen möchte. (In der Tat sind bei vielen Vegetariern zum Beispiel die Vitamin B_{12}-Vorräte erschöpft und der Körper ist froh, diese wieder auffüllen zu können.)

Erwarten Sie nicht unbedingt, dass Sie innerhalb weniger Tage eine deutliche Verbesserung bemerken. Zwar kommt es häufig vor, dass jemand schon nach der ersten Mahlzeit deutlich merkt, dass die Energie bei typgerechter Ernährung viel besser ist, dass der sonst übliche Heißhunger nach der Mahlzeit längst nicht mehr so stark ist oder dass es in anderen Bereichen besser geht. Aber oft dauert es eine Weile, bis die Veränderungen deutlich werden und bis der Körper sich durch die richtige Ernährung langsam wieder regeneriert hat. Betrachten Sie also die typgerechte Ernährung bitte nicht als eine Heildiät, mit der kurzfristig ein Ziel erreicht werden soll, sondern als etwas, das Sie für den Rest Ihres Lebens begleiten wird.

Anhang A
Der 4-Tage-Überprüfungstest

Wenn Sie sich trotz aller Tests nicht sicher sind, welcher Ihr Stoffwechseltyp ist, oder falls Sie zwar Ihren Typ gefunden, die Empfehlungen ausprobiert haben und sich trotzdem nicht besser fühlen, können Sie mit den im Folgenden beschriebenen zusätzlichen Tests Ihren Typ herausfinden oder überprüfen. Zuerst sollten Sie sich allerdings sicher sein, dass Sie Ihre Empfehlungen genau befolgt, wirklich nur die empfohlenen Nahrungsmittel gegessen und alle Methoden zur Feinabstimmung angewendet haben. Und Sie sollten nach der Ernährungsumstellung einige Zeit abwarten, damit sie ihre Wirkungen entfalten kann. Bei manchen Menschen reagiert der Stoffwechsel sehr schnell auf eine Umstellung, andere bemerken erst nach längerer Zeit eine Veränderung, weil ihr Stoffwechsel nicht so schnell reagiert. Daher sollten Sie die Empfehlungen erst einmal drei bis vier Wochen lang ausprobieren, bevor Sie beurteilen, wie sie wirken.

Für den im Folgenden beschriebenen Überprüfungstest brauchen Sie insgesamt vier Tage. Kurz gefasst sieht der Test so aus:

Tag 1 und 2	Tag 3 und 4
Befolgen Sie den Ernährungsplan Nr. 1!	*Befolgen Sie den Ernährungsplan Nr. 2!*
• Notieren Sie genau, was Sie essen.	• Notieren Sie genau, was Sie essen.
• Notieren Sie, wie es Ihnen vor und nach dem Essen geht.	• Notieren Sie, wie es Ihnen vor und und nach dem Essen geht.
• Kreuzen Sie an, ob es Ihnen besser oder schlechter geht.	• Kreuzen Sie an, ob es Ihnen besser oder schlechter geht.

Während der vier Tage sollten Sie...

... nur das essen, was in den Ernährungsplänen 1 + 2 (erste Spalte der Überprüfungsbögen, Seiten 276-279) vorgegeben ist;

... in den Überprüfungsbögen notieren, wie Sie sich sowohl *vor* als auch *nach* dem Essen fühlen.

Auf Seite 273 finden Sie ein Beispiel dafür, wie ein solcher Bogen ausgefüllt werden sollte.

Beispiel eines ausgefüllten Überprüfungsbogens

Essen		Reaktionen				
Essen Sie nur, was hier aufgeführt ist!		Notieren Sie hier alle Reaktionen auf das, was Sie gegessen und getrunken haben!				
Ernährungsplan 1		Vor dem Essen	2 Stunden danach	Besser	Schlechter	Insgesamt
FRÜHSTÜCK: 1 Tasse Kaffee, Toast und Marmelade, Orangensaft	Appetit	*stark*	*schon wieder hungrig*	nicht hungrig	immer noch hungrig	
	Heißhunger	*süßigkeiten*	*möchte immer noch Süßigkeiten*	wenig oder kein Heißhunger	immer noch Heißhunger	
	Körperempfinden	*müde*	*zittrig*	besser	wie vorher oder schlechter	☐ besser
	Energie	*wenig*	*aufgedreht, aber erschöpft*	besser	wie vorher oder schlechter	☐ schlechter
	Geistiger Zustand	*langsam, unkonzentriert*	*nervös*	besser	wie vorher oder schlechter	
	Gefühle	*gut*	*ängstlich*	besser	wie vorher oder schlechter	

An dem Beispiel auf Seite 273 sehen Sie deutlich, dass diese Mahlzeit sich nicht gut auf die betroffene Person ausgewirkt hat. Schon zwei Stunden nach dem Essen war sie wieder hungrig. Der Wunsch nach Süßigkeiten war durch das Essen nicht verschwunden. Statt müde war sie zittrig geworden. Die Energielosigkeit war einem Gefühl von Überreizung gewichen, gepaart mit einem unterschwelligen Gefühl der Erschöpfung. Der etwas träumerische Geisteszustand wurde durch Nervosität abgelöst. Während Sie sich vor dem Frühstück stabil und gut fühlte, war sie danach ängstlich. Insgesamt waren die Reaktionen negativ, also wurde in der Spalte ganz rechts „schlechter" angekreuzt.

Tag 1 und 2

An den ersten beiden Tagen essen Sie nur die Nahrungsmittel, die wir für diese beiden Tage zusammengestellt haben. Sie können davon so viel essen, wie Sie möchten, dürfen aber wirklich nur das essen, was auf der Liste steht. Sonst erhalten Sie kein klares Ergebnis und können Ihren Stoffwechseltyp auf diesem Weg nicht bestimmen.

Sie müssen täglich notieren, wie es Ihnen bei diesem Essen geht. Wenn es Ihnen dabei schon am ersten Tag deutlich schlechter geht, haben Sie „Glück" gehabt, denn dann müssen Sie sich nicht beide Tage so ernähren, sondern können nach dem ersten Tag damit aufhören. Am nächsten Tag können Sie dann bereits die Ernährung für den dritten Tag essen.

Tag 3 und 4

Auch am dritten und vierten Tag müssen Sie unsere Empfehlungen genau befolgen, können allerdings auch wieder so viel essen, wie Sie möchten.

Sollten Sie sich bei dieser Ernährung schon am dritten Tag deutlich schlechter fühlen, können Sie den Test nach diesem Tag abbrechen und auswerten.

So finden Sie Ihren Typ

● Wenn es Ihnen am ersten und zweiten Tag schlecht, am dritten und vierten Tag jedoch gut ging, sind Sie ein Eiweiß-Typ.

- Wenn es Ihnen am ersten und zweiten Tag gut, am dritten und vierten Tag jedoch schlecht ging, sind Sie ein Kohlenhydrat-Typ.
- Falls Sie sich mit beiden Ernährungsplänen (also an allen vier Tagen) gut bzw. an allen vier Tagen schlecht gefühlt haben, sind Sie ein Misch-Typ.

Nachdem Sie auf diesem Weg herausgefunden haben, welche Ernährung für Sie richtig ist, sollten Sie die Verhältnisse der Nahrungsmittelgruppen genau auf Ihre Bedürfnisse abstimmen, entsprechend den Empfehlungen in Kapitel 9.

Wenn Sie sich jedoch auch nach diesem Test noch nicht sicher sind, welcher Ihr Stoffwechseltyp ist, brauchen Sie noch lange nicht aufzugeben. Unseren *Metabolic-Typing*-Beratern stehen noch genauere Testmethoden zur Verfügung, mit denen sich Ihr Stoffwechseltyp exakt und umfassend bestimmen lässt. (Auf Seite 291 finden Sie eine Adresse, bei der Sie Näheres erfahren können.)

Auf den Seiten 276 bis 279 finden Sie die Überprüfungsbögen (mit den Ernährungsplänen 1 und 2) für die vier Tage, in die Sie Ihre Reaktionen auf die unterschiedliche Ernährung eintragen können.

Überprüfungsbogen für Tag 1 und 2

Essen

Essen Sie nur, was hier aufgeführt ist!

Reaktionen

Notieren Sie hier alle Reaktionen auf das, was Sie gegessen und getrunken haben!

Ernährungsplan 1		Vor dem Essen	2 Stunden danach	Besser	Schlechter	Insgesamt
FRÜHSTÜCK: 1 Tasse Kaffee, Toast und Marmelade, Orangensaft	Appetit			nicht hungrig	immer noch hungrig	
	Heißhunger			wenig od. kein Heißhunger	immer noch Heißhunger	☐ besser
	Körperlich			wenig od. kein Heißhunger	wie vorher oder schlechter	☐ schlechter
	Energie			besser	wie vorher oder schlechter	
	Geistig			besser	wie vorher oder schlechter	
	Gefühle			besser	wie vorher oder schlechter	
MITTAGESSEN: 1 Tasse Kaffee, Hühnerbrust, Reis, Salat (Kopfsalat, Tomate, Zwiebel, gedünst. Brokkoli, ½ EL Olivenöl, Zitronensaft)	Appetit			nicht hungrig	immer noch hungrig	
	Heißhunger			wenig od. kein Heißhunger	immer noch Heißhunger	☐ besser
	Körperlich			wenig od. kein Heißhunger	wie vorher oder schlechter	☐ schlechter
	Energie			besser	wie vorher oder schlechter	
	Geistig			besser	wie vorher oder schlechter	
	Gefühle			besser	wie vorher oder schlechter	
ZWISCHEN-MAHLZEIT: Obst, fettarmer Joghurt (wenn gewünscht)	Appetit			nicht hungrig	immer noch hungrig	
	Heißhunger			wenig od. kein Heißhunger	immer noch Heißhunger	☐ besser
	Körperlich			wenig od. kein Heißhunger	wie vorher oder schlechter	☐ schlechter
	Energie			besser	wie vorher oder schlechter	
	Geistig			besser	wie vorher oder schlechter	
	Gefühle			besser	wie vorher oder schlechter	

Überprüfungsbogen für Tag 1 und 2 (Fortsetzung)

Essen

Essen Sie nur, was hier aufgeführt ist!

Reaktionen

Notieren Sie hier alle Reaktionen auf das, was Sie gegessen und getrunken haben!

Ernährungsplan 1		Vor dem Essen	2 Stunden danach	Besser	Schlechter	Insgesamt
ABENDESSEN: Puten- od. Hühnerbrust od. Schinken od. Kabeljau oder Heilbutt, Hirse od. Reis, gedünstete Zucchini, Salat (Kopfsalat, Tomate, Zwiebel, gedünst. Brokkoli, ½ EL Olivenöl, Zitronensaft)	Appetit			nicht hungrig	immer noch hungrig	
	Heißhunger			wenig od. kein Heißhunger	immer noch Heißhunger	☐ besser
	Körperlich			wenig od. kein Heißhunger	wie vorher oder schlechter	☐ schlechter
	Energie			besser	wie vorher oder schlechter	
	Geistig			besser	wie vorher oder schlechter	
	Gefühle			besser	wie vorher oder schlechter	
ZWISCHEN-MAHLZEIT: Obst, fettarmer Joghurt (wenn gewünscht)	Appetit			nicht hungrig	immer noch hungrig	
	Heißhunger			wenig od. kein Heißhunger	immer noch Heißhunger	☐ besser
	Körperlich			wenig od. kein Heißhunger	wie vorher oder schlechter	☐ schlechter
	Energie			besser	wie vorher oder schlechter	
	Geistig			besser	wie vorher oder schlechter	
	Gefühle			besser	wie vorher oder schlechter	

Überprüfungsbogen für Tag 3 und 4

Essen	Reaktionen				
Essen Sie nur, was hier aufgeführt ist!	Notieren Sie hier alle Reaktionen auf das, was Sie gegessen und getrunken haben!				
Ernährungsplan 2	Vor dem Essen	2 Stunden danach	Besser	Schlechter	Insgesamt
FRÜHSTÜCK: Frühstücksspeck, Eier (2-3), Wurst, 1/2 Scheibe Brot, Butter		Appetit	nicht hungrig	immer noch hungrig	
		Heißhunger	wenig od. kein Heißhunger	immer noch Heißhunger	☐ besser
		Körperlich	wenig od. kein Heißhunger	wie vorher oder schlechter	☐ schlechter
		Energie	besser	wie vorher oder schlechter	
		Geistig	besser	wie vorher oder schlechter	
		Gefühle	besser	wie vorher oder schlechter	
MITTAGESSEN: Steak, gedünsteter Blumenkohl, Butter, 1/2 Tasse Reis		Appetit	nicht hungrig	immer noch hungrig	
		Heißhunger	wenig od. kein Heißhunger	immer noch Heißhunger	☐ besser
		Körperlich	wenig od. kein Heißhunger	wie vorher oder schlechter	☐ schlechter
		Energie	besser	wie vorher oder schlechter	
		Geistig	besser	wie vorher oder schlechter	
		Gefühle	besser	wie vorher oder schlechter	
ZWISCHEN-MAHLZEIT: hart gekochtes Ei oder Nussmus mit 1/2 Scheibe Brot, Butter		Appetit	nicht hungrig	immer noch hungrig	
		Heißhunger	wenig od. kein Heißhunger	immer noch Heißhunger	☐ besser
		Körperlich	wenig od. kein Heißhunger	wie vorher oder schlechter	☐ schlechter
		Energie	besser	wie vorher oder schlechter	
		Geistig	besser	wie vorher oder schlechter	
		Gefühle	besser	wie vorher oder schlechter	

Überprüfungsbogen für Tag 3 und 4 (Fortsetzung)

Essen		Reaktionen				
Essen Sie nur, was hier aufgeführt ist!		Notieren Sie hier alle Reaktionen auf das, was Sie gegessen und getrunken haben!				
Ernährungsplan 2		Vor dem Essen	2 Stunden danach	Besser	Schlechter	Insgesamt
ABENDESSEN: Lamm oder Lachs, gedünsteter Spinat, Butter, ½ Tasse Reis	Appetit			nicht hungrig	immer noch hungrig	
	Heißhunger			wenig od. kein Heißhunger	immer noch Heißhunger	☐ besser
	Körperlich			wenig od. kein Heißhunger	wie vorher oder schlechter	☐ schlechter
	Energie			besser	wie vorher oder schlechter	
	Geistig			besser	wie vorher oder schlechter	
	Gefühle			besser	wie vorher oder schlechter	
ZWISCHEN-MAHLZEIT: hart gekochtes Ei oder Nussmus mit ½ Scheibe Brot, Butter	Appetit			nicht hungrig	immer noch hungrig	
	Heißhunger			wenig od. kein Heißhunger	immer noch Heißhunger	☐ besser
	Körperlich			wenig od. kein Heißhunger	wie vorher oder schlechter	☐ schlechter
	Energie			besser	wie vorher oder schlechter	
	Geistig			besser	wie vorher oder schlechter	
	Gefühle			besser	wie vorher oder schlechter	

Anhang B

Neun Körpersysteme, die besonders stark durch die Ernährung beeinflusst werden

In Kapitel 2 haben wir bereits erwähnt, dass insgesamt neun Körpersysteme besonders stark von der Ernährung beeinflusst werden. Die beiden Systeme, die in den meisten Fällen am wichtigsten sind und den alltäglichen, grundlegenden Ernährungsbedarf bestimmen, sind das autonome Nervensystem und das Verbrennungssystem und daher haben wir diese beiden Systeme in diesem Buch bereits ausführlich vorgestellt.

Aber auch die anderen sieben Systeme spielen eine Rolle, besonders in Fällen von chronischen Erkrankungen oder deren Vermeidung, manchmal auch bei Übergewicht. Um den jeweiligen Zustand zu erfassen, sind allerdings umfassendere Tests notwendig, die über den Rahmen dieses Buchs hinausgehen. Deshalb wollen wir kurz auf diese Aspekte und Testmethoden eingehen und auf weiterführende Möglichkeiten verweisen.

Das Drüsensystem

Neben dem autonomen Nervensystem und dem Verbrennungssystem sind auch vier Drüsen (bei Männern drei) an der Regulierung des Gewichts beteiligt und sie sind besonders dafür verantwortlich, *wo* sich Übergewicht vor allem ansammelt. Allerdings herrscht bei jedem Individuum jeweils die Wirkung *einer* Drüse vor, sodass es individuelle Tendenzen dafür gibt, durch welche Nahrungsmittel und an welchen Körperstellen man am ehesten übergewichtig wird.

Diese Drüsen (Schilddrüse, Hypophyse, Nebennieren und Eierstöcke) werden durch ganz bestimmte Nahrungsmittel besonders stark angeregt, die Schilddrüse zum Beispiel durch Zucker und raffinierte Kohlenhydrate, die Hypophyse durch Milchprodukte, usw. Gleichzeitig verbessert die Anregung dieser Drüsen unser Wohlbefinden und da uns diese Nahrungsmittel heutzutage leicht zur Verfügung stehen, neigen wir dazu, sie im Überfluss zu konsumieren. Im Lauf der Zeit führt eine zu starke und zu häufige Anregung jedoch dazu, dass die jeweilige Drüse geschwächt und erschöpft wird. Dadurch sinkt die Stoffwechselrate ab und dies kann dazu beitragen, dass vermehrt Fett eingelagert wird und man übergewichtig wird. Je nach Drüsentyp ergeben sich dabei typische Muster. So lagert der „Schilddrüsen-Typ" sein Übergewicht vor allem um die Taille und den Bauch an, in Form des sprichwörtlichen „Rettungsrings". Dagegen neigt der „Eierstock-Typ" dazu, Übergewicht vor allem auf der Hüfte und an den Oberschenkeln abzulagern, und ist noch dazu jener Typ, bei dem sich am leichtesten Zellulitis entwickelt.

Wenn der Drüsentyp bekannt ist, kann dies viel dazu beitragen, Übergewicht gezielter abzubauen, weil dann genau die Nahrungsmittel gemieden werden können, die durch ihre zu starke Anregung der jeweiligen Drüse zur Entstehung des Übergewichts beigetragen haben.

Katabolismus und Anabolismus

Normalerweise durchläuft der Körper im Laufe jedes Tages Phasen, in denen vor allem Abbauvorgänge vorherrschen (katabolische Phasen) und Phasen, in denen Aufbauvorgänge überwiegen (anabolische Phasen). Es kann jedoch vorkommen, dass er – ausgelöst durch äußere oder innere Einflüsse – in einer der beiden Phasen „stecken bleibt" und diese Seite dann für lange Zeit vorherrscht.

Dies trägt zur Entstehung schwerer chronischer Krankheiten bei. Um den Körper dabei zu unterstützen, wieder gesund zu werden, muss der dynamische Wechsel zwischen beiden Phasen wieder hergestellt werden. Sonst ist eine wirkliche Heilung nicht möglich. Zu einer einseitigen Situation kommt es, wenn sich die Durchlässigkeit der Wände der Körperzellen (der Zellmembranen) ändert. Dabei spielen zwei Arten von Fett eine Rolle: Cholesterin und Fettsäuren (Phospholipide).

Wenn der Anteil an Cholesterin in der Zellwand zu hoch wird, verringert sich ihre Durchlässigkeit. Nährstoffe, vor allem Sauerstoff, gelangen weniger gut in die Zelle. Sie muss dann einen Teil der Energie ohne den Einsatz von Sauerstoff erzeugen, unter Einsatz der weniger effizienten Fermentationsprozesse. Dabei entsteht zusätzlich Milchsäure, sodass das Innere der Zelle übersäuert wird. Zum anderen wird durch die geringere Durchlässigkeit der Zellwand der Abtransport von Toxinen, aber auch von anderen Stoffwechselprodukten, erschwert.

Umgekehrt ist die Lage bei einem katabolischen Ungleichgewicht. Dann überwiegen die Fettsäuren gegenüber den Sterinen. Dadurch wird die Zellwand durchlässiger, sowohl für die Zufuhr von außen als auch für den Abtransport von innen. Zum einen werden hierdurch sauerstoffabhängige Prozesse angeregt – da der Zelle ein Überangebot an Sauerstoff zur Verfügung steht –, die Energieerzeugung mithilfe von Sauerstoff nimmt zu, aber damit auch die Produktion von schädlichen freien Radikalen. Durch eine Reihe anderer Prozesse kommt es außerdem dazu, dass das Zellinnere zu basisch wird. Außerdem führt die erhöhte Durchlässigkeit dazu, dass die Zelle die Nährstoffe, die sie benötigt, nicht so gut festhalten kann.

Letztlich sind beide Situationen schädlich. Die Gesundheit kann nur vollständig wiederhergestellt werden, wenn die Zellwand wieder ein normales Maß an Durchlässigkeit hat und der ständige Wechsel zwischen anabolischen und katabolischen Phasen entsprechend ermöglicht wird. Eine ganze Reihe von Nahrungsmitteln und Nährstoffen können verwendet werden, um die zu schwache Phase zu steigern und das dynamische Gleichgewicht wiederherzustellen.

So steigern zum Beispiel Kalzium, Kupfer und Magnesium die katabolische Seite und werden daher bei einem zu stark anabolischen Typ eingesetzt, während Chrom, Kalium und Zink die anabolische Seite steigern und daher bei einem zu stark katabolischen Typ eingesetzt werden. Auch Nahrungsmittel üben eine derartige Wirkung aus. So steigern zum Beispiel Fleisch, Nüsse und Essig die katabolische Seite, während Butter, Obst und Salz die anabolische Seite steigern.

Ob ein Übergewicht im anabolischen oder im katabolischen Bereich vorliegt, lässt sich anhand einer Reihe von Merkmalen feststellen, die im so genannten Stimulustest ermittelt werden. Mehr zu diesem Test finden Sie weiter unten.

Der Säure-Basen-Haushalt

Am Säure-Basen-Haushalt lässt sich sehr gut erkennen, wie sinnvoll es ist, verschiedene Aspekte des Stoffwechseltyps gleichzeitig zu betrachten. Denn gerade in Deutschland sind wir lange davon ausgegangen, dass dieser vor allem davon beeinflusst wird, ob unsere Ernährung mehr Säuren oder mehr Basen enthält. Wie sich inzwischen herausgestellt hat, sind die Verhältnisse jedoch *wesentlich* komplizierter.

Denn es ist zum Beispiel so, dass wir bei den üblichen Messungen des Säure-Basen-Haushalts nicht beurteilen können, ob die Werte, die wir sehen, ein *Ausdruck* des Problems sind oder einen Versuch des Körpers darstellen sich gegen ein Problem zu *wehren*.

Wenn wir zum Beispiel eine Übersäuerung feststellen, dann wissen wir damit noch nicht, ob diese Ausdruck eines Ungleichgewichts ist, das wir bekämpfen sollten, oder ob wir hier nicht vielmehr den Versuch des Körpers sehen, sich gegen einen zu stark alkalischen Zustand irgendwo im Körper zu wehren; ob es sich also um einen Abwehrversuch handelt, den wir zunichte machen, wenn wir gegen diese „Übersäuerung" vorgehen, weil wir aus unseren Messungen die falschen Schlüsse gezogen haben. Denn wir kennen mindestens vier Faktoren, die den Säure-Basen-Haushalt beeinflussen und die mit anderen Aspekten zusammenhängen:

Wie weiter oben bereits besprochen neigt der Stoffwechsel unter dem Einfluss des Sympathikus zur Übersäuerung und unter dem Einfluss des Parasympathikus zur basischen Seite. Wenn also einer dieser beiden Zweige den Ernährungstyp dominiert, so ist damit bereits eine gewisse Tendenz des Körpers vorgegeben.

Einen ähnlichen Einfluss übt das Verbrennungssystem aus: Der Schnellverbrenner neigt zur Übersäuerung und der Langsamverbrenner zur basischen Seite. Kompliziert werden die Verhältnisse schon alleine dadurch, dass der Stoffwechsel unterschiedlich auf Nahrungsmittel reagiert, je nachdem, welches der beiden Systeme dominiert. Wenn das autonome Nervensystem dominiert, so wirkt zum Beispiel Fleisch säuernd und Gemüse basisch. Dominiert jedoch das Verbrennungssystem, so ist es umgekehrt: Fleisch wirkt basisch und Gemüse säuernd.

Einen großen Einfluss kann auch der katabolisch-anabolische Stoffwechsel haben. Hier finden wir ein klares Beispiel dafür, dass eine Übersäuerung des Bluts (und damit des Urins) auch eine Verteidigungsreaktion des Körpers sein kann. Wenn nämlich ein katabolischer Zustand vorherrscht, so ist das Innere der Zellen zu alkalisch und der Körper versucht diesen Zustand auszugleichen, indem er das Blut saurer macht. Es wäre gefährlich, hier nur das Symptom „zu sauer" zu behandeln, ohne das zugrunde liegende Problem zu erkennen, denn damit würde man die Kompensationsversuche des Körpers untergraben. Umgekehrt führt ein anabolischer Zustand im Gewebe (zu saures Gewebe wegen anaerober

Energieerzeugung) dazu, dass der Körper als Kompensation zu basisch wird. Würden wir nur auf herkömmliche Art mit dem Säure-Basen-Haushalt arbeiten, dann würden wir in diesem Fall annehmen, dass keine Probleme vorliegen, und wir würden dann keine Vorschläge zur Verbesserung machen.

Der pH-Wert kann auch durch die Verhältnisse im Elektrolyt-Wasser-Haushalt beeinflusst werden – mehr dazu später.

Neben diesen vier Faktoren kennen wir drei weitere, die unabhängig von den bisher besprochenen Stoffwechselaspekten einen Einfluss ausüben: Stoffwechsel-Azidose oder -Alkalose, respiratorische Azidose oder Alkalose und Kalium-Überschuss-Azidose oder Kalium-Mangel-Alkalose.

Wenn so viele Faktoren an Veränderungen des Säure-Basen-Haushalts beteiligt sein können, nützt es wenig lediglich einzelne Messwerte (wie den pH-Wert des Urins) zu betrachten. Nur wenn hierbei auch die verschiedenen Aspekte des Stoffwechsels einbezogen werden, lassen sich Empfehlungen aussprechen, die den Säure-Basen-Haushalt wieder ins Gleichgewicht bringen. Sonst können Empfehlungen leicht das Gegenteil erreichen und die Situation weiter verschlechtern.

Der Elektrolyt-Wasser-Haushalt

Das Mengenverhältnis zwischen den in Wasser gelösten kolloidalen Mineralien und dem Wasser, in dem sie gelöst sind, muss stimmen, sonst können eine Reihe von Problemen entstehen. Wenn ein *Überschuss* an Mineralien besteht und damit die Körperflüssigkeiten zu dicht werden, kann dies zu einer Zusammenballung gelöster Stoffe führen. Dadurch wird der Transport dieser Stoffe beeinträchtigt und sie gelangen nicht mehr so gut zu den Stellen, an denen sie benötigt werden.

Zum einen kann dies zu Kreislaufproblemen führen, weil die dichtere Flüssigkeit nicht mehr so gut durch die sehr engen Kapillargefäße fließen kann. Aber auch der Transport durch die Zellwand wird dadurch behindert. Daraus können eine Reihe von Problemen entstehen wie zum Beispiel eine verschlechterte Versorgung der Zellen mit Sauerstoff und anderen Nährstoffen, ein verringerter Abtransport von Toxinen, eine stärkere Belastung des Herzens mit erhöhtem Blutdruck und Puls, eine verschlechterte Durchblutung sowie eine Reihe anderer Probleme.

Schädlich ist aber auch ein *Mangel* an Elektrolyten, wie er durch eine zu geringe Aufnahme oder einen zu starken Verlust an Mineralien entstehen kann. Wenn dem Körper wichtige Mineralien nicht ausreichend zur Verfügung stehen, können viele Stoffwechselprozesse nicht richtig ablaufen. Darunter leiden vor allem das Drüsen- und das Herz-Kreislauf-System und Probleme wie chronische Müdigkeit, niedriger Blutdruck und Durchblutungsstörungen können die Folge sein.

Der Prostaglandinhaushalt

Prostaglandine spielen bei fast allen Stoffwechselvorgängen eine Rolle. Besonders bei Entzündungsprozessen und bei anderen Vorgängen des Immunsystems, bei der Zusammenballung von Blutplättchen, in der Cholesterinproduktion, doch auch in vielen anderen Fällen haben sie wichtige Aufgaben. Im Rahmen von *Metabolic Typing* geht es um die wichtigsten Prostaglandine, PG1, PG2 und PG 3, genauer um das Verhältnis zwischen den beiden Prostaglandinen PG 1 und PG3 gegenüber dem Prostaglandin 2. Denn in einigen Bereichen wirken diese als Gegenspieler zueinander, wirkt PG2 entgegen der Wirkung von PG1 und PG3. Wenn zu viel PG2 vorhanden ist, kommt es zu einer Reihe von gesundheitlichen Problemen, zum Beispiel zu einer Neigung zu Thrombosen, hohem Blutdruck, Neigung zu Entzündungen, zu Allergien und anderen Schwierigkeiten.

Unser Ernährungsverhalten hat einen Einfluss auf die Art von Prostaglandinen, die in unserem Körper erzeugt werden. Gerade typische Elemente unserer modernen Ernährung (wie die Trans-Fette – in vielen gehärteten, erhitzten oder anderweitig behandelten Fetten zu finden –, Butter, Fleisch, Alkohol), aber auch Stoffe wie Aspirin und entzündungshemmende Medikamente erhöhen den Anteil am „schlechten" Prostaglandin 2. Und sie verringern den Anteil von PG1 und PG3. Deren Anteil wird dagegen durch Stoffe erhöht, die wir in unserer modernen Ernährung weniger häufig zu uns nehmen, wie Fischöle, Leinöl und andere Öle guter Qualität.

Der Konstitutionstyp

Der konstitutionelle Typ wurde in Anlehnung an die Lehren des Ayurveda und der chinesischen Medizin entwickelt. Hierbei geht es nicht um die Wirkung einzelner Nährstoffe auf einen bestimmten Typ, sondern eher um die Frage, welche Nahrungsmittel und vor allem welche Kräuter für den jeweiligen konstitutionellen Typ am besten geeignet sind.

Es ist zum Beispiel so, dass uns zur Besserung eines Symptoms oft verschiedene Kräuter zur Verfügung stehen. Manche davon passen besser zu einem bestimmten konstitutionellen Typ, andere schlechter, manchmal so schlecht, dass sie keine oder sogar die gegenteilige Wirkung haben.

Ein gutes Beispiel sind die drei Kräuter Baldrian, Hopfen und Helmkraut, die vor allem gegen Schlaflosigkeit verwendet werden. Es kommt jedoch immer wieder vor, dass sie bei einzelnen Menschen nicht wirken. Die Erklärung ist darin zu finden, dass zwei dieser Kräuter bei einem der konstitutionellen Typen anregend wirken, also das Gegenteil erreichen. Hier kann die Bestimmung des konstitutionellen Typs helfen, Kräuter und Nahrungsmittel gezielter zu verwenden.

Anhang C
Professionelle Spezialtests

Dieses Buch kann nur einen ersten Eindruck davon vermitteln, wie komplex die Zusammenhänge zwischen den Stoffwechseltypen und dem individuellen Ernährungsbedarf sind. Es erläutert die beiden wichtigsten Aspekte – das autonome Nervensystem und das Verbrennungssystem – und ermöglicht eine erste Bestimmung der Typen. Damit ist es für alle geeignet, die im Großen und Ganzen gesund sind und vor allem wissen möchten, welche Ernährungsform ihre Gesundheit in Zukunft am besten unterstützen kann.

Für jeden, der unter Übergewicht oder chronischen Gesundheitsproblemen leidet, kann es über die hier vorgestellte Stufe hinaus sinnvoll sein umfassendere und noch genauere Testmethoden zu verwenden.

Ausführlicher Fragebogentest

Der hier im Buch verwendete Fragebogen enthält lediglich 65 Fragen. Damit ist es möglich, die drei grundlegenden Typen zu bestimmen: Kohlenhydrat-Typ, Misch-Typ und Eiweiß-Typ. Diese drei Typen können jedoch mithilfe eines wesentlich umfangreicheren Fragebogens (über 270 Fragen) in Untertypen eingeteilt werden, sodass noch genauere Ernährungsempfehlungen gegeben werden können. Darüber hinaus ermöglicht es dieser umfangreichere Fragebogen, auch den *Drüsentyp* zu bestimmen, der beim Abbau von Übergewicht oft von entscheidender Bedeutung ist.

Stimulustest

Nachdem wir mehr als 25 Jahre lang den Stoffwechseltyp ausschließlich mithilfe von Fragebögen ermittelt hatten, wurde von uns vor einigen Jahren ein neuer und völlig anderer Test entwickelt, der es nun erlaubt, gleichzeitig *alle* Aspekte des Stoffwechseltyps zu erfassen. Daneben ist dieser Test bestens geeignet, die Verbesserung der Stoffwechsellage im Lauf der Zeit zu verfolgen und anhand objektiver Werte zu beweisen, dass sich die Ernährung auf die unterschiedlichen Stoffwechseltypen individuell auswirkt.

Für diesen Test wurden eine Reihe von neuen Testverfahren entwickelt. Von zentraler Bedeutung sind dabei zwei Elemente, bei denen die Reaktionen des Körpers zum einen auf Traubenzucker und zum anderen auf ein Kaliumsalz erfasst werden.

Die Reaktionen auf Traubenzucker zeigen uns einerseits, wie gut die homöostatischen Regulationssysteme arbeiten, und lassen vor allem in Verbindung mit dem Kaliumtest die Bestimmung des Typs zu. Denn wie bereits weiter oben erklärt reagieren die verschiedenen Typen sehr unterschiedlich auf Kalium und andere Nährstoffe wie Traubenzucker, sodass aus diesen individuellen Reaktionen auf den Typ geschlossen werden kann.

Mit diesem Test lässt sich zudem die Veränderung der Stoffwechsellage durch die typgerechte Ernährung erfassen, sodass wir feststellen können, wie gut die richtige Ernährung die Stoffwechsellage verbessert, und die Ernährung auf die Veränderungen abstimmen können.

Der Stimulustest sollte vor allem immer dann angewendet werden, wenn der Stoffwechsel stark aus dem Gleichgewicht geraten ist und sich bereits eine chronische Krankheit entwickelt hat, denn an dieser Entwicklung sind oft Probleme in den Aspekten beteiligt, die durch die anderen Tests nicht erfasst werden können.

Anhang D
Ausbildung zum Berater

Metabolic Typing stellt für jeden, der als Therapeut oder Berater erkannt hat, wie wichtig die Ernährung für die Gesundheit ist, zum ersten Mal eine Methode zur Verfügung, mit der sich gezielt eine auf die individuellen Bedürfnisse ausgerichtete Ernährungsempfehlung zusammenstellen lässt. Für alle, die diese Methode in ihrer Praxis anwenden möchten, bieten wir eine Ausbildung an. Kontaktadresse:

VAK Verlags GmbH, Eschbachstr. 5, D-79199 Kirchzarten bei Freiburg, Fax (0049) 076 61-98 71 99

Anhang E

Adressen

Wenn Sie mehr über Ihren Stoffwechseltyp wissen wollen

Wenden Sie sich bitte an den Repräsentanten dieser Methode für Europa, der Sie gegebenenfalls an einen Berater in Ihrer Nähe verweisen kann oder Ihnen selbst weiterhelfen wird. Telefonisch erreichen Sie ihn unter der (deutschen) Telefonnummer (0049) 06158-916366. Weitere Informationen finden Sie im Internet unter www.ernaehrungstyp.com.

Nahrungsergänzungen

Wir betonen in diesem Buch immer wieder, dass gerade konzentrierte Nährstoffe in Form von Nahrungsergänzungen (Vitamin- oder Mineralpräparate und Ähnliches) wegen ihrer starken Wirkung besonders gut zum Stoffwechseltyp passen müssen. Deshalb wurden für die verschiedenen Stoffwechseltypen spezielle Präparate entwickelt, die nun auch in Europa zur Verfügung stehen. Bezugsquellen können Sie erfragen bei: VAK Verlags GmbH, Eschbachstr. 5, D-79199 Kirchzarten bei Freiburg, Fax (0049) 07661-987199

Tests auf Nahrungsmittelunverträglichkeiten

Wir empfehlen Ihnen, sich bei den genannten Labors vorab nach entsprechend ausgebildeten Therapeuten in Ihrer Region zu erkundigen. Die folgenden Labors bieten die entsprechenden Testverfahren an:

Cytotoxischer Test: Cytotoxisches Labor Stelle Mühlhausen, Frankenstraße 2, D-10781 Berlin, Tel. (0049) 030-2158277

ALCAT-Test: Institut für Umweltkrankheiten, Im Kurpark 1, D-34308 Bad Emstal, Tel. (0049) 05624-8061, Internet: www.ifu.org

Cytolisatest: Cyto-Labor, Ortsstraße 22, D-35423 Lich, Internet: www.cytolabor.de

Select 181: Pulsamed, Johann-Philipp-Reis-Straße 2, D-55469 Simmern, Tel. (0049) 06761-2063, Internet: www.pulsamed.de

Literaturverzeichnis

Abrams, Leon H. jr.: „Anthropological Research Reveals Human Dietary Requirements for Optimal Health." *Journal of Applied Nutrition* 34 (1), 1982

Abravanel, Elliot: *Body Type Diet.* Bantam, 1983.

Ahlgren, Andrew, und Halbero, Franz: *Cycles of Nature: An Introduction to Biological Rhythms.* National Science Teachers Association, 1990

Anderson, Mark, und Jensen, Bernard: *Empty Harvest: Understanding the Link Between Our Food, Our Immunity and Our Planet,* Avery Publishing Group, 1993

Bannister, R.: *Autonomic Failure.* Oxford University Press, 1992

Bieler, Henry: *Food Is Your Best Medicine.* Randorn House, 1966; dt. Ausgabe: *Richtige Ernährung, deine beste Medizin,* Freiburg: Bauer, 1975

Brand, Jennie, et al.: *The Glucose Revolution: The Authoritative Guide to the Glycemic Index, the Groundbreaking Medical Discovery.* Marlowe & Co., 1999

Cappon, J.P., et al.: „Acute effects of high fat and high glucose meals on the growth hormone response to exercise," in: *J. Clin. Endocrinol.,* 1992; 76(6):1418-22

Cheraskin, E., et al. : *Diet and Disease.* Emmaus, PA: Rodale Books, 1975

Cohen, Jordan, und Jerome P. Kassirer: *Acid/Base.* Little, Brown and Co., 1982

Corpas, E., et al.: „Human growth hormone and human aging," *Endocrin Rev,* 1993;14(1):20-39

D'Adamo, James: *One Man's Food.* Richard Marek Publishers, 1980

D'Adamo, James: *The D'Adamo Diet.* McGraw-Hill, 1989

D'Adamo, Peter: *Eat Right 4 Your Type.* G.P. Putnam's Sons, 1996; dt. Ausgabe: *4 Blutgruppen – 4 Strategien für ein gesundes Leben,* München/Zürich: Piper, 2001

Dries, Jan: *The Complete Book of Food Combining: A New Approach to Healthy Eating.* Element, 1998

Eaton, S. B., und M. Konner: „Taleolithic nutrition: A consideration of its nature and current implications." *New England Journal of Medicine,* 312:283-89, Jan. 31, 1983

Fallon, Sally: *Ancient Wisdom for Tomorrow's Children.* La Mesa, CA: Price-Pottenger Foundation, 1985

Fallon, Sally, Connolly, Pat und Enig, Mary: *Nourishing Traditions.* La Mesa, CA: Price Pottenger Foundation, 1993

Farquhar, J.W., et al.: „Glucose, insulin, and triglyceride responses to high and low carbohydrate diets in man," *J Clin Invest,* 1966;45(10):1648-56

Frawley, David: *Ayurvedic Healing.* Passage Press, 1989; dt. Ausgabe: *Das große Ayurveda-Heilungsbuch. Prinzipien und Praxis,* München: Droemer Knaur, 2001

Frawley, David: *The Yoga of Herbs.* Lotus Press, 1986; dt. Ausgabe: *Die Ayurweda-Pflanzen-Heilkunde. Das Yoga der Kräuter,* Aitrang: Windpferd, 1995

Freed, David L.J.: „Lectins in Food: Their Importance in Health and Disease." *Journal of Nutritional Medicine* (1991) 2, 45-64

Gibbs, Gary: *The Food That Would Last Forever.* Avery Publishing Group, 1993

Gittleman, Ann Louise: *Your Body Knows Best.* Pocket Books, 1997; dt. Ausgabe: *Ihr Ernährungstyp,* Aitrang: Windpferd, 1998

Grant, Doris, et al.: *Food Combining for Health: Get Fit with Foods That Don't Fight.* Inner Traditions Intl. Ltd., 1990

Griffin, Edward G.: *World Without Cancer.* Westlake, CA: American Media, 1974

Hall, Ross Hume: *Food for Thought: The Decline in Nutrition.* Vintage Books, 1976

Harrower, Henry: *Practical Endocrinology.* Pioneer Printing Co., 1932

Hawkins, Harold: *Applied Nutrition.* International College of Applied Nutrition, La Habra, CA, 1977

Hills, A. Gorman: *Acid-Base Balance.* Williams and Wilkins Co., 1973

Hockmann, C.: *Essentials of Autonomic Function.* C. Thomas, 1987

Howell, Edward: *Enzyme Nutrition.* Wayne, NJ: Avery Publishing Group, 1985

Jennings, Isabel. *Vitamins in Endocrine Metabolism.* Wm. Heinemann Medical Books, 1970

Kelley, William D.: *One Answer to Cancer.* Kelley Foundation, 1969

Kelley, William D.: *The Metabolic Types.* Kelley Foundation, 1976

Lad, Vasant: *AyurVeda.* Lotus Press, 1985; dt. Ausgabe: *Das Ayurweda-Heilbuch,* Aitrang: Windpferd, 1995

Lee, Royal: *Protomorphology: The Principles of Cell AutoRegulation.* Lee Foundation, 1947

Lesser, Michael: *Nutrition and Vitamin Therapy.* Grove Press, Inc. 1980

Lieberman, Sharl: *The Real Vitamin and Mineral Book: Using Supplements for Optimum Health.* Garden City, NY. Avery, 1997

Low, P.: *Clinical Autonomic Disorders.* Little, Brown and Co., 1993

Lu, Henry: *Chinese System of Food Cures.* Sterling Publishing Co., 1986

Martin, Katahn: *The T-Factor Diet.* Bantam Books, 1994

McMurray, W.C.: *Essentials of Human Metabolism.* Harper & Row, 1977

Mindell, Earl: *Earl Mindell's Vitamin Bible.* Warner Books, 1991; dt. Ausgabe: *Die Vitaminbibel für das 21. Jahrhundert,* München: Heyne, 1999

Moore Lappé, Frances: *Diet for a Small Planet,* New York: Ballantine, 1971; dt. Ausgabe: *Die Öko-Diät. Wie man mit wenig Fleisch gut isst und die Natur schont,* Frankfurt: Fischer-Tb., 1988

Muller, R.O.: *Autonomics in Chiropractic.* Chiro Publishing Co., 1954

Null, Gary, et al.: *Body Pollution,* 1973

Orlock, Carol: *Inner Time: The Science of Body Clocks and What Makes Us Tick.* Birch Lane Press, 1993; dt. Ausgabe: *Die innere Uhr. In natürlichen Rhythmen leben,* Stuttgart: TRIAS, 1995

Page, Melvin E.: *Body Chemistry in Health and Disease.* Biochemcial Research Foundation, 1949

Page, Melvin E., und H. Leon Abrams, jr.: *Your Body Is Your Best Doctor,* New Canaan, CT: Keats Publishing, 1972

Piatti, P.M., et al.: „Hypocaloric high-protein diet improves glucos oxidation and spares lean body mass: Comparison to hypocaloric high-carbohydrate diet", *Metabolism,* December 1994; 43

Pizzorno, Joseph, und Michael Murray: *The Encyclopedia of Natural Medicine.* CA: Prima, 1998

Podell, Richard N., und Proctor, William: *The G-Index Diet: The Missing Link That Makes Permanent Weight Loss Possible. Warner Books,* 1994; dt. Ausgabe: *Die G-Index-Diät. Eine neue Methode zum Abnehmen und Schlankbleiben, ohne Kalorien zu zählen,* Reinbek: Wunderlich, 1994

Porte, D., jr. und Woods, S.C.: „Regulation of Food Intake and Body Weight by Insulin." *Diabetologia* 20 suppl. (Mar. 1981): 274-280

Pottenger, Francis M., jr.: *Pottenger's Cats.* La Mesa, CA: Price Pottenger Foundation, 1983

Pottenger, Francis M., jr.: *Fragmentation and Scarring of Bones.* La Mesa, CA: Price Pottenger Foundation, 1975

Pottenger, Francis M.: *Symptoms of Visceral Disease.* C.V. Mosby CO., 1919

Power, Laura: „Dietary Lectins: Food Allergies and Blood- Type Specificity," *The Townsend Letter for Doctors,* Juni 1991, p.474-478

Price, Weston: *Nutrition and Physical Degeneration: A Comparison of Primitive and Modern Diets and their Effects.* La Mesa, CA, Price Pottenger Foundation, 1945

Radetsky, Peter: *Allergic to the Twentieth Century.* Little, Brown & Company, 1997

Rea, William J.: *Chemical Sensitivity,* Lewis Publishers, 1992-1996

Revici, Ernanuel: *Research in Physiopathology as a Basis of Guided Chemotherapy.* New York, 1961

Rosenbaum, M., und M. Susser: *Solving the Puzzle of Chronic Fatigue Syndrome.* Tacoma, WA: Life Sciences Press, 1992

Schaefer, Otto: „When the Eskimo Comes to Town," *Nutrition Today,* November 10, 1971, 8-16

Schenker, Guy: *An Analytical System of Clinical Nutrition.* Mifflintown, PA: Nutri-Spec, 1989

Schmid, Ronald E.: *Native Nutrition: Eating According to Ancestral Wisdom.* Rochester, VT: Healing Arts Press, 1987

Sears, Barry: *The Zone.* Regan Books, 1995; dt. Ausgabe: *Das Optimum. Die Sears-Diät,* München: Econ-Tb., 2000

Sheldon, W.H.: *The Varieties of Human Physique,* C.V. Mosby, 1944

Shils, Maurice: *Modern Nutrition In Health And Disease.* Lea & Febiger, 1994

Steward, H. Leighton, et al.: *Sugar Busters: Cut Sugar to Trim Fat.* Ballantine Books, 1998; dt. Ausgabe: *Zucker-Knacker. Das Ernährungskonzept der Zukunft,* München: Goldmann, 1999

Strauss, S.: *Chronic Fatigue Syndrome.* U.S. Department of Health and Human Services, Public Health Service, NIH Publication no. 90-3059 (Juni 1990): 5

Valentine, Tom und Carole: *Medicine's Missing Link: Metabolic Typing and Your Personal Food Plan.* Rochester, VT: Thorson's Publishers, 1987

Watson, George: *Nutrition and Your Mind.* Harper and Row, 1972

Watts, David: *Clinical Application of Tissue Mineral Analysis,* T.E.I., 1995

Weil, Andrew: *Health and Healing.* Houghton Mifflin Company, 1988; dt. Ausgabe: *Was uns gesund macht. Heilung und Selbstheilung,* Weinheim/Basel: Beltz, 1991

Westphal, S.A., et al.: „Metabolic response to glucose ingested with various amounts of protein", *American Journal of Clinical Nutrition,* 1990; 52:267-72

Wiley, Rudolph: *BioBalance.* Life Sciences Press, 1989

Williams, Roger: *Biochemical Individuality.* New York: Wiley and Sons, 1956 und New Canaan, Connecticut: Keats Publishing, 1998.

Williams, Roger: *Nutrition Against Disease.* Pitman Publishing, 1971

Williams, Roger: *Nutrition In A Nutshell.* Doubleday, 1962

Williams, Roger: *Physician's Handbook of Nutritional Science.* Thomas, 1977

Williams, Roger: *Physician's Handbook of Orthomolecular Medicine.* New Canaan, Connecticut: Keats Publishing, 1979

Wilson, George: *The Second Factor in Chiropractic.* 1959

Wolcott, W.L.: „A Theoretical Model for Clinical Application of the Relationship Between the Autonomic Nervous System and the Oxidation Rate in the Determination of Metabolic Types and the Requirements of Nutritional Individuality." *Metabolic Technology I.* International Health Institute, 1983

Wolcott, W.L.: „Core Premises: The Healthexcel System of Metabolic Typing." Winthrop, WA: Healthexcel Publications, 1986

Wolcott, W.L.: „The Death of Allopathic Nutrition." Winthrop, WA: Healthexcel Publications, 1998

Stichwortverzeichnis

Über die Autoren

William L. Wolcott ist derzeit die führende Autorität auf dem Gebiet der stoffwechseltypgerechten Ernährung. Er war langjähriger Mitarbeiter von William Donald Kelley, einem der Wegbereiter des *Metabolic Typing,* und übernahm 1980 die Leitung von dessen internationalem Beratungsinstitut. Er arbeitet seit mehr als 20 Jahren mit dieser Methode und hat sie – unter Einbeziehung der Erkenntnisse anderer Forscher – zu ihrer heutigen Form entwickelt.

Trish Fahey hat sich als Autorin und Forscherin auf alternative Methoden der Gesundheitsförderung spezialisiert.

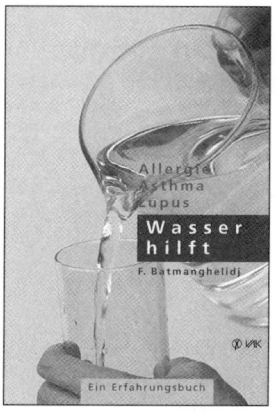
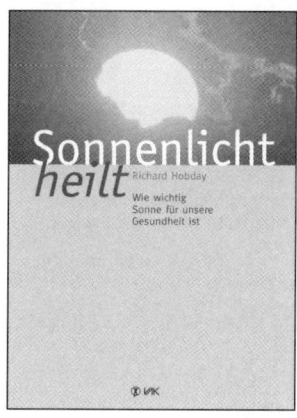
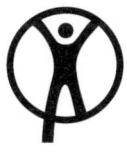
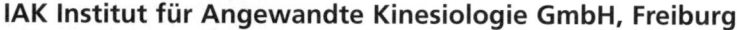

Andrew Matthews:

So geht's dir gut

Dieses Buch handelt davon, warum Sie immer nur Ihre besten Kleider mit Spaghetti bolognese bekleckern oder warum Sie Ihre alte Schrottkiste jahrelang ohne Schramme fahren konnten und dann Ihren neuen Wagen nach zwei Tagen demolieren.

Der Autor zeigt auf ebenso geistvolle wie amüsante Weise, wie Sie sich selbst verstehen, über sich selbst lachen, sich selbst vergeben und damit erfolgreicher und glücklicher werden können.

137 Seiten, 70 Illustrationen des Autors,
Paperback, 18 x 24,5 cm,
ISBN 3-924077-32-0

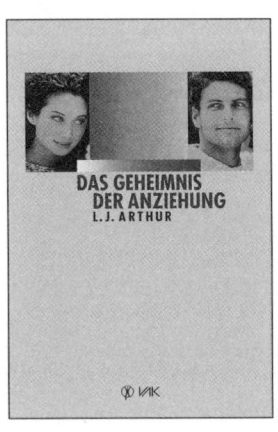

Lowell Jay Arthur:

Das Geheimnis der Anziehung

Lowell Jay Arthur arbeitet als NLP-Trainer und Autor.
In diesem Buch wird er Ihnen mit anregenden, aufeinander aufbauenden Übungen und mit Überraschungen auch zwischen den Zeilen Ihr eigenes Geheimnis nahebringen: das Geheimnis Ihrer ganz persönlichen Anziehungskraft. Er ermuntert Sie zu einer Abenteuerreise zu sich selbst, in der Sie alle Konventionen und Prägungen loslassen dürfen, um zu Ihrer eigenen Lebens- und Liebesform zu gelangen...

NLP zum Einsteigen und Abfahren für alle, die sich eine Beziehung wünschen und nicht wissen, wie sie sich diesen Wunsch erfüllen.

313 Seiten, 12 Abbildungen,
Paperback 13 x 20,5 cm,
ISBN 3-924077-77-0

Silvia Hartmann:

Emotionale Freiheit

Soforthilfe in Stress-Situationen mit Akupressur

Ein einfaches Verfahren und doch eine hoch effiziente Methode zur Selbsthilfe, die bei vielen kleinen Problemen des Alltags und bei emotionalen Belastungen anwendbar ist. Klopfen auf bestimmte Akupressurpunkte bringt rasche Erleichterung bei Alltagsstress. Selbst gesundheitliche Beschwerden wie Schmerzen und asthmatische Erkrankungen lassen sich durch das gezielte Klopfen lindern. Diese Methode ist auch bei belastenden Erinnerungen und Gedanken hilfreich. Probieren Sie es selbst einmal aus!

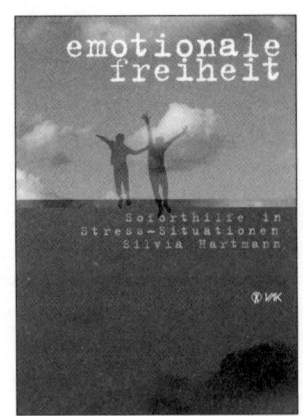

224 Seiten, Paperback, 15 x 21,5 cm,
ISBN 3-935767-07-2

#			
56	A		
57			C
58			
59	A		E
60	A		
61	A		C
1.			C
2.			
3.	A		
4.		D	
5.		B	
6.			C
7.	A		
8.	A		
9.	A		
10.	A		
11.	A		
12.	A		
13.	A		
14.	A		
15.	A		
16.	A		
17			C
18	A		
19	A		
20			B
21			B
22	A		
23	A		
24		B	A
25	A		
26			C
27			C
28	A		
29	A		
30			C
31		D	
32	A		
33	A		
34	A		
35	A		
36	A		
37	A		
38		B	
39		B	
40		B	
41	A		
46	A		
47		B	
48		B	
49		B	
50	A		
51		C	C
53	A		
54			C
55	A		
64	A		
65	A		